基层医生健康教育能力提升丛书

# 心内科疾病 管理与康复

主　编　周　敏　张　丽
副主编　于　珂　王术浩　董　威　孙　迪

编　者（按姓氏笔画排序）

于　珂　王术浩　王春松　王雪梅　包世林

伟周敏　任　健　刘建华　孙　迪　孙桂峰

李　丹　李　臻　张　丽　张丽汤　周　敏

威潘杰　徐忠董　郭文波　康爱民　董　威

人民卫生出版社
·北京·

**图书在版编目（CIP）数据**

心内科疾病管理与康复 / 周敏,张丽主编 . —北京：
人民卫生出版社,2022.8

（基层医生健康教育能力提升丛书）

ISBN 978-7-117-33470-9

Ⅰ.①心⋯　Ⅱ.①周⋯　②张⋯　Ⅲ.①心脏血管疾病
- 诊疗 ②心脏血管疾病 - 康复　Ⅳ.①R54

中国版本图书馆 CIP 数据核字（2022）第 156630 号

| | | |
|---|---|---|
| 人卫智网 | www.ipmph.com | 医学教育、学术、考试、健康，<br>购书智慧智能综合服务平台 |
| 人卫官网 | www.pmph.com | 人卫官方资讯发布平台 |

基层医生健康教育能力提升丛书
## 心内科疾病管理与康复
Jiceng Yisheng Jiankang Jiaoyu Nengli Tisheng Congshu
Xinneike Jibing Guanli yu Kangfu

主　　编：周　敏　张　丽
出版发行：人民卫生出版社（中继线 010-59780011）
地　　址：北京市朝阳区潘家园南里 19 号
邮　　编：100021
E - mail：pmph @ pmph.com
购书热线：010-59787592　010-59787584　010-65264830
印　　刷：三河市君旺印务有限公司
经　　销：新华书店
开　　本：787×1092　1/16　　印张：18
字　　数：332 千字
版　　次：2022 年 8 月第 1 版
印　　次：2023 年 9 月第 1 次印刷
标准书号：ISBN 978-7-117-33470-9
定　　价：55.00 元
打击盗版举报电话：010-59787491　E-mail：WQ @ pmph.com
质量问题联系电话：010-59787234　E-mail：zhiliang @ pmph.com
数字融合服务电话：4001118166　　E-mail：zengzhi @ pmph.com

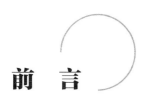

# 前　言

随着医学科学技术和医学的迅猛发展，对心内科疾病管理和康复水平、专科诊疗和护理知识、护理技术的要求越来越高，疾病的专业化建设、专科医务人员技能培训已成为提升学科水平的必然发展方向，国家卫生管理部门多次明确提出我国医疗事业发展的指导思想、基本策略、总体目标和主要任务，对进一步规范疾病管理、规范临床诊疗技术提出了更高的要求。因此，不断加强医院疾病管理、提升专科护理水平，是适应医院现代化和专科学科快速发展、满足人民群众服务需求的必然趋势。

本书遵循现代医学和护理学的最新理念，以患者健康为中心，以健康和整体护理观为指导，着重医学理论与临床实践相结合，与现代医疗、护理理论接轨，主要内容包括心脏基础知识、心内科常见疾病护理、心内科常用操作技术护理、冠状动脉旁路移植术管理、心内科常用药物管理等内容，比较突出的特点是对心内科常见疾病完整的诊疗分析、护理诊断、管理措施及前沿知识等，进行了详细、准确、科学的叙述。本书将心内科常见疾病诊疗与护理融为一体，便于从事心内科临床的医护人员、在校医学生学习和掌握，便于医疗和护理知识的相互渗透和学习，能更好地指导临床工作。

本书编者都是长期从事心内科临床的管理和康复的工作者，编写内容力求观点正确、内容新颖、科学适用。本书编写过程中得到了许多资深医护工作者的帮助与指导，在此一并表示衷心的感谢。

由于知识水平有限、时间紧迫，对书中的不足或错误之处，恳请广大读者批评指正。

编　者
2022 年 3 月

# 目  录

# 第一章　心脏基础知识

## 第一节　心脏大血管的解剖

人体的血液循环系统由心脏和血管组成。心脏是整个血液循环中推动血液流动的泵，通过作为中心泵的心脏不停地跳动和闭锁管路中持续不断的血液循环，机体的新陈代谢、物质运输、内环境的稳定及血液的防卫功能才能够得以实现。循环系统疾病特点是变化快，病情重，常导致较高的病残和致死率。本章的主要内容是心脏的解剖、生理和功能；血管的解剖、生理和功能；调节心脏血管的神经体液因素。

### 一、心脏的位置和毗邻

心脏是个形似圆锥体的肌性纤维性器官，位于胸腔的前下部、中纵隔内，外周有心包覆盖。大小与本人握拳相近。成人心脏约 1/3 在身体正中面右侧，约 2/3 在正中面左方，前方大部分为胸膜及肺覆盖，仅中间小部分邻近胸骨中、下 1/3 及第 3～6 肋软骨，后方平对第 5～8 胸椎。两侧与纵隔胸膜、胸膜腔和肺相邻；心脏后方邻近支气管、食管、迷走神经及胸主动脉；下方紧贴膈肌；上方与出入心脏的大血管，如主动脉、肺动脉干和上、下腔静脉相连。

### 二、心脏各腔结构

心脏是一个由心肌组成的中空器官。正常的心脏由房间隔、室间隔分为互不相通的左右两半，每半又分为心房和心室，故心有四腔：左心房、左心室、右心房和右心室。同侧心房和心室借房室口相通。在房室口和动脉口处均有"阀门"样的瓣膜，保证了血液的定向流动。

（一）右心房

上、下腔静脉分别开口于右心房窦部的上方和下方。下腔静脉口与右心房口之间有冠状窦口，是冠状静脉血回心的入口。在上、下腔静脉口的连线中点有一指压形浅凹为房间隔的卵圆窝，是房间隔缺损的好发部位；窝的前上缘叫卵圆窝缘，是行房间隔左心导管术的重要标志。右心房左上方为房室孔，血液经此进右心室。房室之间的瓣膜由 3 个瓣叶构成，称为三尖瓣，孔上三尖瓣在心室收缩时关闭，使房室分隔开。

### （二）右心室

右心室位于右心房的左前下方，底部即为房室口。右心室口呈卵圆形，口周缘附有3片三角形的瓣膜，称为三尖瓣。隔瓣的部位与房室结及传导束关系密切，其附近的室间隔又是缺损好发的部位，因此，修补缺损时，常把补片的一部分固定于隔瓣根部以免损伤传导束。当三尖瓣向右心室开放时，血流进入右心室；心室收缩时，乳头肌收缩拉紧腱索，将瓣口关闭，血液即不能反流回右心房。右心室通向肺动脉干的开口处附有半月瓣，即肺动脉瓣。心室收缩时，压力增大，将瓣打开，排血出心，进入肺动脉；而心室舒张时，压力下降，肺动脉内血液进入瓣窦，将瓣关闭。

### （三）左心房

位于右心房的左后方，是心脏四腔中最靠后的部分。左右各有上、下肺静脉从其后方进入，将经过肺氧合的血液引回左心。左心房的左前上部为左心耳，心耳内有小梁。左心房内壁光滑，出口为左心房室孔。左房室之间的瓣膜由两个瓣叶构成，称为二尖瓣。

到达左心房的5个手术途径：①左心耳，常用于二尖瓣闭式扩张分离术或心内探查。②左壁（外壁），左侧开胸，平行左心房室沟距左冠状动脉约1cm处切开，前端自左心耳，后端达斜韧带。③房间沟，右侧开胸或正中开胸，在右肺静脉前方沿房间沟行纵切口。④房间隔，先切开右心房，在房间隔处后缘切开房间隔，通过房间隔切口进入左心房。⑤左心房上壁，自升主动脉切口显露二尖瓣较困难。

### （四）左心室

位于右心室的左后方，形似圆锥，肌壁较厚。左心房与左心室之间的房室孔由二尖瓣形成活门，二尖瓣有前、后两个瓣叶，作用与三尖瓣相同。两个瓣的前半部和前外交界部分的腱索均附着于前乳头肌，后半部和后内交界部分的腱索均附着于后乳头肌。在风湿性心脏病，乳头肌及腱索可发生粘连、融合、短而形成瓣下狭窄。左心室出口为主动脉瓣，有3个半月形瓣叶，即为后瓣、右瓣和左瓣。主动脉瓣和主动脉壁间的腔隙称为主动脉窦，分别叫左窦、右窦和后窦。左窦、右窦分别有左冠状动脉、右冠状动脉的开口。

### （五）瓣叶

是由心内膜构成的薄片，主要为致密的结缔组织，其功能是防止血液逆流，相当于一个单向的活瓣。当瓣膜发生病变而不能正常启闭时，使心脏的功能受到损害。

# 第二节　心血管生理知识

心血管系统也称"循环系统"，由心脏、动脉、静脉和毛细血管组成。心脏是循环系统的中心器官，推动血液在血管内不断流动，它为血液循环提供势能和动能；血管是血液循环过程中的流通管道，起着输送、分配血液，并为机体提供物质交换和气体交换场所的作用。

血液循环的主要功能是完成体内的物质运输，使机体新陈代谢能不断进行；运送机体各内分泌腺的激素及其他体液因子至相应的靶细胞，实现机体的体液调节；机体内环境理化特性相对恒定和维持及血液防御功能的发挥，也都有赖于血液的不断循环流动。

## 一、心脏的自律和传导系统

心脏传导系统由负责正常冲动形成与传导的特殊的有较高兴奋性及传导性的心肌细胞组成，包括窦房结、房室结、房室束及其分支和浦肯野纤维。这些特殊的组织能产生激动和传导激动，从而将心房和心室在功能上连接起来。

（一）窦房结

窦房结是心脏正常窦性心律的起搏点，位于上腔静脉入口与右心房后壁的交界处。窦房结处的起搏细胞自律性最高，冲动发放频率最快，是整个心脏电活动的发源地。其他如冠状窦周围、房室结等处也有起搏细胞，但这些部位的起搏细胞自律性较低，平常为窦房结冲动所抑制，故称潜在的起搏细胞。当窦房结冲动发放功能受抑制或丧失时，这些异位起搏点就会释放冲动，引起异位搏动。窦房结发出房间束到达左心房，还发出结间束连接窦房结与房室结，从而使激动传递到左心房和房室结。

（二）房室结

房室结位于右心房冠状窦口前上方、三尖瓣隔瓣侧尖附着处之间的心内膜深面。房室结通过结间束与窦房结相连，前端发出房室束，是房、室间激动沟通的唯一渠道。房室结的主要功能是将窦房结沿结间束下传的兴奋短暂延搁后通过房室束传向心室，保证心房收缩后再开始心室收缩。

（三）房室束及左、右束支

房室束又称希氏束，由房室结前端发出，沿室间隔前行，在室间隔肌部上缘分为左、右束支。

右束支为索状纤维束，主要分布于右心室壁。其行程较长，又为单一细支，小的局灶性损伤即可损伤该支，在心电图上表现为完全或不完全的右束支传导阻滞图形。

左束支在室间隔上、中 1/3 处分为左前分支与左后分支，主要分布于室间隔和左心室壁。

（四）浦肯野纤维网

左、右束支的分支再交织成浦肯野纤维网，潜行于心内膜下和心肌内，其作用是将下传的兴奋迅速传播到整个心室。

（五）房室间的传导旁路

房室间的传导，除了上述正常途径之外，可另有一些旁路（如 Kent 束，房 - 希氏束等）存在，能使心房的激动不通过房室结而直达心室。这些普通的工作心肌细胞束所组成的传导旁路是造成预激综合征的解剖学基础。

## 二、生物电活动的检测

心脏各部位产生的生物电活动其传播途径、方向、顺序和时间均有一定的规律，是反映心脏电生理活动状态的良好指标。由于机体是容积导体，心脏的生物电活动可通过其周围的导电组织和体液传播到机体的任何部位，使身体各部位在每一心动周期中也经历有规律的变化。因此将测量电极安放在人体的特定部位，可记录到相应的心电变化，如体表心电图、食管心电图或希氏束电图等，但这些心电变化与心脏的机械活动并无直接关系。

体表心电图

体表心电图是心房肌细胞和心室肌细胞动作电位在体表的反映，指将测量电极安放于人体表面的一定位置所记录到的心电变化曲线。正常人典型的体表心电图由 P 波、QRS 波群和 T 波组成，有时 T 波后可出现一个小的 U 波，另外还有 P-R 间期、Q-T 间期及 ST 段。心电图记录纸由长宽均为 1mm 的小方格组成（细线），大方格间距为 5mm（粗线），每一横向小格代表 0.04s，每一纵格代表 0.1mV，走纸速度为 1mV/cm 和 25mm/s。因此，可在记录纸上读出心电图各波的电位数值和时程。

1. P 波　　P 波反映左、右两心房的除极波，波形小而圆，可有轻微切迹。历时 0.08～0.11s，超过 0.11s 为 P 波过宽。波幅肢导联不超过 0.25mV，胸导联不超过 0.20mV；其方向在 I 、II、aVF、$V_4$～$V_6$ 直立，aVR 倒置，其余导联可倒置或双向。

2. P-R 间期　　为 P 波起点至 QRS 开始的时间，表示窦房冲动通过心房、房室交界、房室束、左右束支、浦肯野纤维传到心室的时间。测量 P-R 间期一般在 P 波较明显的导联如 II 导联。其正常值为 0.12～0.20s，儿童为 0.12～0.19s。P-R 间期与患者的年龄、心率有关。因此，在判断 P-R 间期是否正常时，应结合患者的年龄和心率的变化考虑。

3. QRS 波群　为心室除极波，代表左右心室激动所需的时间。

（1）QRS 命名规则：第 1 个向下的波为 Q 波，第 1 个向上的波为 R 波，R 波之后向下的波为 S 波。若整个波都向下，称 QS 波。

（2）正常成人 QRS 波群：以 II 导联为标准，QRS 波群时间为 0.06 ～ 0.08s，在肢体导联 < 0.10s，在胸导联 < 0.11s，QRS 波群 ≥ 0.12s，多为病理性，反映心室除极时间延长。

（3）QRS 波群在各个导联中的形态及电压：①胸导联。正常 QRS 波群在胸导联上相对恒定，$V_1$、$V_2$ 导联呈 rS 波，$V_3$、$V_4$ 呈 RS 波，$V_5$、$V_6$ 呈 qR 波。从 $V_1$、$V_5$，R 波逐渐变大，S 波逐渐变小，故 $V_1$ 导联的 R/S 应 < 1，$V_5$ 导联的 R/S 应 > 1。胸导联中各波的振幅：Q 波不超过同一导联 R 波的 1/4，$V_5$、$V_6$ 导联不超过 0.3mV，时间不超过 0.04s，$V_3$ 中很少有 Q 波，$V_1$、$V_2$ 的 r 波之前无 Q 波，但 QRS 可呈 QR 型。R 波：$V_1$ 中的 R 波振幅为 0.2 ～ 0.3mV，一般不超过 0.7 ～ 1.0mV，$V_5$ 不超过 2.0mV。S 波：$V_1$、$V_2$ 的 S 波幅约 1.2mV，不超过 1.5mV。②肢导联。如每个肢导联的 R+S 波的波幅的算术和 < 0.5mV；称低电压。Q 波：aVL、aVF 呈 qR 型，但其 q 波不超过 R 波的 1/4，时间不超过 0.04s。R 波：aVL 呈 R 或 qR，R 波不超过 1.2mV；aVF 呈 qR，R 波不超过 2.0mV；aVR 呈 Qr 或 rS，主波多向下，R 波不超过 0.5mV。

（4）室壁激动时间：在胸导联中，从 QRS 波群起点到 R 波顶峰垂线间的时间为室壁激动时间（VAT）。$V_1$、$V_2$ 主要反映右心室壁激动的时间，正常不超过 0.03s；$V_5$、$V_6$ 反映左心室壁激动时间，正常不超过 0.05s。

4. ST 段　QRS 波群终点（J 点）至 T 波起始部的一段，代表心室各部分心肌均已处于动作电位的平台期，各部分之间无电位差异存在。正常人 ST 段压低在任何导联不应超过 0.05mV，肢导联及 $V_4$ ～ $V_6$ 导联抬高不超过 0.1mV，$V_1$ ～ $V_2$ 不超过 0.3mV，测量时以 PR 段作为基线。

5. T 波　心室复极波，其形态是平滑、圆润，一般无切迹，上升支稍陡。位于 ST 段后的一个较低而占时较长的波。在 aVR 倒置，I 、II、$V_4$ ～ $V_6$ 直立，III、aVL、aVF、$V_1$ ～ $V_3$ 可倒置。在以 R 波为主的导联，T 波不应低于同一导联 R 波的 1/10，方向与 R 波一致。胸导联中 T 波可高达 1.2 ～ 1.5mV，但 $V_1$ 一般不超过 0.4mV。T 波历时 0.05 ～ 0.25s。

6. U 波　在 T 波后 0.02 ～ 0.04s 有时会出现一个低而宽的电位波动，时间为

0.1～0.3s，其方向与 T 波一致，形成原因尚不明确。U 波明显增高常见于血钾过低。

7. Q-T 间期　从 QRS 波开始 T 波终点的时间，代表心室开始除极至完成复极所需要的时间。Q-T 间期的长短受心率的影响，故常用校正 Q-T 间期，即 Q-Tc，正常 Q-Tc < 0.43～0.44s。

## 第三节　心脏的血管解剖、生理和功能

心脏的动脉供应主要来自冠状动脉；心脏的静脉血绝大部分经冠状窦回流到右心房，少量直接进入心腔（主要是右心房）。

### 一、动脉

冠状动脉分为左冠状动脉和右冠状动脉，分别开口于主动脉窦的左窦和右窦内。左冠状动脉起于主动脉左窦，在肺动脉干和左心耳之间左行，随即分为前降支和回旋支。前降支走行弯曲，绕心尖切迹至后室间沟，途中向左侧、右侧和深面发出分支分布于左心室前壁、部分右心室前壁和室间隔前 2/3 部（其中有右束支和左束支的左前分支通过）。当前室间支闭塞时，可发生左心室前壁和室间隔前部心肌梗死，并可以发生束支传导阻滞；回旋支走行于冠状沟中，绕过心左缘至左心室膈面，沿途发出分支分布于左心房、左心室侧面和膈面。回旋支闭塞时，常引起左心室侧壁或膈壁心肌梗死。

右冠状动脉起于主动脉右窦，在右心耳与肺动脉干根部之间进入冠状沟，绕行至房室交点处分为两支：后室间支和左室后支，主要分布于右心房、右心室、室间隔后 1/3 部（其中有左束支后分支通过）及部分左心室膈壁。

窦房结和房室结的血液供应大多来自右冠状动脉，少数来自左冠状动脉旋支。窦房结供血不足会引起病态窦房结综合征，房室结供血不足会引起房室传导阻滞。

### 二、静脉

心脏的静脉之间有丰富的吻合，主要经冠状窦回流，此外还有心前静脉和心最小静脉途径。冠状窦位于心脏膈面的冠状沟内，左心房和左心室之间，其右端开口于右心房。心脏的绝大部分静脉血都回流到静脉窦，其主要属支有心大静脉、心中静脉和心小静脉；心前静脉有 2～3 支，起于右心室前壁，跨右冠状沟，开口于右心房；心最小静脉是位于心壁内的小静脉，直接开口于各心腔。

### 三、肺循环的血管

肺接受支气管循环及肺循环的双重血液供应。支气管循环属于体循环系统，直接来自主动脉，属于肺组织的营养循环血管；肺循环接受右心室输出的血液，经肺泡进行气体交换，还对静脉血起过滤和储存的作用。

（一）肺动脉干

肺动脉干位于心包内，起自右心室，在主动脉弓下方分为左肺动脉和右肺动脉，供应呼吸性小支气管以下的肺组织。肺动脉壁薄，顺应性较大且周围肺组织疏松，可以随血容量的增加有很大的伸缩范围。肺动脉沿支气管行进，分支为小叶间动脉及肺小动脉，最后分支为肺毛细血管分布于肺泡。肺小动脉受神经体液调节，肺动脉压升高可引起肺小动脉的痉挛以保护肺毛细血管防止水肿的形成，但长此以往将引起肺小动脉的血管壁中层平滑肌肥厚，从而形成慢性肺动脉高压。肺毛细血管主要分布于肺泡壁及肺泡间隔，通过肺泡 - 毛细血管屏障完成气体交换。肺毛细血管网的容量储备极大，正常安静状态下只有 1/10 ～ 1/15 的肺毛细血管网开放；在剧烈体力活动情况下，静脉回流血量增加，肺毛细血管网可以大量开放，甚至全部开放以保证大量静脉回流血液的气体交换。

（二）肺静脉

肺静脉起自肺门，由各级小静脉汇集成小叶间静脉，再沿支气管分支汇入左上、左下肺静脉和右上、右下肺静脉，向内行注入左心房后部，从而将含氧量高的动脉血注入左心。心包脏层的血液向肺静脉系统引流，心包壁层的血液向体静脉引流，所以左、右心力衰竭都可以引起心包积液。肺静脉的管径比相应的肺动脉分支细，能限制血液的回流及维持肺毛细血管的压力，从而保证肺毛细血管内的血液有充分的时间进行气体交换及液体渗出。此外，当肺静脉有部分阻塞或发生肺静脉高压时，肺静脉的部分血液可以通过支气管静脉及奇静脉系统回流入上腔静脉，起到一定的代偿作用。

肺循环路程较短，肺动脉主干及分支的横截面积较主动脉大，血管顺应性较高，对血流的阻力较小，肺动脉的压力只有体循环压力的 1/6 左右。而右心的心排血量与左心大致相同，所以肺循环血流量大，流速快，呈现高排低阻的特点。

### 四、体循环的血管

血管是血液运输的管道，包括动脉、静脉和毛细血管。动脉血管壁坚厚，富含弹性纤维，具有可扩张性和弹性；静脉数量较多，口径较粗，管壁较薄，容量大；

毛细血管在组织中呈网状分布，连接小动、静脉的末梢，在物质交换和体温调节中起重要作用。

（一）动脉

主动脉是体循环的动脉主干，自左心室发出，先斜向右上，称为升主动脉，再向左后弯曲成主动脉弓后，沿脊柱左前下行，称为胸主动脉，穿膈主动脉裂孔进入腹腔移行为腹主动脉，至第4腰椎下缘分为左髂总动脉和右髂总动脉。

左、右冠状动脉由升主动脉发出；主动脉弓移行过程中依次发出头臂干、右颈总动脉和右锁骨下动脉等主要分支，提供头颈面部、双下肢和部分胸背部的血液供应；胸主动脉发出分支主要供应肋间、膈上和心包、支气管；腹主动脉主要提供腹部、盆腔脏器和双下肢的血液供应。

（二）静脉

肺静脉分为左上静脉、左下肺静脉和右上静脉、右下肺静脉，起自肺门，向内行注入左心房后部。肺静脉将含氧量较高的动脉血输送到心脏。

体循环的静脉较多，分为上腔静脉系、下腔静脉系（含门静脉系）和心静脉系（如前所述）。

1. 上腔静脉　主要由颈内静脉、颈外静脉、锁骨下静脉和胸部的奇静脉等重要属支所组成，收集头颈、上肢、胸壁及部分胸腔脏器的回流血液，沿升主动脉右侧下行，至第3胸肋关节下缘处注入右心房。

2. 下腔静脉　由左、右髂总静脉汇合而成，沿脊柱右前方，腹主动脉右侧上行穿膈的腔静脉孔入胸腔后穿心包注入右心房，途中接受腹腔、盆腔脏器回流静脉，如肾静脉、肝静脉、肝门静脉和睾丸/卵巢静脉注入。髂总静脉由髂内静脉、髂外静脉汇合而成，主要收集下肢的深、浅静脉，如股静脉、大隐静脉和小隐静脉的汇入。

（三）微循环

微循环是指血液从小动脉流入小静脉的通路。典型的微循环是由微动脉、后微动脉、毛细血管前括约肌、真毛细血管、通血毛细血管（或称直捷通路）、动-静脉吻合支和微静脉等部分组成。血液循环最基本的物质交换功能，就是通过微循环部分才能得以实现。通过真毛细血管网的通路又叫营养通路，是血液与组织液交换物质的场所。

此外，微动脉和微静脉之间还可以通过直捷通路和动-静脉短路发生沟通。其中，直捷通路是血液从微动脉经后微动脉和通血毛细血管进入微静脉的主航道。直捷通路经常处于开放状态，血液速度比较快，其主要功能是使一部分血液迅速通过微循环进入静脉，而不是进行物质交换。在骨骼肌组织的微循环中直捷通路比较常见，而在皮肤中较少见。动-静脉短路是吻合微动脉和微静脉之间的通道，在人体的某些皮肤及皮下组织有很多，如手指、足趾和耳郭等。动 - 静脉短路大多数时候都处于关闭状态，受交感神经支配，在功能上也不是进行物质交换，而是随环境温度的变化调节体温，以利于保温或散热。

微循环的生理特点如下。

1. 血压低 血液从动脉流过小动脉及微动脉后，由于血流不断地克服阻力，因此，血液进入真毛细血管后血压明显降低。毛细血管动脉端的血压为 30 ~ 40mmHg（3.99 ~ 5.32kPa），毛细血管静脉端的血压为 10 ~ 15mmHg（1.33 ~ 2.0kPa），这为组织液的生成与回流提供了动力。

2. 血流慢 毛细血管分支多。数量大，其总的横截面积很大，根据液流连续原理，管内液体的流速与横截面积成反比，则该血管段流速缓慢，这为血液与组织细胞之间进行物质交换提供了充分的时间与宽敞的场所。休克时，毛细血管大量开放，横截面积更大，血流更慢，大量血液淤滞在微循环内，从而影响物质交换。

3. 潜在血容量大 安静状态下，一个微循环功能中约有20%的真毛细血管处于开放状态，这时毛细血管所容纳的血量约为全身血量的10%，故微循环潜在血容量很大。

4. 灌流量易变 微循环的迂回通路是间断轮流开放的，其开放与关闭受"总闸门"与"分闸门"控制。

（四）血压

血压是指血管内的血液对于单位面积血管壁的侧压力，一般所说的血压是指动脉血压，通常以 mmHg 为单位（1mmHg=0.133kPa）。血压的形成主要有两个因素：其一是心血管系统内有血液充盈，另一基本因素是心脏射血。心室肌收缩时所释放的能量除了一部分转化为动能推动血液流动外，大部分能量用于形成对血管壁的侧压，并使血管壁扩张，这部分就是势能，即压强能；在心脏的舒张期，大动脉会发生弹性回缩，又将一部分压强能转化为动能，推动血液在血管中继续向前流动。

1. 动脉血压是血流对大动脉壁的侧压力，其数值的高低取决于心脏每搏输出量和外周循环阻力的大小。心室收缩时，主动脉压力急剧升高，在收缩期的中期达到最高，形成收缩压；心室舒张时，主动脉压力下降，在心室舒张末期降至最低，形成舒张压。收缩压和舒张压的差值即为脉压。脉压则主要受动脉管壁弹性的影响，管壁弹性纤维多，血管顺应性好，则脉压小；相反，老年人由于大动脉硬化，管壁弹性纤维减少，胶原纤维增多，管壁顺应性降低，对血压的缓冲作用减少，使收缩压增高，舒张压降低，脉压增加。心率也能影响舒张压及脉压，心率增快，舒张压增高；心率减慢则舒张压降低。在一个心动周期中，每一瞬间动脉血压的平均值称为平均动脉压，其数值约等于舒张压加上 1/3 脉压。动脉血压的数值主要取决于心排血量和外周阻力，所以能够影响这两者的各种因素，如心脏搏出量、心率、外周阻力等都是能够影响动脉血压的相关因素。其中，收缩压的高低主要反映心脏每搏输出量的多少，而舒张压的高低则反映出外周阻力的大小。

2. 静脉在功能上不仅作为血液流入心脏的通道，还起着血液储存库的作用。静脉的舒张或收缩可以有效地调节回心血量和心排血量，从而使血液循环功能更适应机体在各种生理状态时的需要。中心静脉压（central venous pressure，CVP）是指右心房和胸腔内大静脉的血压，其数值的高低取决于心脏射血能力和静脉回心血量之间的相互关系，是反映心血管功能的另一指标。中心静脉压的正常变动范围为 $4 \sim 12 cmH_2O$，如果偏低或有下降趋势，则提示输液量不足；如果高于正常并有进行性增高的趋势，则提示输液过快或有心脏射血功能不全。

（五）临界闭合压

当血管内压力降至某一临界值时，血液将不再流动，血管可完全闭合，此临界压力值为临界闭合压，它与两个方面的力有关：一是使血管扩张的力，主要为血管内的压力；另一种是使血管回缩的力，即管壁的张力，主要取决于管壁平滑肌紧张状态。如血管壁紧张度增加，血压只要轻微下降，就可能引起血管闭合，血流中断，临界闭合压增加，故临界闭合压是血管紧张性的生理指标之一。高血压病的临界闭合压明显增加，而休克时，一方面由于血压下降，另一方面由于反射性地引起外周血管收缩，导致临界闭合压也增加，造成某些血管床完全闭合。

**五、心血管活动的神经体液调节**

在不同的生理状况下，机体各器官组织对于血流量的灌注有不同的需求。正是通过神经体液机制使心血管活动得到调节，各器官组织的血流灌注才能得到重新分配，以适应不同情况下机体的需要。

（一）神经调节

1. 心脏和血管的神经支配　机体对心血管活动的调节是通过各种心血管反射实现的。支配心脏的传出神经是心交感神经和迷走神经。心交感神经节后神经元末梢释放的神经递质为去甲肾上腺素，与心肌细胞膜上的 β 肾上腺素能受体结合，可导致心率加快，房室交界的传导加快，心房、心室肌的收缩力加强，称之为正性变时作用，正性变传导作用，正性变力作用。作用于血管使血管收缩；迷走神经节后神经元末梢释放的神经递质为乙酰胆碱，与心肌细胞膜上的 M 型受体结合，可导致心率减慢，房室交界的传导减慢，心房、心室肌的收缩力减弱，称之为负性变时作用、负性变传导作用、负性变力作用。作用于血管可使血管扩张。

支配血管壁内平滑肌的神经纤维称为血管运动神经纤维，可分为缩血管神经纤维和舒血管神经纤维。缩血管神经纤维都是交感神经纤维，在皮肤血管中分布最密，骨骼肌和内脏的血管次之，冠状动脉和脑血管中分布较少。当支配某器官血管床的交感缩血管纤维兴奋时，可引起该器官血管床的血流阻力增高，血流量减少；舒血管神经纤维有交感舒血管神经纤维和副交感舒血管神经纤维。舒血管神经纤维兴奋可引起与缩血管神经纤维兴奋相反的效果。

2. 心血管反射的外周感受器和中枢　当机体所处的状态或环境发生变化如改变体位、受到攻击、睡眠或运动时，各器官的血液循环状况和心排血量都会通过心血管发生相应的改变以适应机体的需要。心血管反射的外周感受器有：颈动脉窦和主动脉弓的压力感受器，感受动脉压力的升降，通过中枢机制调节心血管交感紧张的程度以改变心率、心排血量和外周血管阻力，最终使血压得到调节；心脏和肺循环大血管壁内的心肺感受器，又称容量感受器，感受血管壁的机械牵张来调节血压；颈动脉体和主动脉的化学感受器反射，感受血液内某些化学成分如氢离子的浓度来调节呼吸和心血管活动。

控制心血管活动的神经元分布在从脊髓到大脑皮质的各个水平上，它们具有各不相同的功能，又互相紧密联系，使心血管活动协调一致，并与整个机体的活动相适应。最基本的心血管活动的中枢在延髓，因为延髓是心血管正常的紧张性活动的起源。保留延髓及其以下中枢部分的完整就可以维持心血管正常的紧张性活动，并完成一定的心血管反射；在延髓以上的脑干部分和大、小脑中，也存在着心血管活动相关的神经元，它们在心血管活动的调节中起到与机体活动协调整合的更高级的作用。

（二）体液调节

局部组织中或血液中的某些化学物质会作用于心肌和血管平滑肌，从而调节心血管活动。如肾素、儿茶酚胺、血管升压素、内皮缩血管因子等可引起血管收缩；而前列环素、激肽、组胺等可引起血管舒张。儿茶酚胺、肾素、钠和钙可引起正性肌力和正性频率作用；而乙酰胆碱可以引起负性肌力和负性频率作用。在心血管活动的体液调节中，肾素 - 血管紧张素系统十分重要。

肾素是由肾近球细胞合成分泌的蛋白酶，作用于血液循环中的血管紧张素原，使之分解产生血管紧张素Ⅰ。后者在血管紧张素转换酶的作用下转变为血管紧张素Ⅱ。血管紧张素Ⅱ在血管紧张素酶A的作用下生成血管紧张素Ⅲ。在血管紧张素中，最重要的是血管紧张素Ⅱ和Ⅲ，它们可以作用于血管平滑肌、肾上腺皮质球状带细胞以及脑、肾等器官细胞上的血管紧张素逐级体，引起外周血管阻力增加、醛固酮分泌增多、细胞外液量增加等效应，最终导致血压升高。当血浆中的钠离子浓度降低和失血、失水等原因导致肾血流灌注减少时，肾素的分泌都会增多，从而导致血管紧张素生成增多，进而引发上述效应。

## 第四节　心脏的神经

心脏受交感神经及副交感神经的双重支配。神经一方面直接支配心脏，另一方面通过内分泌激素间接支配心脏。前者发挥作用较快但持续时间较短，后者作用缓慢但持久。总之，交感神经对心脏的活动起兴奋作用，而副交感受神经对心脏的活动起抑制作用。

### 一、交感神经

交感神经由脊髓胸 1～5 段侧角细胞发出，在神经节换元后发出节后神经纤维到达心脏分布于窦房结、房室结、冠状动脉和心房、心室肌。交感神经兴奋可加速窦房结兴奋发放，加快房室传导，增强心肌收缩力和扩张冠状动脉。其中，右侧交感神经主要分布于窦房结，受到刺激后主要作用是使心率加快；左侧交感神经纤维广泛分布于心房及心室肌，兴奋可以产生明显的增强心肌收缩作用。

### 二、副交感神经

副交感神经来自延髓迷走神经背核和疑核，在心内神经节内换元，节后纤维分布于窦房结、房室结、心房和心室肌以及冠状动脉。刺激副交感神经可引起与交感神经相反的作用。其中，右侧副交感神经分布于窦房结及部分心房肌，受到刺激后可以出现窦性心动过缓、窦房传导阻滞或窦性停搏；左侧副交感神经主要支配房室结及部分心房肌，兴奋时可以引起房室传导阻滞。

传导心脏痛觉的传入纤维与交感神经同行，至脊髓胸 1～5 节段的后角，与躯体痛觉传入纤维位于同一水平，因而心肌缺血时会发生心前区、左肩和左上臂的牵涉痛。

## 第五节　心动周期及心排血量

### 一、心动周期

心脏是血液循环的动力装置，其作用方式如同水泵，不同的是水泵无储水装置，射水呈连续性；而心脏有心房、心室作为储血装置，射血是间断的，呈搏动性。心脏舒张时，容积增大，内压降低，静脉血回到心脏；心脏收缩时，内压增大，容积缩小，将血液射入主动脉内。心脏一次收缩与舒张，构成一个机械活动周期，称为心动周期。心动周期的长短与心率的快慢有关，以正常成人平均心率 75 次 /min 计算，则每个心动周期持续 0.8s；一个心动周期中，两心房先收缩，持续 0.1s，继而心房舒张，持续 0.7s；心房收缩时，心室处于舒张期，心房进入舒张后，心室立即进入收缩期，后者持续 0.3s，随后心室进入舒张期，历时 0.5s；心房心室同时舒张的间期称全心舒张期。一个心动周期中，随着心房和心室肌肉有次序地收缩与舒张，心腔内的容积与压力也随之有规律地变化，瓣膜也就有规律地开闭，使血液顺着一个方向流动。现以左心室为例，说明心室射血和充盈的过程。

（一）心房收缩期

心房收缩前，心脏正处于全心舒张期，房室内压力都较低，静脉血不断回流入心房，心房内压高于心室内压，房室瓣处于开启状态，血液随压力梯度由心房进入心室。而此时心室内压远低于主动脉内压，故半月瓣是关闭的。心房开始收缩时，房内容积缩小，压力增加，将腔内的血液挤入心室，使心室内的血液充盈进一步增加，此期历时 0.1s，随后心房舒张。

（二）心室等容收缩期

心房舒张不久，心室开始收缩，心室内压迅速增高，当超过房内压时，心室内的血液推动房室瓣，使其关闭，而此时室内压低于主动脉内压，半月瓣仍处于关闭状态，心室成为一个密闭腔，心室内的血容量不变，心室容积及肌纤维初长度也不变，而心室肌张力或心室内压力急剧升高，故称此期为等容收缩期，此期历时 0.05s。

（三）心室快速射血期

心室肌继续收缩，压力继续上升，当心室内压力超过主动脉内压力时，半月瓣开启，血液被快速射入主动脉内，故称为快速射血期。此时心室容积明显缩小，室内压继续上升，达峰值，此期历时 0.11s。

（四）心室减慢射血期

此期心室收缩力量减小，心室内血液减少，心室容积的变化也变得缓慢，射血速度明显减慢，而动脉内的血液流至外周的相对增多，动脉血压有所降低，使心室内的部分血液继续流入主动脉。此期历时 0.14s，随后心室开始舒张。

（五）心室等容舒张期

心室舒张不久，室内压开始下降，当低于主动脉内压时，主动脉内的血液推动半月瓣使其关闭，而此时房内压低于室内压，房室瓣仍处于关闭状态，心室又成为一个密闭腔。从半月瓣关闭至房室瓣开放，由于心室肌的舒张，室内压快速下降，而心室容积不变，故称为等容舒张期，此期历时 0.06 ～ 0.08s。

（六）心室快速充盈期

当室内压继续下降低于房内压时，心房内的血液借着压力梯度冲开房室瓣，由心房及大静脉流入心室，故称快速充盈期，此期历时 0.11s。

（七）心室减慢充盈期

随着心室血液的充盈，心室内压逐渐增加，压力梯度减少，故大静脉经心房流入心室的血液速度减慢，故称减慢充盈期，此期历时 0.2s。至下一次房缩期开始又进入下一个心动周期。

整个心动周期中，左心室腔内的压力变化最大，快速射血期的室内压最高。

## 二、心排血量

心排血量是指左心室射入主动脉内的血量，可用每搏量或每分排血量来表示。

（一）每搏量和每分排血量

每搏量是指一次心跳一侧心室射出的血液量，而每分钟一侧心室射出的血液量则为每分排血量，通常的心排血量是指每分排血量。

每分排血量（心排血量）= 每搏量 × 心率

静息状态下成年男子平均心率为 75 次 /min，每搏量约 75ml，心排血量约为 500ml，女性的心排血量比同体重男性低约 10%。运动可增加心排血量，运动员剧烈运动时的心排血量可较静息时增加 6 倍；体位变化如由卧位转为坐位时，其心排血量可减少 5% ～ 20%。如由卧位或坐位转为直立位时，其心排血量可减少 20% ～ 30%；另外，体温及气候因素也会影响心排血量，如气温较热及潮湿的环境可使心排血量增加 2 ～ 4 倍；其他如忧虑可使心排血量增加 67% 左右，饱餐后可增加 25% 左右，洗热水澡后增加 50% ～ 100%；而睡眠后心排血量可减少 25%，麻醉状态下也可使心排血量降低。

（二）心排血指数

心排血量还与人的体表面积有关，通常将空腹、静息状态下每一平方米体表面积的心排血量称为心排血指数。

心排血指数 $[L/（min \cdot m^2）]$= 每分心排血量（L/min）/ 体表面积（$m^2$）

中等身材成人的体表面积为 1.60 ～ 1.67$m^2$，静息时每分心排血量为 5 ～ 6L，则心排血指数为 3.0 ～ 3.5L/（$min \cdot m^2$）。不同的生理条件下，其心排血指数也不同。

年龄在 10 岁左右的小儿，静息心排血指数最高，约为 4L/（min·m²），随着年龄的增长逐渐下降，80 岁的老人的静息心排血指数约为 2L/（min·m²），新生儿的静息心排血指数也较低，约为 2.5L/（min·m²）；女性的基础代谢率一般较男性低，故其静息心排血指数也较男性低。

（三）射血分数

心室舒张末期容积最大，充盈的血液也最多，此时的心室容积称为舒张末期容积；心室射血期末，心室容积最小，所充盈的血量也最小，此时的心室容积称为收缩末期容积。舒张末期容积 – 收缩末期容积 = 每搏量。正常成人左心室舒张末期容积约为 145ml，收缩末期容积约为 75ml，每搏量为 70ml。每搏量占心室舒张末期容积的百分比称为射血分数。

射血分数 = 每搏量 / 心室舒张末期容积

1. 测量心排血量的方法　下面介绍 Fick 法测量心排血量，即通过单位时间内经过肺循环的血量来测定心排血量。利用肺组织摄取氧几乎为理想的检查方法，因为肺部摄氧速率与膈部两侧血氧浓度都容易测定，其公式为：

$$心排血量 = \frac{肺摄氧量}{动脉血含氧时 – 静脉血含氧量}$$

例如：现测得被测试者摄氧量为 250ml/min，又知该时间内的动脉氧含量为每毫升血含 0.2ml，静脉氧含量为每毫升血含 0.15ml，则流过肺循环的血量为：

$$心排血量 = \frac{250}{0.2-0.15} = 5\ 000ml/min$$

2. 决定心排血量的因素　决定心排血量的最基本因素有心脏本身的射血能力、静脉回心血量及射血遇到的外周阻力，心率在一定程度上也可影响心排血量。

（1）心脏射血：健康成人静息状态下心排血量为 5 ～ 6L/min，实际上机体静息时心脏允许的最大心排血量可高达 13 ～ 15L/min，只要有足够的外周循环血液回流入心，心排血量就会相应增加，这说明心脏射血能力的储备很大。心排血量的多少取决于右心房压力的大小，在一定范围内，随着右心房压力的增高，心排血量也增加。其原因是右心房压力增大，进入右心室的血量增多，心室舒张末期容积增大，即"心肌初长度"变大，心室射血力量增加，心排血量增多；当心室射血能力已达允许水平时，不管右心房压力增加多少，心排血量也不再增加。当右心房压力为 0 时，心排血量约为 5L/min，此为正常机体静息状态所需的实际心排血量。"轻度抑制心脏"曲线显示：当右心房压力为 4mmHg（0.53kPa）时，心排血量约为 9L/min，这也大大超过机体静息时组织代谢所需的心排血量，如轻、中度心肌梗死患者的心功能情况。从"严重衰竭心脏"曲线可见：右心房压力在一定范围内增加，心室排血量虽有所增加，但即使在其最高心排血量水平，仍难以满足机体静息状态所需的心排血量，即心力衰竭时，心排血量的允许水平已下降至低于机体组织实际所需的心排血量。

心排血量的允许水平也不是固定不变的，它受一些生理及病理因素的影响，如心交感神经兴奋时，心排血量的允许水平从正常静息时的 13～15L/min 增加至 25L/min，剧烈运动时可达 25～30L/min。凡能在相同右心房压力下射出较正常血量多的心脏称为"高效心脏"；反之，凡能在相同右心房压力下射出较正常血量的心脏称为"低效心脏"。

（2）静脉回心血量：根据 Frank-Starling 原理，如果静脉回心血量增多，心室舒张末期容积增大，心室肌初长度增加，心肌收缩力增大，每搏量也相应增加。促使体循环血液从动脉→毛细血管→静脉→右心房的动力是体循环与右心房间的压力差。体循环压力不变时，如果右心房压力增高，则压力差变小，回心血量减少；相反，若右心房压力降低，则压力差变大，在一定范围内，静脉回心血量增多。从"正常"曲线中可见，当右心房压力为 7mmHg（0.93kPa），静脉回流为零，即无血液流动；当右心房压力降至 0 时，出现回心血量的平台期，即右心房压力再降低，回心血量也不再增加，这是由于右心房压低于大气压，胸腔入口处的静脉因负压而管壁陷缩，血液回流阻力增加，故回心血量不再增加。

（3）后负荷：后负荷（主要是动脉压）对左心室排血量也有影响。在心脏射血功能及回心血量不变的情况下，后负荷越大，左心室排血量越少。但在动脉压增高早期，心脏通过"等长"或"异长"调节，心排血量可维持在一定范围内，如动脉压持续增高，心室肌长期处于收缩加强状态而逐渐肥厚，最终导致射血功能减退。

（4）心率：健康成人安静状态下，心率约为 75 次 /min。但在不同的生理或病理状态下，心率会有很大的变动范围，在心率＜170～180 次 / min，随着心率增加，心排血量增加；当心率＞170～180 次 / min，由于心室充盈时间缩短，充盈量减少，每搏量可减少到正常时的一半，心排血量也开始下降。但如心率＜40 次 / min，心排血量也会减少，这是由于心舒期过长，心室充盈早已接近限度，再延长心室充盈时间，也不能相应增加充盈量及每搏量。

## 第六节　心脏大血管的病理解剖

心脏大血管病症包括心瓣膜病、先天性心脏病、冠状动脉性心脏病、大血管发育异常、心肌病、心肌炎、心包炎、心脏肿瘤等。分述如下。

### 一、心瓣膜病

心瓣膜病是指心瓣膜受到各种致病因素损伤后或先天性发育异常所造成的器质性病变，表现为瓣膜口狭窄或关闭不全，最后常导致心功能不全，引起全身血液循环障碍。心瓣膜病大多为风湿性心内膜炎、感染性心内膜炎的结局。主动脉粥样硬化和梅毒性主动脉炎亦可累及主动脉瓣，引起主动脉瓣膜病，少数是由于瓣膜钙化或先天性发育异常所致。其中，二尖瓣最常受累，其次为主动脉瓣，后者常与二尖瓣病损同时存在称联合瓣膜病。

瓣膜关闭不全是指心瓣膜关闭时不能完全闭合，使一部分血流反流。瓣膜关闭不全是由于瓣膜增厚、变硬、卷曲、缩短，或由于瓣膜破裂穿孔，亦可因腱索增粗、缩短和与瓣膜粘连而引起。瓣膜口狭窄是指瓣膜口在开放时不能充分张开，造成血流通过障碍。

心瓣膜病早期，由于心肌代偿肥大，收缩力增强，可克服瓣膜病带来的血流异常，一般不出现明显血液循环障碍的症状，此期称为代偿期。随着瓣膜病逐渐加重，最后出现心功能不全，发生全身血液循环障碍，称为失代偿期。

（一）二尖瓣狭窄

大多由风湿性心内膜炎所致，少数可由感染性心内膜炎引起。正常成人二尖瓣开口大时，其面积约为 $5cm^2$，可通过两个手指。当瓣膜口狭窄时，轻者，瓣膜轻度增厚，形如隔膜，瓣口面积为 $1.5 \sim 2.0cm^2$；重者，瓣膜极度增厚，瓣口形如鱼口，瓣口面积 $< 1.0cm^2$。由于二尖瓣狭窄，导致左心房扩张和肺淤血，左心房内容易形成血栓。

（二）二尖瓣关闭不全

常是风湿性心内膜炎的后果，其次可由亚急性感染性心内膜炎等引起。同时多合并有二尖瓣狭窄。二尖瓣关闭不全时，在心收缩期，左心室一部分血液通过关闭不全的二尖瓣口反流到左心房内，加上肺静脉输入的血液，左心房血容量较正常增加，左心房充盈度和压力升高。久之，左心房代偿性肥大。在心舒张期，大量的血液涌入左心室，使左心室负担加重，因收缩加强而发生代偿性肥大。以后，左心室和左心房均可发生代偿失调（左心衰竭），从而依次出现肺淤血、肺动脉高压、右心室和右心房代偿性肥大、右心衰竭及体循环淤血。

（三）主动脉瓣关闭不全

主要由风湿性主动脉瓣膜炎造成，也可由感染性主动脉瓣膜炎、主动脉粥样硬化和梅毒性主动脉炎等累及主动脉瓣膜引起。此外，梅毒性主动脉炎、类风湿性主动脉炎及马方综合征均可引起瓣膜环扩大而造成相对性主动脉瓣关闭不全。由于瓣膜口关闭不全，在心舒张期，主动脉部分血液反流至左心室，使左心室因血容量比正常增加而逐渐发生代偿性肥大。久之，发生失代偿性肌源性扩张，依次引起肺淤血、肺动脉高压、右心肥大、右心衰竭、大循环淤血。在临床主动脉瓣关闭不全，听诊时，在主动脉瓣区可闻及舒张期杂音。由于舒张期主动脉部分血液反流，舒张压下降，故脉压差增大。患者可出现水冲脉、血管枪击音及周围毛细血管搏动现象（奎氏征）。由于舒张压降低，冠状动脉供血不足，有时可出现心绞痛。

（四）主动脉瓣狭窄

由慢性风湿性主动脉瓣膜炎引起，常与风湿性二尖瓣病变合并发生，少数由于先天性发育异常，或动脉粥样硬化引起主动脉瓣钙化所致。正常成人主动脉瓣面积 $2.5 \sim 3.5cm^2$。轻度狭窄，瓣口面积小于 $1.5cm^2$；中度狭窄，瓣口面积小于 $1.0cm^2$；重度狭窄，瓣口面积小于 $0.4cm^2$（小于正常 1/4）。此时，在心收缩期，左心室血液排出受阻，久之，左心室出现代偿性肥大，左心室壁肥厚，但心腔不扩张（向心性肥大）。后期，左心室代偿失调而出现肌源性扩张，左心室血量增加，继之出现左心房淤血。久之，左心房衰竭，引起肺循环、右心功能和大循环障碍。听诊时，主动脉瓣听诊区可闻吹风样收缩期杂音。严重狭窄者，心排血量极度减少，血压降低，内脏，特别是冠状动脉供血不足。晚期出现左心衰竭，引起肺淤血，常表现为夜间阵发性呼吸困难和端坐呼吸。

**二、冠状动脉性心脏病**

冠状动脉性心脏病，系指由各种原因造成的冠状动脉管腔狭窄，甚至完全闭塞，使冠状动脉血流不同程度地减少，心肌血氧供应与需求失去平衡而导致的心脏病，简称冠心病，亦称缺血性心脏病。冠心病绝大多数由冠状动脉粥样硬化引起，主要病变为冠状动脉内膜脂质沉着、局部结缔组织增生、纤维化和钙化，管壁形成粥样斑块。粥样硬化斑块的分布多在近侧段，且在分支口处较重；早期，斑块分散，呈节段性分布，随着疾病的进展，相邻的斑块可互相融合。在横切面上斑块多呈新月形，管腔呈不同程度的狭窄。有时可并发血栓形成，使管腔完全阻塞。根据斑块引起管腔狭窄的程度可将其分为 4 级：Ⅰ级，管腔狭窄在 25% 以下；Ⅱ级，狭窄在 26% ～ 50%；Ⅲ级，狭窄 51% ～ 75%；Ⅳ级，管腔狭窄在 76% 以上。根据冠状动脉血管受累的支数、病变部位、范围、堵塞程度、心肌缺血的程度和病变发展的速度，临床表现和病程发展程度，一般分为无症状心肌缺血（隐匿性冠心病）、心绞痛、心肌梗死、缺血性心力衰竭（缺血性心脏病）、猝死等 5 种临床类型。

（一）心绞痛

心绞痛是最常见的临床综合征，由于心肌耗氧量和供氧量暂时失去平衡而引起。心绞痛既可因心肌耗氧量暂时增加，超出已狭窄的冠状动脉供氧能力而发生（劳力性心绞痛）；亦可因冠状动脉痉挛导致心肌供氧不足而引起（自发性心绞痛）。劳力性心绞痛分为稳定型劳力性心绞痛、初发型劳力性心绞痛、恶化型劳力性心绞痛。其中，除稳定型劳力性心绞痛外的缺血性胸痛，包括初发型劳力性心绞痛、恶化型劳力性心绞痛及自发性心绞痛都称为不稳定型心绞痛。

（二）心肌梗死

心肌梗死是指由于绝对性冠状动脉功能不全，伴有冠状动脉供血区的持续性缺血而导致的较大范围的心肌坏死。绝大多数（95%）的心肌梗死局限于左心室一定范围，并大多累及心脏壁各层（透壁性梗死），少数病例仅累及心肌的心内膜下层（心内膜下梗死）。临床表现为胸痛、血清心肌酶增高、急性循环功能障碍、心律失常、休克或心力衰竭，以及心电图反映急性损伤、缺血和坏死的一系列特征性变化。

（三）合并症及后果

1. 心脏破裂　占心肌梗死所致死亡总数的 3% ～ 13%，常发生在心肌梗死后 1 ～ 2 周，主要由于梗死灶周围中性粒细胞和单核细胞释出的蛋白水解酶以及坏死的心肌自身溶酶体酶，使坏死的心肌溶解所致。好发部位为：①左心室前壁下 1/3 处，心脏破裂后血液流入心包，引起心脏压塞而致猝死；②室间隔破裂，左心室血流入右心室，引起右心功能不全；③左心室乳头肌断裂，引起急性二尖瓣关闭不全，导致急性左心衰竭。

2. 室壁瘤　10% ～ 38% 的心肌梗死病例合并室壁瘤，可发生于心肌梗死急性期，但更常发生在愈合期。由于梗死区坏死组织或瘢痕组织在室内血液压力作用下，局部组织向外膨出而成。多发生于左心室前壁近心尖处，可引起心功能不全或继发附壁血栓。

3. 附壁血栓形成　多见于左心室。由于梗死区心内膜粗糙，室壁瘤处及心室纤维性颤动时出现涡流等原因，为血栓形成提供条件。血栓可发生机化或脱落引起大循环动脉栓塞。

4. **心外膜炎** 心肌梗死波及心外膜时，可出现无菌性纤维素性心外膜炎。

5. **心功能不全** 梗死的心肌收缩力显著减弱以至于丧失，可引起左心、右心或全心充血性心力衰竭，是患者死亡最常见的原因之一。

6. **心源性休克** 有学者认为，当心室梗死范围达 40% 时，心室收缩力极度减弱，心排血量显著减少，低血压，心动过速，即可发生心源性休克，导致患者死亡。

7. **心律失常** 见于 75%～95% 的患者，24 小时内最多见。包括室性心律失常（室性期前收缩）、房性心律失常（心房颤动）等。

8. **机化瘢痕形成** 心肌梗死后，若患者仍然存活，则梗死灶被机化修复而成瘢痕。小梗死灶约需 2 周、大梗死灶 4～6 周即可机化。

### 三、先天性心脏病

先天性心脏病是指胚胎时期心脏和大血管发育异常，又称先天性心脏畸形，常见类型如下。

1. **非发绀型** 室间隔缺损，动脉导管未闭，房间隔缺损，房室间隔缺损。

2. **发绀型** 法洛四联症，大血管移位，全肺静脉异位引流等。

3. **其他** 主动脉缩窄，肺动脉狭窄，主动脉口狭窄。

（一）非发绀型先天性心脏病

1. **室间隔缺损** 是最常见的先天性心脏病之一，占先天性心脏病的 20%～30%。如包括合并其他畸形的室间隔缺损在内，将超过所有先天性心脏病的 50%。室间隔缺损为胚胎发育不全所形成，按其发生部位可分为膜部缺损、漏斗部缺损及肌部缺损和多发性室间隔缺损，其中以膜部缺损最常见。在心室收缩期，左心室内压力高于右心室，部分血液分流到右心室内，右心室血液容量因而增加，输入肺循环的血液量也随之增多。由肺静脉回流到左心的血量亦增加，最后可依次导致右心室、肺动脉、左心室、左心房的扩张和肥大。当缺损甚小时，向右心室分流的血液量虽然很少，但是血液通过狭窄的小孔却能发生较大的涡流，临床听诊可闻及明显的收缩期杂音。

2. **动脉导管未闭** 占先天性心脏病的 17%～20%，居第二位。是指导管完全未闭或仅一部分未闭。动脉导管是胎儿期连接肺动脉和主动脉的一条短的动脉管道，生理性闭锁时间一般在出生时或出生后半年左右，少数可迁延到 1 年后。此种畸形可单独存在或与其他心脏畸形（房间隔缺损、室间隔缺损、肺动脉狭窄等）合并发生。临床症状取决于导管粗细、分流量大小以及肺血管阻力高低。单纯动脉导管开放时，由主动脉分流到肺动脉的血液甚多。因为血液是从主动脉（动脉血）流入肺动脉，故患儿无发绀。单纯动脉导管开放手术结扎可治愈。

3. **房间隔缺损**　是指原始心房间隔发生、吸收和融合时出现异常，左右心房之间仍残留未闭的房间孔，造成心房之间左向右分流。占先天性心脏病的 10%～15%。解剖分型包括：继发孔型（80%）、原发孔型（10%）、静脉窦型（10%）。

（1）第二房间隔缺损：为卵圆窝内的一个或多个缺口（亦称为卵圆窝缺损），最大者为整个卵圆窝缺损。其发生是由于第一房间隔上部正常形成第二房间孔的生理性裂缝发生在错误的位置或者太大时，则不能被第二房间隔盖住，结果导致有缺陷的第二房间孔存留。因此，实际上并非第二房间隔缺损，而是第一房间隔中的第二房间孔缺损。出生后由于肺血流量增多，使左心房压力增高而导致左心房向右心房分流。患者无发绀。缺损较大者，右心因容量负荷增加而导致右心室肥大和肺动脉高压。严重者可引起继发逆向分流（右心房向左心房分流）而导致发绀。

（2）第一房间隔缺损：是指孤立的第一房间孔及第一房间隔缺损，是心房间隔在房室瓣水平上的部分缺如。孤立的第一房间隔缺损是由于第一房间隔生长障碍所致，心内膜垫并不参与。然而大多数病例往往并发房室管的心内膜垫愈合不全或不愈合，因此，二尖瓣、三尖瓣及室间隔完整者极为少见（可有部分性或完全性房室管永存）。孤立性第一房间隔缺损时血流动力障碍与第二房间孔缺损相似，预后较好。若合并心内膜垫缺损时，除在心房水平上左心向右心分流外，可有二尖瓣或三尖瓣关闭不全，以及在心室水平上的左心向右心分流。

4. **房室间隔缺损**　为一组包括房室瓣下大的室间隔缺损、近房室瓣平面上房间隔缺损、单一或共同房室瓣孔病变在内的复杂先天性心脏畸形，占先天性心脏病的4%。按病理解剖分型为部分型、过渡型和完全型房室间隔缺损。本病的临床特征取决于肺血流量和肺动脉压力。

（二）发绀型先天性心脏病

1. **法洛四联症**　最常见的发绀型先天性心脏病，约占发绀型先天性心脏病50%，占所有先天性心脏病的 8%～15%。此种心脏畸形有4个特点：①肺动脉流出道狭窄；②室间隔膜部巨大缺损；③主动脉右移，骑跨于室间隔缺损上方；④右心室高度肥大及扩张。法洛四联症畸形的发生是由于肺动脉肌性圆锥发育障碍伴有狭窄，室上嵴错位和圆锥肌与肌性室间隔不能融合，导致室间隔缺损，伴有膜部缺损。右心室因血液输入肺受阻而发生代偿性肥大。室间隔有巨大缺损，心收缩期，部分血液由左心室分流入右心室，以致右心室的血液容量增加，发生代偿性扩张和肥大。此外，由于主动脉骑跨在室间隔缺损的上方，同时接受左、右心室的大量血液，结果发生管腔扩张和管壁增厚，肺动脉愈狭窄，右心室注入主动脉的血液量亦愈多，主动脉的扩张和肥厚也愈明显。

临床上，患儿有明显发绀，肺动脉狭窄的程度愈重，发绀愈明显。这是因为肺动脉高度狭窄时，一方面促使右心室的静脉血更多地分流进入主动脉，另一方面是右心室的血液难以注入肺循环进行气体交换之故。本病可行手术治疗。

2. 大血管移位　是主动脉和肺动脉在出生前发育转位过程中出现的异常，可分为①纠正型：主动脉移位于前方，肺动脉移向后侧，两者前后平行排列，然而通常伴有左右心室相互移位。因此，主动脉仍出自左心室，肺动脉出自右心室。血液循环正常，患者无症状，可健康存活。②非纠正型：主动脉与肺动脉互相交换位置，即主动脉出自右心室，而肺动脉出自左心室，主动脉位于肺动脉之右前侧，两者无正常形式的交叉。呈平行排列。右心室的血液不能注入肺进行气体交换，而由主动脉注入大循环中；左心室的血液则不能注入全身，而经肺动脉注入肺。非纠正型（又称完全型）大血管移位在胚胎期因有脐静脉，并有动脉导管的沟通，对出生前发育无大影响。出生后，肺开始呼吸，患儿出现发绀，若心脏无其他血液通路，出生后很快死亡。出生后尚能存活者，均有其他畸形合并存在，在大、小循环之间出现异常通路，如卵圆孔未闭、动脉导管开放、房间隔缺损和室间隔缺损等。这些异常通路可使部分血液发生混合，供给全身需要，维持生命。

3. 全肺静脉异位引流　其发病率占先天性心脏病1%～5%。通常分为4型：Ⅰ型（心上型），肺静脉异位连接到心上静脉系统；Ⅱ型（心内型），是在心内水平连接到右心房或冠状窦；Ⅲ型（心下型），是在心下水平的异位连接；Ⅳ型（混合型），包括以上各种不同水平的肺静脉异位连接发生混合病变。

（三）其他类型先天性心脏病

1. 主动脉缩窄　为非发绀型先天性心脏病中较常见的一种，本病分为幼年型及成人型。

（1）幼年型：为动脉导管前的主动脉峡部狭窄，狭窄程度较重，主动脉血液通过量减少。本型常合并动脉导管开放畸形，肺动脉内一部分静脉血液可经过开放的动脉导管注入降主动脉，因此患儿下肢动脉血液含氧量低，因而严重皮肤表面发紫，而上肢动脉血的含氧量则正常。

（2）成人型：为动脉导管后的主动脉峡部狭窄，狭窄程度较轻，一般动脉导管已闭锁。由于狭窄位于动脉导管闭合口的远侧，所以胸主动脉与腹主动脉之间存在较高的压差。日久即出现代偿适应现象，表现为主动脉弓部的动脉分支（胸廓的动脉、乳房内动脉及其肋间支）均逐渐扩张并与降主动脉的分支（肋间动脉、腹壁深动脉等）之间发生侧支循环以保证下肢的血液供应。

2. 肺动脉狭窄　单纯肺动脉瓣狭窄是肺动脉狭窄中最常见的，占80%～90%是指室间隔完整，右心室肥厚，三尖瓣及远端肺动脉正常，占小儿先天性心脏病5%～7%。肺动脉瓣轻度狭窄，右心室收缩压＜50mmHg，右心室与肺动脉之间压力阶差＜35mmHg；中度狭窄，右心室收缩压≤100mmHg，压差≤80mmHg；重度狭窄，右心室收缩压＞100mmHg，压差＞80mmHg。

### 四、原发性心肌病

原因不明而又非继发于全身或其他器官系统疾病的心肌原发性损害定名为原发性心肌病，它是非风湿性、非高血压性、非冠状动脉性心肌结构和功能的病理改变。其病理过程属于代谢性而非炎症性，在发病机制上与其他已知病因引起的心脏病无关。相反，若心肌病变与已知病因有关，或继发或伴发于某种全身性疾病时，则称为继发性心肌病。原发性心肌病分为3型：扩张型、肥厚型、限制型。最常见的是扩张型心肌病。

（一）扩张型心肌病

扩张型心肌病是原因不明的各种心肌疾病的最后结果，以心腔高度扩张和明显的心搏出量降低（心力衰竭）为特征，又称充血型心肌病。大多数病例可查出抗心内膜的自身抗体，其病因尚不清楚。发病年龄为20～50岁，男多于女，多数患者常因心力衰竭进行性加重而死亡或因心律失常而发生猝死。

（二）肥厚型心肌病

肥厚型心肌病特点是室间隔不匀称肥厚，心肌细胞异常肥大，排列方向紊乱以及收缩期二尖瓣向前移位等。肥厚的肌壁顺应性降低，致使心室充盈阻力增加。临床表现为不同程度的心室排空受阻而非充盈受限。根据左心室流出道有无梗阻现象可将其分为梗阻性和非梗阻性两型。右心室流出道或两心室流出道均受阻者少见。本病常导致猝死，亦可并发感染性心内膜炎。

（三）限制型心肌病

限制型心肌病是以心室充盈受限为特点。典型病变为心室内膜和内膜下心肌进行性纤维化，导致心室壁顺应性降低，心腔狭窄。因此，亦称为心内膜心肌纤维化。

### 五、心肌炎

心肌炎是指由各种原因引起的心肌局限性或弥漫性炎症。根据病因可分为5类：病毒性心肌炎、细菌性心肌炎、寄生虫性心肌炎、免疫反应性心肌炎、孤立性心肌炎。仅此介绍常见的前两类。

（一）病毒性心肌炎

病毒性心肌炎颇为常见，多种病毒都可以引起病毒性心肌炎，以肠道和上呼吸道病毒最多见，柯萨奇病毒 B、腺病毒、流感病毒、副流感病毒、麻疹病毒等。临床表现取决于病变的广泛程度和部位，轻者可无症状，重者可出现心力衰竭、心源性休克和猝死。

（二）细菌性心肌炎

细菌性心肌炎可由细菌直接感染引起，也可由细菌产生的毒素对心肌的作用或细菌产物所致的变态反应引起。

1. 心肌脓肿　常由化脓菌引起，如葡萄球菌、链球菌、肺炎双球菌、脑膜炎链球菌等。化脓菌来源于脓毒败血症时的转移性细菌菌落或来自细菌性心内膜炎的化脓性血栓栓子。肉眼观，心脏表面及切面可见多发性黄色小脓肿，周围有充血带。显微镜下，脓肿内心肌细胞坏死液化，脓腔内的大量脓细胞及数量不等的细菌集落，脓肿周围心肌有不同程度的变化、坏死，间质内有中性粒细胞及单核细胞浸润。

2. 白喉性心肌炎　白喉杆菌可产生外毒素，一方面可阻断心肌细胞核蛋白体的蛋白质合成；另一方面可阻断肉碱介导的长链脂肪酸运入线粒体，导致心肌细胞脂肪变性和坏死。显微镜下，可见灶状心肌变性坏死，心肌细胞出现嗜酸性变、肌质凝聚、脂肪变性及肌质溶解。病灶内可见淋巴细胞、单核细胞及少数中性粒细胞浸润。病灶多见于右心室壁，病愈后形成细网状小瘢痕。有的病例出现弥漫性心肌坏死，可导致心源性猝死。

3. 非特异性心肌炎　在上呼吸道链球菌感染（急性咽喉炎、扁桃体炎）及猩红热时，可并发急性非风湿性心肌炎。其发病机制尚未明了，可能是由链球菌毒素引起。病变呈间质性心肌炎改变。显微镜下，心肌间质结缔组织内及小血管周围有淋巴细胞、单核细胞浸润，心肌细胞有程度不等的变性、坏死。

**六、心包炎**

心包炎可由病原微生物经血道感染或其毒性代谢产物的作用而引起，心肌坏死亦可波及心外膜引起炎症反应；此外，心包炎亦可因外伤而发生。

（一）急性心包炎

急性心包炎大多为渗出性炎症，常形成心包积液，积液的性质依引起心包炎的原因而有所不同。在一定程度上，根据渗出物的性质可对其基本疾病做出判断。

1. 特发性心包炎　特发性心包炎为最常见的心包炎类型，其发病率约占所有心包炎的 1/3。此型心包炎是一种纤维素性心包炎，依病变的严重程度可形成浆液纤维素性或纤维素性出血性渗出物。显微镜下，心外膜充血，可见淋巴细胞、浆细胞浸润。1/3 病例可复发，可导致缩窄性心包炎。

2. 感染性心包炎

（1）病毒性心包炎：其病变与特发性心包炎颇为相似，并常发生钙化，形成钙化性缩窄性心包炎。

（2）结核性心包炎：结核性心包炎多见于青年男性，约占所有心包炎的 7%。此型心包炎多形成浆液性、出血性心包积液，由于慢性炎症使心包组织疏松，积液有时可达 1L 以上。有的病例可有多量纤维素渗出，心包表面充血、混浊，擦去纤维素，可见大小不等的结核结节。显微镜下，心外膜及心包壁层均可检出结核结节，心肌大多早期被累及。积液可全部或部分被吸收，心包两层互相粘连。

（3）化脓性心包炎：常见于败血症或脓毒血症。多为纤维素性化脓性炎症，导致心包积液，可波及心肌。肉眼可见整个心外膜表面被一层厚的纤维素性脓性渗出物覆盖。

3. 胶原病性心包炎

（1）风湿性心包炎：风湿热常侵犯心脏，而心外膜几乎总被累及，发生风湿性心包炎，但临床上仅约 15% 的病例被确诊。病理变化早期多表现为浆液纤维素性心包炎，晚期心包两层可瘢痕化。

（2）狼疮性心包炎：系统性红斑狼疮时，心包最常被累及，几乎 50% 的病例发生狼疮性心包炎，最常表现为纤维性心包炎，亦可为纤维素性或浆液纤维素性心包炎，后两者特别多见于伴有狼疮肾炎和尿毒症的患者，此种心包炎可出现或不出现症状。显微镜下，可见心外膜结缔组织纤维素样坏死，伴有炎性细胞浸润和肉芽组织形成，偶见苏木精小体。此类患者常伴有狼疮性心内膜炎。

4. 尿毒症性心包炎　此型心包炎为纤维素性炎症。急性期，肉眼观可见心包表面有很细的纤维素沉积，继而聚集成绒毛状。显微镜下，心包组织内可见稀疏的中性粒细胞及淋巴细胞浸润。约 5d 后，富含毛细血管的肉芽组织从心外膜及心包壁层长入纤维素性渗出物内。

（二）慢性心包炎

慢性心包炎指持续 3 个月以上的心包炎症，多由急性心包炎转变而来。此型心包炎又分为两型。

1. 慢性非缩窄性心包炎　多由急性心包炎演变而来，主要表现为持续性心包积液。由于炎症及瘢痕形成过程破坏了心包的吸收能力，而且富含蛋白质的渗出液由于其渗透压增高而使积液产生增多。

2. 慢性缩窄性心包炎　主要病因是结核性，约占 40%。此型心包炎多见于男性，年龄 21 ～ 40 岁。可分为两个亚型。①心包粘连：心包两层互相黏着，心包腔被瘢痕组织所闭塞，但无钙化现象。此型心包炎是抗结核治疗后的典型变化。②钙化性心包炎：在慢性缩窄性心包炎中，约半数病例发生钙化。钙盐沉积好发于冠状沟、室间沟、右心室和靠膈部位。慢性缩窄性心包炎病理生理改变主要是心脏舒张期功能障碍。

# 第七节　心血管病实验室检验

## 一、心肌损伤的生化检验

（一）心肌酶的检验

心肌损伤，酶可以从损伤的心肌细胞中释放出来，引起血清中相应的酶活性增高。与心肌损伤相关的酶主要有 ALT、AST、LDH、a-HBD、CK 及其同工酶，而肌钙蛋白 I、肌钙蛋白 T 和 YMO 等被称为心肌标志物。心肌标志物的检验有助于心绞痛、不稳定型心绞痛、心肌梗死的诊断，心肌酶可选择单项或组合检验，但组合检验可提高诊断的敏感性和特异性。急性心肌梗死时，心肌酶谱演变及其诊断的敏感性和特异性。

（二）心肌蛋白测定

1. 肌钙蛋白 T 或肌钙蛋白 I 测定

（1）标本采集：取静脉血 3ml，促凝剂＋分离胶，采用黄色胶盖的真空管，为避免溶血，采血后应立即颠倒混合 5 ～ 6 次，尽快完成测定。

（2）参考值：实验室 TNT 测定方法为 ECLIA（电化学发光法），参考值范围为 0.013 ～ 0.025ng/ml，心肌梗死的定义标准为 TNT ＞ 0.1ng/ml。

（3）临床意义：肌钙蛋白 T 或肌钙蛋白 I 在心肌纤维坏死时释放入血，是心肌特异性标志物。心肌梗死发病 3 ～ 4h 升高，12 ～ 24h 达高峰，升高可达 30 ～ 40 倍，7d 后部分患者恢复正常，少数患者可持续 20d。持续高值提示有再梗死的可能。对心肌梗死诊断的敏感性和特异性均较高，特异性高于肌蛋白（Mb）；但早期诊断敏感性不及 Mb。发病期间应分别在胸痛发作后 4h、10h、16h 和 22h 取血检验。就诊时发病已超过 4h 者，应在住院时和间隔 6h 取血。

2. 肌红蛋白（MYO）测定

（1）标本采集：同肌钙蛋白或肌钙蛋白 I 测定方法。

（2）参考值：ECLIA，男性 TnI=28～72ng/ml，女性 TnI=25～58ng/ml；EIA，TnT＜22ng/ml；CLIA：TnT＜70ng/ml。

3. 临床意义　MYO 是反映骨骼肌、心肌损伤及其程度的灵敏指标，升高见于 AMI。AMI 发病早期，MYO 从缺血的心肌组织迅速释放入血，在胸痛 2h 后开始升高，4～12h 达到高峰，24h 下降到正常。MYO 阴性特别有助于排除 AMI 的诊断。

**二、冠心病的生化检验**

1. 血清胆固醇（CHOL）测定

（1）标本采集：取静脉血 3ml，促凝剂＋分离胶，采用黄色胶盖的真空管，为避免溶血，采血后立即颠倒混合 5～6 次，尽快完成测定。

（2）参考值：成人正常值＜5.17mmol/L（或＜200mg/dl）；轻度增高 5.20～5.66mmol/L（边缘水平）；高胆固醇血液≥5.69mmol/L（升高）。

（3）临床意义

CHOL 增高：①甲状腺功能减退、冠状动脉粥样硬化、高脂血症；②糖尿病；③肾病综合征、类脂性肾病、慢性肾炎肾病期；④胆总管阻塞；⑤长期高脂饮食；⑥妊娠期等。

TC 降低：①严重肝病；②严重贫血；③甲状腺功能亢进或营养不良。

2. 三酰甘油（TG）测定

（1）标本采集：同血清胆固醇（TC）测定方法。

（2）参考值：正常水平＜2.3mmol/L；边缘水平 2.3～4.5mmol/L；高 TG 血症≥4.5mmol/L；胰腺炎高危≥11.3mmol/L。

（3）临床意义

TG 增高：①动脉粥样硬化性心脏病；②原发性高脂血症、动脉硬化、肥胖病、阻塞性黄疸、糖尿病、脂肪肝、肾病综合征、妊娠、高脂饮食、酗酒等。

TG 降低：甲状腺功能减退、严重肝衰竭、肾上腺功能减退等。

3. 高密度脂蛋白胆固醇（HDL-C）测定

（1）标本采集：同血清胆固醇（TC）测定方法。

（2）参考值：男性 0.93～1.81mmol/L；女性 1.29～1.55mmol/L；降低＜0.9mmol/L。

（3）临床意义：对诊断冠心病有重要价值，已知 HDL-C 与 TG 呈负相关性，与冠心病发病呈正相关性。HDL-C＜0.9mmol/L，是冠心病危险因素。HDL-C＞1.55mmol/L 为冠心病的"负"危险因素。HDL-C 降低也可见于糖尿病、肝炎、肝硬化等。

4. 低密度脂蛋白胆固醇（LDL-C）测定

（1）标本采集：同血清胆固醇（TC）测定方法。

（2）参考值：正常范围 2.07～3.63mmol/L，LDL-C 随着年龄上升。中、老年人，2.7～3.1mmol/L；合适水平，< 3.36mmol/L；边缘或轻度危险，3.36～4.14mmol/L；危险水平，> 4.14mmol/L。危险是指动脉粥样硬化发生的潜在危险性。

（3）临床意义：LDL-C 水平与冠心病发病呈正相关，LDL-C 每升高 1mg 使冠心病危险性增加 1%～2%。LDL-C 增高最多见于Ⅱ型高脂蛋白血症。

5. 脂蛋白 a（Lpa）测定

（1）标本采集：同血清胆固醇（TC）测定方法。

（2）参考值：E < 300mg/L。

（3）临床意义：因它与高血压、高 LDL-C（高 TC）、低 HDL-C 等因素无关，现已将高 Lpa 作为动脉粥样硬化（冠心病、脑卒中）的独立危险因素。Lpa 也可见于炎症、手术、创伤等。

6. 载脂蛋白 a-I（apoA I）测定

（1）标本采集：同血清胆固醇（TC）测定方法。

（2）参考值：ELIS 法　男性（1.42±0.17）g/L，女性（1.45±0.14）g/L；免疫透射比浊法（1.2±1.60）g/L，女性略高于男性。

（3）临床意义：血清 apoA I 是诊断冠心病的一种比较敏感的指标，其血清水平与冠心病发病率呈负相关。AMI 时，apoA I 水平降低；2 型糖尿病，apoA I 水平偏低；脑血管病、肾病综合征、肝衰竭等 apoA I 也降低。

7. 载脂蛋白 B（apoB）测定

（1）标本采集：同血清胆固醇（TC）测定方法。

（2）参考值：apoB 水平随着年龄而上升。ELISA 法，男性（1.01±0.21）g/L，女性（1.07±1.23）g/L；免疫透射比浊法，青年人（0.80±0.90）g/L，老年人（0.95±1.05）g/L。

（3）临床意义：血清 apoB 水平升高与动脉粥样硬化、冠心病发病呈正相关，apoB 的上升较 LDL-C 的上升对冠心病风险预测更有意义，有学者认为 apoB ≥ 1.20g/L（ELISA 法）是冠心病的危险因素。

（4）载脂蛋白 A/B（apoA/B）的意义：apoA 为 HDL 的主要成分，apoB 为 LDL 的主要成分，目前已知 LDL-C 水平升高，是导致动脉粥样硬化病变和冠心病发病的重要因素。正常水平值为 1.0～2.0，应用 apoA/B < 1.0 对诊断冠心病的危险度，较 TC、TG、HDL-C 和 LDL-C 更重要，其敏感度为 87%，特异性为 80%。

### 三、心血管病实验室检验项目

（一）常规检验项目

1. 全血细胞计数、血细胞比容。

2. 尿液分析。

3. 肾功能检验：尿素氮（BUN）、肌酐（Cr）测定。

4. 血电解质（钾、钠、钙、氯、镁）。

5. 空腹血糖和餐后 2h 血糖。

（二）心血管病特殊检查

1. 冠心病

（1）尿酸测定。

（2）葡萄糖耐量测定。

（3）血脂测定：三酰甘油、脂蛋白和载脂蛋白。

（4）凝血酶原时间、出凝血时间。

（5）心肌酶学检查：谷草转氨酶（AST）、乳酸脱氢酶（LDH）及其同工酶、肌酸磷酸激酶（CK）及其同工酶、血清肌钙蛋白测定、肌红蛋白测定等。

2. 高血压和高血压心脏病

（1）尿微量蛋白测定。

（2）尿培养；24h 尿量、肌酐、尿素氮、尿酸和电解质测定。

（3）血肌酐、内生肌酐清除率。

（4）葡萄糖耐量试验。

（5）血胰岛素浓度测定。

（6）血清 T，I 测定。

（7）血钙、血磷的测定。

（8）血清蛋白电泳、胆红素、碱性磷酸酶、ASA 及 ALT。

（9）血脂测定：胆固醇、三酰甘油、脂蛋白和载脂蛋白。

3. 风湿热和风湿性心脏病

（1）红细胞沉降率（ESR）。

（2）C 反应蛋白（CRP）。

（3）抗链球菌"O"效价（ASO）、抗脱氧核糖核酸酶、抗 -DNA 酶 B 及抗透明质酸酶、抗链球菌酶（ASTZ）测定。

（4）咽拭子细菌培养。

（5）血清 LDH。

4. 先天性心脏病　染色体核型分析。

5. 肺源性心脏病　血气分析。

6. 心包疾病

（1）病毒分离检查。

（2）结核纯化蛋白衍生物（PPD）和真菌皮肤试验。

（3）血清蛋白电泳。

（4）真菌血清学检查。

（5）红斑狼疮（SLE）细胞检查。

（6）类风湿因子（RF）。

（7）血清抗核抗体（AHA）。

（8）血培养。

（9）异嗜性试验（传染性多核细胞增多症时）。

（10）心包穿刺抽液检查、心包积液涂片。

7. 感染性心内膜炎

（1）血培养（需氧培养和厌氧菌培养）。

（2）真菌的特殊培养。

（3）ESR。

（4）免疫学检查：免疫复合物、类风湿因子。

8. 心肌疾病　①ESR；②CRP；③抗链球菌"O"测定；蛋白电泳；④血清硒、钙、磷测定；心肌酶测定；⑤红斑狼疮（SLE）细胞检查；⑥血清 ANA；血清补体测定；血清和尿的重金属盐鉴定（铅、汞、硫）；⑦类风湿因子（类风湿关节炎）；⑧血培养；⑨病毒学检查；⑩肝功能试验、血浆铁测定、血浆结合力测定等。

# 第二章  心内科常见疾病管理与健康教育

## 第一节  概  述

循环系统由心脏、血管和调节血液循环的神经体液装置组成。其功能是为全身各组织器官运输血液，将氧、营养物质、激素输送到组织和靶器官，并运走代谢的废物和二氧化碳，以保证人体新陈代谢的正常进行，维持机体内部理化环境的相对稳定。研究发现，心肌细胞和血管内皮细胞也具有内分泌功能，能分泌心钠肽、内皮素、内皮舒张因子等活性物质；心肌细胞还具有受体和信号转达功能，在调节心、血管的运动和功能方面有重要作用。循环系统疾病包括心脏病和血管病，统称心血管疾病，是危害人民健康和社会劳动力的主要疾病，逐渐成为常见病。

### 一、心血管疾病的分类

心血管疾病的分类具有特殊性，可分为病因分类、病理解剖分类、病理生理分类。病因分类是根据致病因素分为先天性心血管疾病和后天性心血管疾病两大类，先天性心血管疾病是心脏大血管在胎儿期中发育异常所致，病变可累及心脏组织和大血管。后天性心血管疾病为出生后心脏受到机体内在或外来因素作用而致病。

### 二、心血管疾病的防治

心血管疾病的预防主要是消除病因，有不少的心血管疾病的病因和发病机制已明了，针对其病因是可以预防和治愈的。如消除梅毒感染、维生素 $B_1$ 缺乏和贫血；及时地控制急性链球菌感染和积极治疗风湿热；积极防治慢性支气管炎；有效控制高血压等，将使相关疾病减少甚至不再出现。

近年来心血管疾病防治中提出一个极为重要的概念，即"心血管事件链"概念。所谓"事件链"，是各种危险因素导致心血管疾病，产生各靶器官的损害，主要是动脉粥样硬化和左心室肥厚，导致冠心病、脑卒中等事件，直至心力衰竭和死亡。各种危险因素分为不可变因素（如性别、年龄）和可变因素（如吸烟、肥胖、高血压、血脂和血糖代谢异常等）。这一概念最重要的意义在于，从"事件链"各个环节中认识到早期预防的重要性，通过改变生活方式，控制危险因素达到减少心血管事件，同时要积极治疗心血管疾病本身，从预防疾病发展的角度，确立心血管疾病的治疗策略和方案，使防和治达到统一。

（一）病因治疗

病因明确者积极治疗病因，可取得良好效果。如感染性心内膜炎和心包炎时应用抗生素治疗，贫血性心脏病时纠正贫血，甲状腺功能亢进性心脏病应治疗甲状腺功能亢进等。近年用射频电能、冷冻、激光消融治疗快速心律失常，也起到消除病因的作用。但有些病种即使积极治疗病因也不能改变已形成的损害或只能预防病变的发展。如风湿性心脏病时治疗风湿热不能改变已形成的病理解剖变化的瓣膜；梅毒性心脏病时积极有效抗梅毒治疗但也不能改变主动脉瓣关闭不全或主动脉瘤的病理改变。

（二）病理解剖病变的治疗

通过外科手术治疗或介入治疗可纠正病理解剖改变。先天性心脏病多可外科手术或介入治疗进行根治，如心瓣膜病瓣膜修复或人工瓣膜置换手术，还可用介入性球囊扩张或瓣膜交界分离治疗。冠状动脉病变可施行球囊扩张、粥样斑块的激光或超声消融、旋切、安置支架介入治疗，也可用外科动脉内膜剥脱术，自体血管或人造血管旁路移植手术等。心肌梗死并发的心室壁瘤、心室间隔穿孔、乳头肌断裂等，亦可在适当时机施行手术。对病变严重的心脏可施行心脏、心肺联合移植或人造心脏替代的手术治疗。

（三）病理生理的治疗

难于根治的心血管疾病主要是纠正其病理生理变化。有些病理生理变化发生迅速并且严重，如休克、急性心力衰竭、严重心律失常，需紧急处理，并严密监测其变化，随时调整治疗措施。有些病理生理变化是逐渐发生且持续存在，如高血压、慢性心力衰竭、心房颤动，需要采用长期的药物、多方法治疗措施。目前顽固性心力衰竭的治疗可采用多腔起搏、机械辅助循环、动力性心肌成形术的措施，而人工心脏起搏、电复律和埋藏式自动复律除颤器（ICD）则是治疗心律失常的有效措施。

**三、心血管疾病的预后**

大多数器质性心血管疾病预后较严重，心律失常严重者可致猝死；心功能不全常影响患者的活动能力；慢性肺源性心脏病有严重的呼吸系统病变，预后差，住院病死率最高。先天性心脏病多可手术纠治，预后较好；大多数的风湿性心瓣膜病可通过外科手术或介入治疗而使病变纠正或减轻。对冠状动脉硬化性心脏病进行严密的监护、给予重建心肌供血的有效治疗和二级预防，有利于病情减轻，改善预后。近年来对心律失常、心力衰竭和休克等的治疗措施有明显改进，也使心血管疾病的预后有所好转。

心血管疾病的病程中常发生并发症，使预后更为严重。它们既可发生在心血管本身，如心肌梗死并发室壁瘤、心室间隔穿孔、乳头肌功能不全等，风湿性心脏病或先天性心脏病并发感染性心内膜炎，先天性心脏病间隔缺损或动脉导管未闭、风湿性心脏病二尖瓣狭窄并发肺动脉高压等。也可在心血管以外的其他部位发生，如呼吸道感染，肺、脑、肾等脏器及肢体的栓塞，心源性肝硬化等。

## 第二节　常见症状与体征的管理与健康教育

### 一、心源性呼吸困难管理与健康教育

由于心功能不全，患者自觉呼吸时空气不足，呼吸费力，同时可有呼吸频率、节律和深度的异常，称之为心源性呼吸困难。

心源性呼吸困难按严重程度分为：劳力性呼吸困难、阵发性夜间呼吸困难、端坐呼吸、心源性哮喘、急性肺水肿。

（一）病因

各种原因引发的心功能不全均可引起呼吸困难。左心功能不全造成的呼吸困难，是由于肺淤血导致的肺毛细血管压升高，在肺泡和肺组织间隙中聚集组织液，形成肺水肿，进而影响肺泡壁毛细血管的气体交换，引起通气和换气功能的异常，致使肺泡内氧分压降低和二氧化碳分压升高，刺激和兴奋呼吸中枢，患者感觉呼吸费力。

（二）临床表现

1. 劳力性呼吸困难　最早出现，也是最轻的呼吸困难，在体力活动时回心血量增加，加重肺淤血，呼吸困难随即发生或加重，休息便随之缓解。

2. 阵发性夜间呼吸困难　常发生在夜间，由于患者平卧时肺淤血加重，于睡眠中突然憋醒，被迫坐起。大多数患者在端坐休息、下床、开窗通风后症状可自行缓解。部分患者可伴有咳嗽、咳泡沫样痰。亦可有患者呼吸深快，可闻哮鸣音，称为"心源性哮喘"。重症者可咳粉红色泡沫痰，发展成急性肺水肿。

3. 端坐呼吸　是心功能不全后期表现，患者不能平卧，由于坐位时膈肌下降，回心血量减少，可使憋气好转，被迫采取坐位或半卧位。故患者采取的坐位越高，反映患者左心衰竭的程度越严重。

（三）管理与健康教育措施

1. 观察病情　观察呼吸困难的程度、持续时间、伴随症状，血压、心率、心律

和尿量的变化，以及对治疗的反应。

2. 休息　保持室内清洁，空气新鲜，患者穿着宽松、舒适，盖被轻软，降低患者憋闷感。给予必要的生活管理与健康教育，减少体力活动，适当休息。减轻心脏负担，使心肌耗氧量减少，呼吸困难症状减轻。

3. 调整体位　协助患者调整舒适、安全的体位，尤其对已有心力衰竭的患者，夜间睡眠应保持半卧位或高枕卧位，以减少回心血量，改善呼吸运动。对于发生急性肺水肿，极度呼吸困难患者，应安置患者坐位，双腿下垂，放上过床桌，以备患者支撑。

4. 正确用氧　根据缺氧程度和二氧化碳潴留情况调节氧流量，给予间断或持续吸入氧气。一般给予中等流量（2～4L/min）、中等浓度（29%～37%）的氧气吸入。发生急性肺水肿，可将湿化瓶内加入35%乙醇，高流量吸氧（5～6L/min）。

5. 用药观察　观察所用药物效果和不良反应。静脉输液时严格控制滴速（20～30滴/min），以防止诱发急性肺水肿。

（四）稳定情绪

及时安慰和疏导患者烦躁、焦虑情绪，做好疾病发展和治疗过程中出现的问题解释，以稳定情绪。从而降低交感神经兴奋性，减慢心率、心肌耗氧量，减轻呼吸困难症状。

**二、心前区疼痛管理与健康教育**

因各种理化因素刺激支配心脏、主动脉或肋间神经的传入纤维，引起的心前区或胸骨后疼痛，称为心前区疼痛。

（一）病因

各种类型的心绞痛、心肌梗死是引起心前区疼痛最常见的原因，梗阻性肥厚型心肌病、急性主动脉夹层动脉瘤、急性心包炎、胸膜炎等均可引起疼痛，心血管神经官能症亦可引起心前区疼痛。

（二）临床表现

心绞痛、急性心肌梗死患者典型疼痛位于胸骨后，呈阵发性压榨样痛。心绞痛常有活动或情绪激动等诱发因素，休息或含服硝酸甘油后可缓解；急性心肌梗死出现疼痛多无明显诱因，程度较重，持续时间较长，常伴有焦虑、濒死感，含服硝酸甘油多不能缓解，还可有冷汗、血压下降等现象。

急性主动脉夹层动脉瘤患者可出现胸骨后或心前区撕裂样剧痛或烧灼痛，可向背部放射。

急性心包炎、胸膜炎引发的疼痛常因咳嗽、呼吸而疼痛加剧，呈刺痛，持续时间较长。急性心包炎的疼痛部位多在左前胸，并与体位有关。

心脏神经官能症患者常诉心前区疼痛与情绪变化有关，呈针刺样痛，疼痛部位常不固定，与体力活动无关，且多在休息时发生，同时伴有神经衰弱症状。

（三）管理与健康教育措施

1. 疼痛的观察　注意心前区疼痛的部位、性质、持续时间、有无诱发因素、伴随症状，区分疼痛的性质。同时要观察患者的面色、呼吸、心律和心率、血压的变化，掌握疼痛的程度。

2. 减轻疼痛，预防复发　创造良好的休息环境，减轻患者因周围环境刺激产生的焦虑，帮助患者安置舒适的体位，卧床休息或适度活动，协助患者满足生活需要。遵医嘱给予镇静药、镇痛药、扩血管药或进行病因治疗。

3. 心理管理与健康教育　观察患者的情绪状态，耐心解释疼痛的发生、发展过程，消除对疼痛的恐惧感。对不同病因患者做有针对性健康教育，指导患者采用行为疗法及放松技术，减轻疼痛症状。

### 三、心悸管理与健康教育

心悸为心脏搏动时的一种不适感觉，患者自觉心搏强而有力、心脏停搏感或心前区震动感，可同时伴有心前区不适。心悸严重程度不一定与病情成正比，初发者、敏感性较强者、注意力集中或夜深人静时心悸明显。一般心悸无危险，但少数由严重心律失常引起者可发生猝死。

（一）病因

心悸常见病因是各种原因引起的心动过速、心动过缓、期前收缩、心房扑动、心房颤动等心律失常或高动力循环状态。

各种器质性心脏病如二尖瓣关闭不全、主动脉瓣关闭不全，全身性疾病如甲状腺功能亢进症、严重贫血、高热、低血糖反应等，以及心血管神经官能症均可引起心悸；此外，健康人剧烈活动、精神高度紧张、过量吸烟、大量饮酒、饮浓茶和咖啡或使用某些药物也可引起心悸。

（二）管理与健康教育措施

1. 注意心律、心率的变化　注意脉搏和心跳的频率及节律变化，一次观察时间不少于1min，同时注意有无伴随症状。

2. 病情观察　对心律失常引起心悸的患者，应测量并记录心率、心律、血压。对于严重心律失常引起心悸的患者，应卧床休息，进行心电监护。如出现呼吸困难、发热、胸痛、晕厥、抽搐等，应及时处理。

3. 心理管理与健康教育　向患者说明心悸发病的原因和影响，减轻患者的焦虑，以免因交感神经的兴奋，导致心率增快、心搏增强和心律的变化，加重心悸。帮助患者通过散步、交谈等放松方式进行自我情绪的调节。保证休息，必要时应用小剂量镇静药以改善睡眠。指导患者不食用刺激性饮料和食物，及时更换引起心悸的药物。

### 四、心源性水肿管理与健康教育

心源性水肿是由于充血性心力衰竭引起体循环系统静脉淤血，使组织间隙积聚过多液体所致。

右心功能不全时，体循环静脉淤血，使有效循环血量减少，导致肾血流量减少，继发醛固酮分泌增多，引起水钠潴留。此外，体循环静脉淤血使静脉压升高致毛细血管静脉端静水压增高，组织液生成增加而回吸收减少也能发生水肿。

（一）病因

最常见的病因是各种原因引起的右心衰竭或全心衰竭，也可见于渗液性心包炎、缩窄性心包炎。

（二）临床表现

心源性水肿的特点是早期出现在身体低垂及组织疏松的部位，常在下午出现或加重，休息一夜后减轻或消失。患者常有手足肿、尿量减少、体重增加等症状，卧床患者的水肿常发生在背部、骶尾、会阴部及胫前、足踝部，逐渐延及全身。用指端按压水肿部位，局部出现凹陷，称之为压陷性水肿。重者可有胸腔积液、腹水，甚至可出现水、电解质紊乱。

（三）管理与健康教育措施

1. 休息与体位　协助患者抬高下肢，伴有胸腔积液或腹水的患者应采取半卧位，嘱患者多卧床休息。

2. 饮食管理与健康教育　给予低盐、高蛋白、易消化饮食。

3. 皮肤管理与健康教育　应保持床褥柔软、清洁、干燥，患者衣服柔软、宽松。定时协助患者更换体位，按摩骨突出处，防止推、拉、扯强硬动作，以免皮肤完整性受损。如需使用热水袋取暖，水温不宜过高，40 ～ 50℃为宜，以免烫伤；保持会阴部皮肤清洁、干燥，有阴囊水肿的男性患者可用托带支托阴囊；水肿局部有液体外渗情况，要防止继发感染；注意观察皮肤有无发红、破溃等压疮发生，一旦发生压疮要积极给予减少受压、预防感染、促进愈合的管理与健康教育措施。

4. 维持体液平衡　纠正电解质紊乱，观察尿量变化，尤其使用利尿药后，记录24h 液体出入量，定期测量体重，观察水肿情况。观察有无药物不良反应，监测血电解质变化，必要时可静脉补充白蛋白。根据病情限制液体摄入量，每日摄入液体量一般应控制在前一天尿量加 500ml 左右，保持出入液量平衡。静脉输液时注意控制输液速度，一般以 1 ～ 1.5ml/min 为宜。

**五、心源性晕厥**

由于心排血量突然骤减、中断或严重低血压而引起一过性脑缺血、缺氧，表现为突发的可逆性意识丧失，称为心源性晕厥。

一般脑血流中断 2 ～ 4s 产生黑矇；脑血流中断 5 ～ 10s 可出现意识丧失；> 10s除意识丧失外，还可出现抽搐。这类由于突然心排血量降低而发生的晕厥，称为阿 - 斯综合征，持续时间短，先兆不明显。

由于急性大出血或反射性外周血管扩张而引起脑缺血发生的晕厥，称为血管性晕厥。因血压突然升高造成脑血管痉挛、脑水肿、颅内压升高，也可引起晕厥。

（一）病因

常见原因有严重心律失常，如病态窦房结综合征、窦性停搏、房室传导阻滞、阵发性室性心动过速等；心瓣膜病如主动脉瓣狭窄、二尖瓣脱垂等；急性心肌梗死引起急性心源性脑缺血综合征；心肌疾病如梗阻性肥厚型心肌病等；其他如左房黏液瘤、高血压脑病等。

（二）临床表现

反复发作晕厥常是病情严重和危险的征兆。严重心动过缓发生晕厥的患者，常可伴有心、脑等脏器供血不足的症状，如乏力、发作性头晕、黑矇。严重心动过速发生晕厥的患者，常可伴有低血压、心悸、心绞痛等症状。

（三）管理与健康教育措施

1. 详细了解病史　了解患者晕厥发作前有无诱因及先兆表现；了解晕厥发生的时间、体位、历时长短以及缓解方式；发作时是否有心率增快、血压下降、抽搐等伴随症状。

2. 避免诱因　嘱患者避免可引起发作的因素，如情绪紧张或激动、剧烈活动、突然改变体位等。一旦有头晕、黑矇等先兆时立即平卧，以免摔伤。

3. 休息与活动　晕厥发作频繁的患者应卧床休息，给予生活管理与健康教育。为防止发生意外，嘱患者应避免单独外出。

4. 发作时处理　将患者置于通风处，头低足高位，解松领口，及时清除口、咽中的分泌物，必要时放置口咽通气道，保持呼吸道通畅，以防窒息。

5. 积极治疗相关疾病　对于快速心律失常患者应遵医嘱给予抗心律失常药物，心率缓慢的患者应遵医嘱给予阿托品、异丙肾上腺素等药物，必要时配合完成人工心脏起搏器安装。具有手术指征的患者可选择早手术。

# 第三节　心力衰竭

## 一、概述

心力衰竭是由于各种心脏疾病导致心功能不全的临床综合征。心力衰竭通常伴有肺循环和（或）体循环的充血，故又称之为充血性心力衰竭。

心功能不全分为无症状和有症状两个阶段，无症状阶段是有心室功能障碍的客观指标（如射血分数降低），但无充血性心力衰竭的临床症状，如果不积极治疗，将会发展成有症状心功能不全。

（一）临床类型

1. 按发展速度分类　心力衰竭按其发展速度可分为急性和慢性两种，以慢性居多。急性心力衰竭常因急性的严重心肌损害或突然心脏负荷加重，使心排血量在短时间内急剧下降，甚至丧失排血功能。临床以急性左心衰竭为常见，表现为急性肺水肿、心源性休克。

慢性心力衰竭病程中常有代偿性心脏扩大、心肌肥厚和其他代偿机制参与的缓慢的发展过程。

2. 按发生部位分类　按其发生的部位可分为左心衰竭、右心衰竭和全心衰竭。左心衰竭临床上较常见，是指左心室代偿功能不全而发生的，以肺循环淤血为特征的心力衰竭。

右心衰竭是以体循环淤血为主要特征的心力衰竭，临床上多见于肺源性心脏病、先天性心脏病、高血压、冠心病等。

全心衰竭常是左心衰竭使肺动脉压力增高，加重右心负荷，长此以往，右心功能下降、衰竭，即表现出全心衰竭症状。

3. 按功能障碍分类　心力衰竭按有无舒缩功能障碍，又可分为收缩性心力衰竭和舒张性心力衰竭。收缩性心力衰竭是指心肌收缩力下降，心排出量不能满足机体代谢的需要，器官、组织血液灌注不足，同时出现肺循环和（或）体循环淤血表现。

舒张性心力衰竭见于心肌收缩力没有明显降低，可使心排血量正常维持，心室舒张功能障碍以致左心室充盈压增高，使肺静脉回流受阻，从而导致肺循环淤血。

（二）心力衰竭分期

心力衰竭的分期可以从临床上分清心力衰竭的不同时期，从预防着手，在疾病源头上给予干预，减少和延缓心力衰竭的发生，减少心力衰竭的发展和死亡。

心力衰竭可分为四期。

A 期：心力衰竭高危期，无器质性心脏、心肌病变或心力衰竭症状，如患者有高血压、代谢综合征、心绞痛，服用心肌毒性药物等，均可发展为心力衰竭的高危因素。

B 期：有器质性心脏病如心脏扩大、心肌肥厚、射血分数降低，但无心力衰竭症状。

C 期：有器质性心脏，病程中有过心力衰竭的症状。

D 期：需要特殊干预治疗的难治性心力衰竭。

心力衰竭的分期在病程中是不能逆转的，只能停留在某一期或向前发展，只有在 A 期对高危因素进行有效治疗，才能减少发生心力衰竭，在 B 期进行有效干预，可以延缓发展到有临床症状心力衰竭。

（三）心脏功能分级

1. 根据患者主观症状和活动能力，心功能分为 4 级。

Ⅰ级：患者表现为体力活动不受限制，一般活动不出现疲乏、心悸、心绞痛或呼吸困难等症状。

Ⅱ级：患者表现为体力活动轻度受限制，休息时无自觉症状，但日常活动可引起气急、心悸、心绞痛或呼吸困难等症状。

Ⅲ级：患者表现为体力活动明显受限制，稍事活动可气急、心悸等症状，有脏器轻度淤血体征。

Ⅳ级：患者表现为体力活动重度受限制，休息状态也有气急、心悸等症状，体力活动后加重，有脏器重度淤血体征。

此分级方法在临床应用多年，优点是简便易行，缺点是仅凭患者主观感觉，常有患者症状与客观检查有差距，患者个体之间差异比较大。

2. 根据客观评价指标，心功能分为 A、B、C、D 级。

A 级：无心血管疾病的客观依据。

B 级：有轻度心血管疾病的客观依据。

C 级：有中度心血管疾病的客观依据。

D 级：有重度心血管疾病的客观依据。

此分级方法对于轻、中、重度的标准没有具体的规定，需要临床医师主观判断。但结合第一个根据患者主观症状和活动能力进行分级的方案，是能弥补第一分级方案的主观症状与客观指标分离情况的。如患者心脏超声检查提示轻度主动脉瓣狭窄，但没有体力活动受限制的情况，联合分级定为Ⅰ级B。又如患者体力活动时有心悸、气急症状，但休息症状缓解，心脏超声检查提示左心室射血分数（LVEF）为<35%，联合分级定为Ⅱ级C。

3. 6min步行试验　要求患者6min之内在平直走廊尽可能地快走，测定其所步行的距离，若6min步行距离<150m，表明为重度心功能不全，150～425m为中度，426～550m为轻度心功能不全。

此试验简单易行、安全、方便，用于评定慢性心力衰竭患者的运动耐力，评价心脏储备能力，也常用于评价心力衰竭治疗的效果。

## 二、慢性心力衰竭

慢性心力衰竭是多数心血管疾病的终末阶段，也是主要的死亡原因。心力衰竭是一种复杂的临床综合征，特定的症状是呼吸困难和乏力，特定的体征是水肿，这些情况可造成器官功能障碍，影响生活质量。主要表现为心脏收缩功能障碍的主要指标是LVEF下降，一般<40%；而心脏舒张功能障碍的患者LVEF相对正常，通常心脏无明显扩大，但有心室充盈指标受损。

我国引起慢性心力衰竭的基础心脏病的构成比与过去有所不同，过去我国以风湿性心脏病为主，近十年来其所占比例趋于下降，而冠心病、高血压的所占比例明显上升。

（一）病因及发病机制

1. 病因　各种原因引起的心肌、心瓣膜、心包或冠脉、大血管的结构损害，导致心脏容量负荷或压力负荷过重均可造成慢性心力衰竭。

冠心病、高血压、瓣膜病和扩张型心肌病是主要的病因；心肌炎、肾炎、先天性心脏病是较常见的病因；而心包疾病、贫血、甲状腺功能亢进与减退、脚气病、心房黏液瘤、动静脉瘘、心脏肿瘤和结缔组织病、高原病及少见的内分泌病等，是比较少见易被忽视的病因。

2. 诱因

（1）感染：是最主要的诱因，最常见的是呼吸道感染，其次是风湿热，在幼儿中风湿热则占首位。女性患者泌尿系统感染的诱发亦常见，感染性心内膜炎、全身感染均是诱发因素。

（2）心律失常：特别是快速心律失常如心房颤动等。

（3）生理、心理压力过大：如劳累过度、情绪激动、精神紧张。

（4）血容量增加：液体摄入过多过快、高钠饮食。

（5）妊娠与分娩。

（6）其他：大量失血、贫血；各种原因引起的水、电解质、酸碱平衡紊乱；某些药物应用不当等。

3. 发病机制　慢性心力衰竭的发病机制是很复杂的过程，心脏功能大致经过代偿期和失代偿期。

（1）心力衰竭代偿期：心脏受损初始引起机体短期的适应性和代偿性反应，启动 Frank Starling 机制，增加心脏的前负荷，使回心血量增加，心室舒张末容积增加，心室扩大，心肌收缩力增强，而维持心排血量的基本正常或相对正常。

机体的适应性和代偿性的反应，激活交感神经体液系统，交感神经兴奋性增强，增强心肌收缩力并提高心率，以增加心脏排血量，但同时机体周围血管收缩，增加了心脏后负荷，心肌增厚，心率加快，心肌耗氧量加大。

心脏功能下降，心排血量降低、肾素 - 血管紧张素 - 醛固酮系统也被激活，代偿性增加血管阻力和潴留水、钠，以维持灌注压；交感神经兴奋性增加，同时激活神经内分泌细胞因子如心房钠尿肽、血管升压素、缓激肽等，参与调节血管舒缩，排钠利尿，对抗由于交感神经兴奋和肾素 - 血管紧张素 - 醛固酮系统激活造成的水钠潴留效应。在多因素作用下共同维持机体血压稳定、保证重要脏器的灌注。

（2）心力衰竭失代偿期：长期、持续的交感神经和肾素 - 血管紧张素 - 醛固酮系统高兴奋性，多种内源性的神经激素和细胞因子的激活与失衡，造成继发心肌损害，持续性心脏扩大、心肌肥厚，使心肌耗氧量增加，加重心肌的损伤。神经内分泌系统活性增加不断，加重血流动力学紊乱，损伤心肌细胞，导致心排血量不足，出现心力衰竭症状。

（3）心室重塑：所谓的心室重塑，就是在心脏扩大、心肌肥厚的过程中，心肌细胞、胞外基质、胶原纤维网等均有相应变化，左心室结构、形态、容积和功能发生一系列变化。研究表明，心力衰竭发生发展的基本机制就是心室重塑。由于基础病的不同、进展情况不同和各种代偿机制的复杂作用，有些患者心脏扩大、肥厚已很明显，但临床可无心力衰竭表现。但如基础病病因不能除，随着时间的推移，心室重塑的病理变化，可自身不断发展，心力衰竭必然会出现。

从代偿到不代偿，除了因为代偿能力限度、代偿机制中的负面作用外，心肌细胞的能量供应和利用障碍，导致心肌细胞坏死、纤维化也是重要因素。

心肌细胞的减少使心肌收缩力下降，又因纤维化的增加使心室的顺应性下降，心室重塑更趋明显，最终导致不可逆的心肌损害、心力衰竭终末阶段。

（二）临床表现

慢性心力衰竭早期可以无症状或仅出现心动过速、面色苍白、出汗、疲乏和活动耐力减低症状等。

1. 左心衰竭

（1）症状

1）呼吸困难：劳力性呼吸困难是最早出现的呼吸困难症状，因为体力活动会使回心血量增加，左心房压力升高，肺淤血加重。开始仅剧烈活动或体力劳动后出现症状，休息后缓解，随肺淤血加重，逐渐发展到更轻活动后，甚至休息时也出现呼吸困难。

夜间阵发性呼吸困难是左心衰竭早期最典型的表现，又称为"心源性哮喘"。是由于平卧血液重新分布使肺血量增加，夜间迷走神经张力增加，小支气管收缩，横膈位高，肺活量减少所致。典型表现是患者熟睡 1～2h 后，突然憋气而惊醒，被迫坐起，同时伴有咳嗽、咳泡沫痰和 / 或哮鸣性呼吸音。多数患者端坐休息后可自行缓解，次日白天无异常感觉。严重者可持续发作，甚至发生急性肺水肿。

端坐呼吸多在病程晚期出现，是肺淤血达到一定程度，平卧回心血量增多、膈肌上抬，呼吸更困难，必须采用高枕卧位、半卧位，甚至坐位，才可减轻呼吸困难。最严重的患者即使端坐床边，下肢下垂，上身前倾，仍不能缓解呼吸困难。

2）咳嗽、咳痰、咯血：咳嗽、咳痰早期即可出现，是肺泡和支气管黏膜淤血所致，多发生在夜间，直立或坐位症状减轻。咳白色浆液性泡沫样痰为其特点，偶见痰中带有血丝。如发生急性肺水肿，则咳大量粉红色泡沫痰。

3）其他症状：倦怠、乏力、心悸、头晕、失眠、嗜睡、烦躁等症状，重者可有少尿，是与心排血量低下，组织、器官灌注不足有关。

（2）体征：①慢性左心衰竭可有心脏扩大，心尖冲动向左下移位。心率加快、第一心音减弱、心尖区舒张期奔马律，最有诊断价值。部分患者可出现交替脉，是左心衰竭的特征性体征。②肺部可闻湿啰音，急性肺水肿时可出现哮鸣音。

2. 右心衰竭

（1）症状：主要表现为体循环静脉淤血。消化道症状如食欲缺乏、恶心呕吐、水肿、腹胀、肝区胀痛等为右心衰竭的最常见症状。劳力性呼吸困难也是右心衰竭常见症状。

（2）体征

1）水肿：早期在身体的下垂部位和组织疏松部位，出现凹陷性水肿，为对称性。重者可出现全身水肿，并伴有胸腔积液、腹水和阴囊水肿。胸腔积液是因体静脉压力增高所致，胸腔静脉有一部分回流到肺静脉，所以胸腔积液更多见于全心衰竭时，以双侧为多见。

2）颈静脉征：颈静脉怒张是右心衰竭的主要体征，其程度与静脉压升高的程度呈正相关；压迫患者的腹部或肝，回心血量增加而使颈静脉怒张更明显，称为肝颈静脉回流征阳性，肝颈静脉回流征阳性则更具有特征性。

3）肝大和压痛：可出现肝大和压痛；持续慢性右心衰竭可发展为心源性肝硬化，晚期肝压痛不明显，但伴有黄疸、肝功能损害和腹水。

4）发绀：发绀是由于供血不足，组织摄取血氧相对增加，静脉血氧降低所致。表现为面部毛细血管扩张、青紫、色素沉着。

3. 全心衰竭　右心衰竭继发于左心衰竭而形成全心衰竭，但当右心衰竭后，肺淤血的临床表现减轻。扩张型心肌病等表现左、右心同时衰竭者，肺淤血症状都不严重，左心衰竭的表现主要是心排血量减少的相关症状和体征。

（三）实验室检查

1. X 线检查

（1）心影的大小、形态可为病因诊断提供重要依据，根据心脏扩大的程度和动态改变，间接反映心功能状态。

（2）肺门血管影增强是早期肺静脉压增高的主要表现；肺动脉压力增高可见右下肺动脉增宽；肺间质水肿可使肺野模糊；Kerley B 线是在肺野外侧清晰可见的水平线状影，是肺小叶间隔内积液的表现，是慢性肺淤血的特征性表现。

2. 超声心动图　超声心动图比 X 线检查更能准确地提供各心腔大小变化及心瓣膜结构情况。左心室射血分数（LVEF 值）可反映心脏收缩功能，正常 LVEF 值＞50%，LVEF 值≤ 40% 为收缩期心力衰竭诊断标准。

应用多普勒超声是临床上最实用的判断心室舒张功能的方法，E 峰是心动周期的心室舒张早期心室充盈速度的最大值，A 峰是心室舒张末期心室充盈的最大值，正常人 E/A 的比值≥ 1/2，中、青年应更大。

3. 有创性血流动力学检查　此检查常用于重症心力衰竭患者，可直接反映左心功能。

4. 放射性核素检查　帮助判断心室腔大小，反映 LVEF 值和左心室最大充盈速率。

（四）治疗要点

1. 病因治疗

（1）基本病因治疗：对有损心肌的疾病应早期进行有效治疗，如高血压、冠心病、糖尿病、代谢综合征等；心血管畸形、心瓣膜病力争在发生心脏衰竭之前进行介入治疗或外科手术治疗；对于一些病因不明的疾病（如原发性扩张型心肌病）亦应早期干预，以延缓心室重塑。

（2）诱因治疗：积极消除诱因，最常见的诱因是感染，特别是呼吸道感染，积极应用有针对性的抗生素控制感染。心律失常特别是房颤都是引起心脏衰竭常见诱因，对于快速房颤要积极控制心室率，及时复律。纠正贫血、控制高血压等均可防止心力衰竭发生和 / 或加重。

2. 一般治疗　减轻心脏负担，限制体力活动，避免劳累和精神紧张。低钠饮食，少食多餐，限制饮水量。给予持续氧气吸入，流量为 2 ～ 4L/min。

3. 利尿药　利尿药是治疗心力衰竭的常用药物，通过排钠排水减轻水肿、减轻心脏负荷、缓解淤血症状。原则上应长期应用，但在水肿消失后应以最小剂量维持，如氢氯噻嗪 25mg，隔日 1 次。常用利尿药有排钾利尿药，如氢氯噻嗪等；袢利尿药，如呋塞米、丁脲胺等；保钾利尿药，如螺内酯、氨苯蝶啶等。排钾利尿药主要不良反应是可引起低血钾，应补充氯化钾或与保钾利尿药同用。噻嗪类利尿药可抑制尿酸排泄，引起高尿酸血症，大剂量长期应用可影响胆固醇及糖的代谢，应严密监测。

4. 肾素 - 血管紧张素 - 醛固酮系统抑制药。

（1）血管紧张素转换酶抑制药（angiotensin converting enzyme inhibitors，ACEI）应用：ACEI 扩张血管，改善淤血症状，更重要的是降低心力衰竭患者代偿性神经体液的不利影响，限制心肌、血管重构，维护心肌功能，推迟心力衰竭的进展，降低远期死亡率。

用法：常用 ACEI 如卡托普利 12.5 ～ 25mg；培哚普利 2 ～ 4mg；贝那普利对有早期肾功能损害患者较适用，使用量是 5 ～ 10mg。临床应用一定要从小剂量开始，逐渐加量。

ACEI 的不良反应：有低血压、肾功能一过性恶化、高血钾、干咳等。

ACEI 的禁忌证：无尿性肾衰竭、肾动脉狭窄、血肌酐升高 ≥ 225μmol/L、高血压、低血压、妊娠、哺乳期妇女及对此药过敏者。

（2）血管紧张素受体阻滞药（angiotensin receptor blockers，ARB）应用：ARB 在阻断肾素 - 血管紧张素系统作用与 ACEI 作用相同，但缺少对缓激肽降解抑制作用。当患者应用 ACEI 出现干咳不能耐受，可应用 ARB，常用 ARB 如坎地沙坦、氯沙坦、缬沙坦等。

ARB 的用药注意事项、不良反应除干咳以外，其他均与 ACEI 相同。

（3）醛固酮拮抗药应用：研究证明，螺内酯 20mg，1～2/h 小剂量应用，可以阻断醛固酮效应，延缓心肌、血管的重构，改善慢性心力衰竭的远期效果。

注意事项：中、重度心力衰竭患者应用时，需注意血钾的检测；肾功能不全、血肌酐异常、高血钾及应用胰岛素的糖尿病患者不宜使用。

5. β 受体拮抗药　应用 β 受体拮抗药可对抗交感神经激活，阻断交感神经激活后各种有害影响。临床应用其疗效常在用药后 2～3 个月才出现，但明显提高运动耐力，改善心力衰竭预后，降低死亡率。

β 受体拮抗药具有负性肌力作用，临床中应慎重应用，应用药物应从小剂量开始，如美托洛尔 12.5mg，1/h；比索洛尔 1.25mg，1/h；卡维地洛 6.25mg，1/h，逐渐加量，适量维持。

注意事项：用药应在心力衰竭稳定、无体液潴留情况下、小剂量开始应用。

患有支气管痉挛性疾病、心动过缓、二度以上包括二度的房室传导阻滞的患者禁用。

6. 正性肌力药物应用　是治疗心力衰竭的主要药物，适于治疗以收缩功能异常为特征的心力衰竭，尤其对心腔扩大引起的低心排血量心力衰竭，伴快速心律失常的患者作用最佳。

（1）洋地黄类药物：是临床最常用的强心药物，具有正性肌力和减慢心率作用，在增加心肌收缩力的同时，不增加心肌耗氧量。

适应证：充血性心力衰竭，尤其伴有心房颤动和心室率增快的心力衰竭是最好指征，对心房颤动、心房扑动和室上性心动过速均有效。

禁忌证：严重房室传导阻滞、肥厚性梗阻型心肌病、急性心肌梗死 24h 内不宜使用。洋地黄中毒或过量者为绝对禁忌证。

用法：地高辛为口服制剂，维持量法，0.25mg，1/h。此药口服后 2～3h 血浓度达高峰，4～8h 获最大效应，半衰期为 1～6d，连续口服 7d 后血浆浓度可达稳态。适用于中度心力衰竭的维持治疗。

毛花苷 C 为静脉注射制剂，注射后 10min 起效，1～2h 达高峰，每次 0.2～0.4mg，稀释后静脉注射，24h 总量为 0.8～1.2mg。适用于急性心力衰竭或慢性心力衰竭加重时，尤其适用于心力衰竭伴快速心房颤动者。

毒性反应：药物的治疗剂量和中毒剂量接近，易发生中毒。易导致洋地黄中毒的情况主要有急性心肌梗死、急性心肌炎引起的心肌损害、低血钾、严重缺氧、肾衰竭等情况。

常见不良反应有：胃肠道表现如恶心、呕吐；神经系统表现如视物模糊、黄视、绿视；心血管系统表现，多为各种心律失常，也是洋地黄中毒最重要的表现，最常见的心律失常是室性期前收缩，多呈二联律。快速房性心律失常伴有传导阻滞是洋地黄中毒特征性的表现。

（2）β受体兴奋药：临床常是短期应用治疗重症心力衰竭，常用的有多巴酚丁胺、多巴胺静脉滴注。适用于急性心肌梗死伴心力衰竭的患者；小剂量多巴胺 $2 \sim 5\mu g/（kg \cdot min）$ 能扩张肾动脉，增加肾血流量和排钠利尿，从而用于充血性心力衰竭的治疗。

（五）管理与健康教育措施

1. 环境和心理管理与健康教育  保持环境安静、舒适，空气流通；限制探视，减少精神刺激；注意患者情绪变化，做好心理管理与健康教育，要求患者家属要积极给予患者心理支持和治疗的协助，使患者心情放松、情绪稳定，减少机体耗氧量。

2. 休息与活动  心功能Ⅰ级：不限制一般的体力活动，但避免剧烈运动和重体力劳动。心功能Ⅱ级：可适当轻体力工作和家务劳动，强调下午多休息。心功能Ⅲ级：日常生活可以自理或在他人协助下自理，严格限制一般的体力活动。心功能Ⅳ级：绝对卧床休息，生活需要他人照顾，可在床上做肢体被动运动和翻身，逐步过渡到坐床边或下床活动。当病情好转后，鼓励患者尽早做适量的活动，防止因长期卧床导致的静脉血栓、肺栓塞、便秘和压疮的发生。在活动中要监测有无呼吸困难、胸痛、心悸、疲劳等症状，如有不适应应停止活动，并以此作为限制最大活动量的指征。

3. 病情观察

（1）观察水肿情况：注意观察水肿的消长情况，每日测量并记录体重，准确记录液体出入量。

（2）保持呼吸道通畅：监测患者呼吸困难的程度、发绀情况、肺部啰音的变化以及血气分析和血氧饱和度等变化，根据缺氧的轻重程度调节氧流量和给氧方式。

（3）注意水、电解质变化及酸碱平衡情况：低钾血症可出现乏力、腹胀、心悸、心电图出现 u 波增高及心律失常，并可诱发洋地黄中毒。少数患者因肾功能减退，补钾过多而致高血钾，严重者可引起心脏停搏。低钠血症表现为乏力、食欲减退、恶心、呕吐、嗜睡等症状。如出现上述症状，要立即通报医师并给予检查、纠正。

4. 保持大便通畅  患者常因精神因素使规律性排便活动受抑制，排便习惯改变，加之胃肠道淤血、进食减少、卧床过久影响肠蠕动，易致便秘。应帮助患者训练床上排便习惯，同时饮食中增加膳食纤维，如发生便秘，应用小剂量缓泻药和润肠药，病情许可时扶患者坐起使用便器，并注意观察患者的心率、反应，以防发生意外。

5. 输液的管理与健康教育　根据患者液体出入情况及用药要求，控制输液量和速度，以防诱发急性肺水肿。

6. 饮食管理与健康教育　给予高蛋白、高维生素、易消化的清淡饮食，注意补充营养。少量多餐，避免过饱；限制水、钠摄入，每日食盐摄入量＜5g，服利尿药者可适当放宽。

7. 用药管理与健康教育

（1）使用利尿药的管理与健康教育：遵医嘱正确使用利尿药，并注意有关不良反应的观察和预防。监测血钾及有无乏力、腹胀、肠鸣音减弱等低钾血症的表现，同时多补充含钾丰富的食物，必要时遵医嘱补充钾盐。口服补钾宜在饭后或将水剂与果汁同饮；静脉补钾时每 500ml 液体中氯化钾含量不宜超过 1.5g。应用保钾利尿药需注意有无胃肠道反应、嗜睡、乏力、皮疹、高血钾等不良反应。利尿药的应用时间选择早晨或日间为宜，避免夜间排尿过频而影响患者休息。

（2）使用洋地黄的管理与健康教育

给药要求：严格遵医嘱给药，发药前要测量患者脉搏 1min，当脉搏＜60 次 /min 或节律不规则时，应暂停服药并通知医师。静脉给药时务必稀释后缓慢静脉注射，并同时监测心率、心律及心电图变化。

注意事项：注意不与奎尼丁、普罗帕酮（心律平）、维拉帕米（异搏定）、钙剂、胺碘酮等药物合用，以免降低洋地黄类药物肾排泄率，增加药物毒性。

用药后观察：应严密观察患者用药后毒性反应，监测血清地高辛浓度。

毒性反应的处理：立即停用洋地黄类药；停用排钾利尿药；积极补充钾盐；快速纠正心律失常，血钾低者快速补钾，不低的可应用利多卡因等治疗，但一般禁用电复律，防止发生心室颤动；对缓慢心律失常，可使用阿托品 0.5 ～ 1mg 皮下注射或静脉注射治疗，一般不用安置临时起搏器。

（3）肾素 - 血管紧张素 - 醛固酮系统抑制药使用的管理与健康教育：应用 ACEI 时需预防直立性低血压、皮炎、蛋白尿、咳嗽、间质性肺炎等不良反应的发生。应用 ACEI 和（或）ARB 期间要注意观察血压、血钾的变化，同时注意要从小剂量开始，逐渐加量。

8. 并发症的预防和管理与健康教育

（1）感染：室内空气流通，每日开窗通风 2 次，寒冷天气注意保暖，长期卧床者鼓励翻身，协助拍背，以防发生呼吸道感染和坠积性肺炎；加强口腔管理与健康教育，以防发生由于药物治疗引起菌群失调导致的口腔黏膜感染。

（2）血栓形成：长期卧床和使用利尿药引起的血流动力学改变，下肢静脉易形成血栓。应鼓励患者在床上活动下肢和做下肢肌肉收缩运动，协助患者做下肢肌肉按摩。每天用温水泡足以加速血液循环，减少静脉血栓形成。当患者肢体远端出现局部肿胀时，提示有发生静脉血栓的可能，应及早与医师联系。

（3）皮肤损伤：应保持床褥柔软、清洁、干燥，患者衣服柔软、宽松。对于长期卧床患者应加强皮肤管理与健康教育，保持皮肤清洁、干燥，定时协助患者更换体位，按摩骨隆凸处，防止推、拉、扯强硬动作，以免皮肤完整性受损。如需使用热水袋取暖，水温不宜过高，40～50℃为宜，以免烫伤。

对于有阴囊水肿的男患者可用托带支托阴囊，保持会阴部皮肤清洁、干燥；水肿局部有液体外渗情况，要防止继发感染；注意观察皮肤有无发红、破溃等压疮发生，一旦发生压疮要积极给予减少受压、预防感染、促进愈合的管理与健康教育措施。

9. 健康教育

（1）治疗病因、预防诱因：指导患者积极治疗原发心血管疾病，注意避免各种诱发心力衰竭的因素，如呼吸道感染、过度劳累和情绪激动、钠盐摄入过多、输液过多过快等。育龄妇女注意避孕，要在医师的指导下妊娠和分娩。

（2）饮食要求：饮食要清淡、易消化、富营养，避免饮食过饱，少食多餐。戒烟、酒，多食蔬菜、水果，防止便秘。

（3）合理安排活动与休息：根据心功能的情况，安排适当的体力活动，以利于提高心脏储备力，提高活动耐力，同时也帮助改善心理状态和生活质量。但避免重体力劳动，建议患者进行散步、打太极拳等运动，掌握活动量，以不出现心悸、气促为度，保证充分睡眠。

（4）服药要求：指导患者遵医嘱按时服药，不要随意增减药物，帮助患者认识所服药物的注意事项，如出现不良反应及时到医院就医。

（5）坚持诊治：慢性心力衰竭的治疗过程是终身治疗，应嘱患者定期门诊随访，防止病情发展。

（6）家属教育：帮助家属认识疾病和目前治疗方法、帮助患者的管理与健康教育措施和心理支持的技巧，教育其要给予患者积极的心理支持和生活帮助，使患者树立战胜疾病的信心，保持情绪稳定。

**三、急性心力衰竭**

急性心力衰竭是指心肌遭受急性损害或心脏负荷突然增加，使心排血量急剧下降，导致组织灌注不足和急性淤血的综合征。以急性左心衰竭最常见，多表现为急性肺水肿或心源性休克。

（一）病因及发病机制

急性广泛心肌梗死、高血压急症、严重心律失常、输液过多过快等原因。使心脏收缩力突然严重减弱，心排血量急剧减少或左室瓣膜性急性反流，左室舒张末压迅速升高，肺静脉回流不畅，导致肺静脉压快速升高，肺毛细血管压随之升高，使血管内液体渗入到肺间质和肺泡内，形成急性肺水肿。

（二）临床表现

突发严重呼吸困难为特征性表现，呼吸频率达 30 ～ 40 次 /min，患者被迫采取坐位，两腿下垂，双臂支撑以助呼吸，极度烦躁不安、大汗淋漓、口唇青紫、面色苍白。同时频繁咳嗽、咳大量粉红色泡沫痰。病情极重者可以出现意识模糊。

早期血压可以升高，随病情不缓解血压可降低直至休克；听诊可见心音较弱，心率增快，心尖部可闻及舒张期奔马律；两肺满布湿啰音和哮鸣音。

（三）治疗要点

1. 体位　置患者于两腿下垂坐位或半卧位。

2. 吸氧　吸入高流量（6 ～ 8L/min）氧气，加入 30% ～ 50% 乙醇湿化。对病情严重患者可采用呼吸机持续加压面罩给氧或双水平气道加压给氧，以增加肺泡内的压力，促进气体交换，对抗组织液向肺泡内渗透。

3. 镇静　吗啡 3 ～ 10mg 皮下注射或静脉注射，必要时每 15min 重复 1 次，可重复 2 ～ 3 次。老年患者须酌情减量或肌内注射。伴颅内出血、神志障碍、慢性肺部疾病时禁用。

4. 快速利尿　呋塞米 20 ～ 40mg 静脉注射，在 2min 内注射完毕，每 4h 可重复 1 次。呋塞米不仅有利尿作用，还有静脉扩张作用，利于肺水肿的缓解。

5. 血管扩张药　在应用血管扩张药过程中，要严密监测血压，用量要根据血压进行调整，收缩压一般维持在 100mmHg 左右，对原有高血压的患者血压降低幅度以不超过 80mmHg 为度。

（1）硝普钠：硝普钠缓慢静脉滴注，扩张小动脉和小静脉，初始用药剂量为 0.3μg/（kg·min），根据血压变化逐渐调整剂量，最大剂量为 5μg/（kg·min），一般维持量为 50 ～ 100μg/min，因本药含有氰化物，连续用药时间不宜超过 24h。

（2）硝酸甘油：硝酸甘油扩张小静脉，降低回心血量。初始用药剂量为 10μg/min，然后每 10min 调整 1 次，每次增加初始用药剂量为 5 ～ 10μg。

（3）酚妥拉明：酚妥拉明可扩张小动脉及毛细血管。静脉用药以 0.1mg/min 开始，每 5 ～ 10min 调整 1 次，增至最大用药剂量为 1.5 ～ 2mg/min。

6. 洋地黄类药物　可应用毛花苷 C 0.4mg 缓慢静脉注射，2h 后可酌情再给 0.2 ～ 0.4mg。近期使用过洋地黄药物的患者，应注意洋地黄中毒。对于急性心肌梗死患者，24h 内不宜使用，重度二尖瓣狭窄患者禁用。

7. 氨茶碱　可以解除支气管痉挛，并有一定的正性肌力及扩血管利尿作用。氨茶碱 0.25mg 加入 100ml 液体内静脉滴注，但应警惕氨茶碱过量，肝肾功能减退患者、老年人应减量。

（四）管理与健康教育措施

1. 保证休息　立即协助患者取半卧位或坐位休息，双腿下垂，以减少回心血量，减轻心脏前负荷。注意加强皮肤管理与健康教育，防止因被迫体位而发生的皮肤损伤。

2. 吸氧　一般吸氧流量为 6 ～ 8L/min，加入 30% ～ 50% 乙醇湿化，使肺泡内的泡沫表面张力降低破裂，增加气体交换的面积，改善通气。要观察呼吸情况，随时评估呼吸困难改善的程度。

3. 饮食　给予高营养、高热量、少盐、易消化清淡饮食，少量多餐，避免食用产气食物。

4. 病情观察

（1）病情早期观察：注意早期心力衰竭表现，一旦出现劳力性呼吸困难或夜间阵发性呼吸困难，心率增加、失眠、烦躁、尿量减少等症状，应及时与医师联系，并加强观察。如迅速发生极度烦躁不安、大汗淋漓、口唇青紫等表现，同时胸闷、咳嗽、呼吸困难、发绀、咳大量白色或粉红色泡沫痰，应警惕急性肺水肿发生，立即配合抢救。

（2）保持呼吸道通畅：严密观察患者呼吸频率、深度，观察患者的咳嗽情况，痰液的性状和量，协助患者咳嗽、排痰，保持呼吸道通畅。

（3）防止心源性休克：观察患者意识、精神状态，观察患者血压、心率的变化及皮肤颜色、温度变化。

（4）防止病情发展：观察肺部啰音的变化，监测血气分析结果。控制静脉输液速度，一般为每分钟 20 ～ 30 滴。准确记录液体出入量。

（5）心理管理与健康教育：患者常伴有濒死感、焦虑和恐惧，应加强床旁监护，给予安慰及心理支持，以增加战胜疾病的信心。医护人员抢救时要保持镇静，表现出忙而不乱，操作熟练，以增加患者的信任和安全感。避免在患者面前议论病情，以免引起误会，加剧患者的恐惧。必要时可留亲属陪伴患者。

（6）用药管理与健康教育：应用吗啡时注意有无呼吸抑制、心动过缓；应用利尿药要准确记录尿量，注意水、电解质和酸碱平衡情况；用血管扩张药要注意输液速度、监测血压变化；用硝普钠应现用现配，避光静脉滴注，有条件者可用输液泵控制滴速；静脉注射洋地黄制剂时要稀释，推注速度宜缓慢，同时观察心电图变化。

# 第四节　心律失常

## 一、概述

心脏的传导系统由产生和传导冲动的特殊分化的传导组织构成。包括窦房结、结间束、房室结、希氏束、左右束支及浦肯野纤维网。

冲动由窦房结产生，沿结间束和心房肌传递，到达房室结及左心房，冲动此时传递速度极慢，当冲动传递到希氏束后传递速度再度加速，左、右束支及浦肯野纤维网传递速度极快捷，使整个心室几乎同时被激动，最终冲动到达心外膜，完成一次完整的心动周期。

心脏传导系统也接受迷走神经和交感神经的支配，迷走神经兴奋性增加会使窦房结的自律性和传导性抑制，延长窦房结和周围组织的不应期，减慢房室结的传导，延长了房室结的不应期。交感神经作用与迷走神经相反。

各种原因引起心脏冲动频率、节律、起源部位、冲动传导速度和次序的异常均可引起心脏活动的规律发生紊乱，称为心律失常。

（一）分类

临床上根据心律失常发作时心率的快慢可分为快速性心律失常和缓慢性心律失常。心律失常按其发生原理可分为冲动形成异常和冲动传导异常两大类。

1. 冲动形成异常

（1）窦性心律失常：由窦房结发出的冲动频率过快、过慢或有明显不规则形成的心律失常，如窦性心动过速、窦性心动过缓、窦性心律不齐、窦性停搏。

（2）异位心律：起源于窦房结以外（异位）的冲动，则形成期前收缩、阵发性心动过速、扑动、颤动以及逸搏心律等心律失常。

2. 冲动传导异常

（1）生理性：干扰及房室分离。

（2）病理性：传导阻滞常见的有窦房传导阻滞、房室传导阻滞、房内传导阻滞、室内传导阻滞（左、右束支及左束支分支传导阻滞）。

（3）房室间传导途径异常：预激综合征。

（二）发病机制

心律失常有多种不同的发病机制，如折返、异常自律性、后除极触发激动等，心律失常的电生理机制主要包括冲动形成异常、冲动传导异常以及二者并存。

1. 冲动形成异常

（1）正常自律性状态：窦房结、结间束、冠状窦口周围、房室结的远端和希氏束 - 浦肯野系统的心肌细胞均有自律性。自主神经系统兴奋性改变或心脏传导系统的内在病变，均可导致原有正常自律性的心肌细胞发放不适当的冲动，如窦性心律失常、逸搏心律。

（2）异常自律性状态：正常情况下心房、心室肌细胞是无自律性的快反应细胞，由于病变使膜电位降低 $-50 \sim -60mV$ 时，使其出现异常自律性，而原本有自律性的快反应细胞（浦肯野纤维）的自律性也增高，异常自律性从而引起心律失常，如房性或室性快速心律失常。

（3）后除极触发激动：当局部儿茶酚胺浓度增高、低血钾、高血钙、洋地黄中毒及心肌缺血再灌注时，心房、心室与希氏束 - 浦肯野组织在动作电位后可产生除极活动，被称为后除极。若后除极的振幅增高并抵达阈值，便可引起反复激动，可导致持续性快速性心律失常。

2. 冲动传导异常　　折返是所有快速性心律失常最常见的发病机制，传导异常是产生折返的基本条件。传导异常包括：①心脏两个或多个部位的传导性与应激性各不相同，相互连接形成一个有效的折返环路；②折返环的两支应激性不同，形成单向传导阻滞；③另一通道传导缓慢，使原先发生阻滞的通道有足够时间恢复兴奋性；④原先阻滞的通道再次激动，从而完成一次折返激动。冲动在环内反复循环，从而产生持续而快速的心律失常。

（三）实验室检查

1. 心电图检查　　心电图检查是诊断心律失常最重要、最常用的无创性的检查技术。需记录十二导联，并记录显示 P 波清楚导联的心电图长条，以备分析，往往选择Ⅱ或 V1 导联。

心电图分析主要包括：①心房、心室节律是否规则，频率如何；② P-R 间期是否恒定；③ P 波、QRS 波群形态是否正常，P 波与 QRS 波的相互关系等。

2. 长时间心电图记录

（1）动态心电图：动态心电图检查是在患者日常工作和活动情况下，连续记录患者24h 的心电图。其作用是：①了解患者症状发生如心悸、晕厥等，是否与心律失常有关。②明确心律失常或心肌缺血的发作与活动关系、昼夜分布特征。③帮助评价抗心律失常药物的疗效、起搏器、埋藏式心脏复律除颤器的效果和功能状态。

（2）事件记录器

1）事件记录器：应用于间歇、不频繁发作的心律失常患者，通过直接回放、电话、互联网将实时记录的发生心律失常及其发生心律失常前后的心电图传输至医院。

2）埋植皮下事件记录器：这种事件记录器可埋于患者皮下，记录器可自行启动、检测和记录心律失常，应用于发作不频繁，可能是心律失常所致的原因不明晕厥患者。

3. 运动试验 运动试验用于运动时出现心悸的患者以协助诊断。但运动试验的敏感性不如动态心电图，须注意正常人进行运动试验时亦可出现室性期前收缩。

4. 食管心电图 将食管电极导管插入食管并置于心房水平位置，能记录心房电位，并能进行心房快速起搏和程序电刺激。其作用为：①可以提供对常见室上性心动过速发生机制的判断帮助，帮助鉴别室上性心动过速；②可以诱发和终止房室结折返性心动过速；③有助于不典型预激综合征的诊断；④评价窦房结功能；⑤评价抗心律失常药物的疗效。

5. 临床心电生理检查

（1）心电生理检查临床作用：①诊断性应用：确立心律失常诊断及类型，了解心律失常起源部位及发生机制。②治疗性应用：以电刺激终止心动过速发作，评价某些治疗措施（如起搏器、植入式心脏复律除颤器、导管消融、手术治疗、药物治疗等）能否防止电刺激诱发心动过速；通过电极导管进行消融如射频、冷冻，达到治愈心动过速的目的。③判断预后：通过电刺激确定患者是否易于诱发室性心动过速，有无发生猝死的危险。

（2）心电生理检查适应证：①窦房结功能测定。②房室与室内传导阻滞。③心动过速。④不明原因晕厥。

**二、窦性心律失常**

心脏的正常起搏点位于窦房结，其冲动产生的频率是 60～100 次 /min，产生的心律称为窦性心律。心电图特征 P 波在 Ⅰ、Ⅱ、aVF 导联直立，aVR 导联倒置，PR 间期 0.12～0.20s。窦性心律的频率因年龄、性别、体力活动等不同有显著的差异。

（一）窦性心动过速

成人窦性心律在 100～150 次 /min，偶有高达 200 次 /min，称窦性心动过速。窦性心动过速通常逐渐开始与终止。刺激迷走神经可以使其频率减慢，但刺激停止有加速原来的水平。

1. 病因 多数属生理现象，健康人常在吸烟，饮茶、咖啡、酒，剧烈运动或情绪激动等情况下发生。在某些病时也可发生，如发热、甲亢、贫血、心肌缺血、心力衰竭、休克等。应用肾上腺素、阿托品等药物亦常引起窦性心动过速。

2. 心电图特征 窦性P波规律出现，频率 > 100 次 /min，PP 间隔 < 0.6s。

3. 治疗原则 一般不需特殊治疗。祛除诱发因素和针对原发病做相应处理。必要时可应用 β 受体拮抗药如美托洛尔，减慢心率。

（二）窦性心动过缓

成人窦性心律频率 < 60 次 /min，称窦性心动过缓。常同时伴发窦性心律不齐（不同 PP 间期的差异大于 0.12s）。

1. 病因 多见于健康的青年人、运动员、睡眠状态，为迷走神经张力增高所致。亦可见于颅内压增高、器质性心脏病、严重缺氧、阻塞性黄疸等。服用抗心律失常药物如 β 受体拮抗药、胺碘酮、钙通道阻滞药和洋地黄过量等也可发生。

2. 心电图特征 窦性P波规律出现，频率 < 60 次 /min，PP 间隔 > 1s。

3. 临床表现 一般无自觉症状，当心率过分缓慢，出现心排血量不足，可出现胸闷、头晕，甚至晕厥等症状。

4. 治疗原则 窦性心动过缓一般无症状也不需治疗；病理性心动过缓应针对病因采取相应治疗措施。如因心率过慢而出现症状者则可用阿托品、异丙肾上腺素等药物，但不宜长期使用。症状不能缓解者可考虑心脏起搏治疗。

（三）病态窦房结综合征

病态窦房结综合征，简称病窦综合征，是由于窦房结的病变导致功能减退，出现多种心律失常的表现。病窦综合征常合并心房自律性异常，部分患者可有房室传导功能障碍。

1. 病因 某些疾病如甲状腺功能亢进、伤寒、布鲁氏菌病、淀粉样变、硬化与退行性变等，在病程中损害窦房结，导致窦房结起搏和传导功能障碍；窦房结周围神经和心房肌的病变，减少窦房结的血液供应，影响其功能；迷走神经张力增高、某些抗心律失常药物抑制窦房结功能，亦可导致窦房结功能障碍。

2. 心电图特征 主要表现为：①非药物引起的持续的窦性心动过缓，心率 < 50 次 /min；②窦性停搏与窦房传导阻滞；③窦房传导阻滞与房室传导阻滞同时并存；④心动过缓与房性快速心律失常交替发作。

其他表现：①心房颤动患者自行心室率减慢，或发作前后有心动过缓和 / 或一度房室传导阻滞；②房室交界区性逸搏心律。

3. 临床表现 发作性头晕、黑矇、乏力，严重者可出现晕厥等，与心动过缓有关的心、脑血管供血不足的症状。有心动过速的症状者，还可有心悸、心绞痛等症状。

4. 治疗原则　对于无心动过缓有关供血不足的症状患者，不必治疗，定期随访，对于有症状的患者，应用起搏器治疗。心动过缓、心动过速综合征患者应用起搏器后，仍有心动过速症状，可应用抗心律失常药物，但避免单独使用抗心律失常药物，以免加重心动过缓症状。

### 三、期前收缩

根据异位起搏点部位的不同，期前收缩可分为房性、房室交界区性和室性期前收缩。期前收缩起源于一个异位起搏点，称为单源性，起源于多个异位起搏点，称为多源性。

临床上将偶尔出现期前收缩称偶发性期前收缩，但期前收缩＞5个/min称频发性期前收缩。如每一个窦性搏动后出现一个期前收缩，称为二联律；每两个窦性搏动后出现一个期前收缩，称为三联律；每一个窦性搏动后出现两个期前收缩，称为成对期前收缩。

（一）病因

各种器质性心脏病如冠心病、心肌炎、心肌病、风湿性心脏病、二尖瓣脱垂等可引起期前收缩。电解质紊乱、应用某些药物亦可引起期前收缩。另外，健康人在过度劳累、情绪激动、大量吸烟饮酒、饮浓茶、进食咖啡因等可引起期前收缩。

（二）心电图特征

1. 房性期前收缩　P波提早出现，其形态与窦性P波不同，PR间期大于0.12s，QRS波群形态与正常窦性心律的QRS波群相同，期前收缩后有不完全代偿间歇。

2. 房室交界性期前收缩　提前出现的QRS波群，其形态与窦性心律相同；P波为逆行型（在Ⅱ、Ⅲ、aVF导联中倒置）出现在QRS波群前，PR间期＜0.12s。或出现在QRS波后，RP间期＜0.20s。也可出现在QRS波之中。期前收缩后大多有完全代偿间歇。

3. 室性期前收缩　QRS波群提前出现，形态宽大畸形，QRS时限＞12s，与前一个P波无相关；T波常与QRS波群的主波方向相反；期前收缩后有完全代偿间歇。

（三）临床表现

偶发期前收缩大多无症状，可有心悸或感到1次心跳加重或有心跳暂停感。频发期前收缩使心排血量降低，引起乏力、头晕、胸闷等。

脉搏检查可有脉搏不齐，有时期前收缩本身的脉搏减弱。听诊呈心律不齐，期前收缩的第一心音常增强，第二心音相对减弱甚至消失。

（四）治疗原则

1. 病因治疗　积极治疗病因，消除诱因。如改善心肌供血，控制炎症，纠正电解质紊乱，防止情绪紧张和过度疲劳。

2. 对症治疗　偶发期前收缩无重要临床意义，不需特殊治疗，亦可用小量镇静药或 β 受体拮抗药；对症状明显、呈联律的期前收缩需应用抗心律失常药物治疗，如频发房性、交界区性期前收缩常选用维拉帕米、β 受体拮抗药等；室性期前收缩常选用利多卡因、美西律、胺碘酮等；洋地黄中毒引起的室性期前收缩应立即停用洋地黄，并给予钾盐和苯妥英钠治疗。

**四、阵发性心动过速**

阵发性心动过速是指阵发性、快速而规则的异位心律，由 3 个以上包括 3 个连续发生的期前收缩形成。根据异位起搏点的部位不同，可分为房性、交界区性和室性三种，房性与交界区性心动过速有时难以区别，故统称为室上性心动过速。

（一）病因

1. 室上性心动过速　常见于无器质性心脏病的正常人，也可见于各种心脏病患者，如冠心病、高血压、风湿性心脏病、甲状腺功能亢进、洋地黄中毒等患者。

2. 室性心动过速　多见于器质性心脏病患者，最常见于冠心病急性心肌梗死，其他如心肌病、心肌炎、风湿性心脏病、电解质紊乱、洋地黄中毒、Q-T 延长综合征、药物中毒等。

（二）心电图特征

1. 室上性心动过速　心电图特征连续 3 次或以上快而规则的房性或交界区性期前收缩（QRS 波群形态正常），频率在 150 ～ 250 次 /min，P 波为逆行性（Ⅱ、Ⅲ、aVF 导联倒置），常埋藏于 QRS 波群内或位于其终末部分，与 QRS 波群保持恒定关系，但不易分辨。

2. 室性心动过速　心电图特征连续 3 次或 3 次以上室性期前收缩；QRS 波形态畸形，时限大于 0.12s，有继发性 STT 改变，T 波常与 QRS 波群主波方向相反；心室率 140 ～ 220 次 /min，心律可以稍不规则；一般情况下 P 波与 QRS 波群无关，形成房室分离；常可见到心室夺获或室性融合波，是诊断室性心动过速的最重要依据。

（三）临床表现

1. 室上性心动过速　临床表现特点心率快而规则，常达 150 ～ 250 次 /min。突发突止，持续数秒、数小时甚至数日不等。发作时患者可有心悸、胸闷、乏力、头晕、心绞痛，甚至发生心力衰竭、休克。症状轻重取决于发作时的心率及持续时间。

2. 室性心动过速　临床表现特点发作时临床症状轻重可因发作时心率、持续时间、原有心脏病变而各有不同。非持续性室性心动过速（发作持续时间少于 30s，能自行终止）患者，可无症状；持续性室性心动过速（发作持续时间长于 30s，不能自行终止）由于快速心率及心房、心室收缩不协调而致心排血量降低，血流动力学明显障碍，心肌缺血，可出现呼吸困难、心绞痛、血压下降、晕厥、少尿、休克甚至猝死。听诊心率增快 140 ～ 220 次 /min，心律可有轻度不齐，第一心音强弱不一。

（四）治疗原则

1. 室上性心动过速　发作时间短暂，可自行停止者，无须特殊治疗。

持续发作几分钟以上或原有心脏病患者应采取：①刺激迷走神经的方法：刺激咽部引起呕吐反射、Valsalva 动作（深吸气后屏气，再用力做呼气动作）、按压颈动脉窦、将面部浸没于冰水中等。②抗心律失常药物：首选维拉帕米，其他可选用艾司洛尔、普罗帕酮等药物。③对于合并心力衰竭的患者，洋地黄可作首选药物，毛花苷 C 静脉注射。但其他患者洋地黄目前已少用。④应用升压药物：常用间羟胺、去甲肾上腺素等。

对于药物效果不好患者可采用食管心房起搏，效果不佳可采用同步直流电复律术。对于症状重、频繁发作、用药效果不好的患者，可应用经射频导管消融术进行治疗。

2. 室性心动过速　无器质性心脏病患者非持续性室性心动过速，又无症状者，无须治疗。

持续性发作时治疗首选利多卡因静脉注射，首次剂量为 50 ～ 100mg，必要时 5 ～ 10min 后重复。发作控制后应继续用利多卡因静脉滴注维持 24 ～ 48h，维持量 1 ～ 4mg/min 防止复发。其他药物有普罗帕酮、索他洛尔、普鲁卡因胺、苯妥英钠、胺碘酮、溴苄铵等。

如应用药物无效，或患者已出现低血压、休克、心绞痛、充血性心力衰竭、脑血流灌注不足时，可用同步直流电复律。洋地黄中毒引起的室性心动过速，不宜应用电复律。

**五、心房扑动和心室扑动、心房颤动和心室颤动**

当异位搏动的频率超过阵发性心动过速的范围时，形成的心律称为扑动或颤动。可分为心房扑动（简称房扑）、心房颤动（简称房颤）、心室扑动（简称室扑）、心室颤动（简称室颤）。房颤是仅次于期前收缩的常见心律失常，远比房扑多见，还是心力衰竭最常见的诱因之一。室扑、室颤是极危重的心律失常。

（一）心房扑动与心房颤动

心房内产生极快的冲动，心房内心肌纤维极不协调地乱颤，心房丧失有效的收缩，心排血量比窦性心律减少 25% 以上。

1. 病因　房扑、房颤病因基本相同，常发生于器质性心脏病患者，如风湿性心瓣膜病、冠心病、高血压心脏病、甲状腺功能亢进、心力衰竭、心肌病等。也可发生于健康人情绪激动、手术后、急性酒精中毒、运动后。

2. 心电图特征

（1）房扑心电图特点：P 波消失，呈规律的锯齿状扑动波（F 波），心房率 250～350 次/min，F 波与 QRS 波群成某种固定的比例，最常见的比例为 2:1 房室传导，心室率规则或不规则，取决于房室传导比例，QRS 波群形态一般正常，伴有室内差异性传导或原有束支传导阻滞者 QRS 波群可宽大变形。

（2）房颤心电图特点：为窦性 P 波消失，代之以大小形态及规律不一的 f 波，频率 350～600 次/min，RR 间隔完全不规则，心室率极不规则，通常在 100～160 次/min。QRS 波群形态一般正常，伴有室内差异性传导或原有束支传导阻滞者 QRS 波群可宽大变形。

3. 临床表现　房扑与房颤的临床症状取决于心室率的快慢，如心室率不快者可无任何症状。房颤心室率 < 150 次/min，患者可有心悸、气促、心前区不适等症状，心室率极快者 > 150 次/min，可因心排血量降低而发生晕厥、急性肺水肿、心绞痛或休克。持久性房颤，易形成左心房附壁血栓，若脱落可引起动脉栓塞。

房颤心脏听诊第一心音强弱不一致，心律绝对不规则。脉搏表现为快慢不均、强弱不等，发生脉搏短绌现象。

4. 治疗原则

（1）心房扑动：针对原发病进行治疗。应用同步直流电复律术转复房扑是最有效的方法。普罗帕酮、胺碘酮对转复、预防房扑复发有一定疗效。洋地黄类制剂是控制心室率首选药物，钙通道阻滞药对控制心室率亦有效。部分患者可行导管消融术治疗。

（2）心房颤动：积极查出房颤的原发病及诱发原因，并给予相应的处理。急性期应首选电复律治疗。心室率不快，发作时间短暂者无须特殊治疗；如心率快，且发作时间长，可用洋地黄减慢心室率，维拉帕米、地尔硫䓬等药物终止房颤。对持续性房颤患者，如有恢复正常窦性心律指征时，可用同步直流电复律或药物复律。也可应用经导管射频消融进行治疗。

（二）心室扑动与心室颤动

心室内心肌纤维发生快而微弱的、不协调的乱颤，心室完全丧失射血能力，是最严重的心律失常，相当于心室停搏。

1. 病因　急性心肌梗死是最常见病因，洋地黄中毒、严重低血钾、心脏手术、电击伤以及胺碘酮、奎尼丁中毒等也可引起，是器质性心脏病和其他疾病危重患者临终前发生的心律失常。

2. 临床表现　室颤一旦发生，表现为迅速意识丧失、抽搐、发绀，继而呼吸停止，瞳孔散大甚至死亡。查体心音消失、脉搏触不到，血压测不到。

3. 心电图特征

（1）室扑心电图特征：QRS-T 波群消失，带之以相对规律均齐的快速大幅波动，频率为 150～300 次/min。

（2）室颤心电图特征：QRS 波群与 T 波消失，呈完全无规则的波浪状曲线，形状、频率、振幅高低各异）。

4. 治疗原则　室颤可致心脏停搏，一旦发生立即做非同步直流电除颤，同时胸外心脏按压及人工呼吸，保持呼吸道通畅，迅速建立静脉通路，给予复苏和抗心律失常药物等抢救措施。

**六、房室传导阻滞**

冲动从心房传至心室的过程中发生障碍，冲动传导延迟或不能传导，称为房室传导阻滞，按其阻滞的程度，分为三度：一度房室传导阻滞、二度房室传导阻滞，三度房室传导阻滞。一度、二度又称为不完全性房室传导阻滞，三度则为完全性房室传导阻滞，此时全部冲动均不能被传导。

（一）病因

多见于器质性心脏病，如冠心病、心肌炎、心肌病、高血压病、心内膜炎、甲状腺功能减退等。另外，电解质紊乱、药物中毒、心脏手术等也是引发房室传导阻滞的病因。偶见正常人在迷走神经张力增高时可出现不完全性房室传导阻滞。

（二）临床表现

一度房室传导阻滞患者除有原发病的症状外，一般无其他症状。

二度房室传导阻滞又分为Ⅰ型和Ⅱ型，Ⅰ型又称文氏现象或莫氏Ⅰ型，二度Ⅰ型患者常有心悸和心搏脱落感，听诊第一心音强度逐渐减弱并有心搏；二度Ⅱ型又称莫氏Ⅱ型，患者心室率较慢时，可有心悸、头晕、气急、乏力等症状，脉律可不规则或慢而规则，但第一心音强度恒定。此型易发展为完全性房室传导阻滞。

三度房室传导阻滞的临床症状轻重取决于心室率的快慢，如患者心率 30～50 次/min，则出现心跳缓慢，脉率慢而规则，有心悸、头晕、乏力的感觉，出现晕厥、心绞痛、心力衰竭和脑供血不全等表现。当心率 < 20 次 /min，可引起阿 - 斯综合征，甚至心跳暂停。

（三）心电图特征

一度房室传导阻滞 PR 间隔 > 0.20s，无 QRS 波群脱落。

二度房室传导阻滞莫氏 I 型（文氏现象）的特征为：PR 间期逐渐延长，直至 QRS 波群脱落；相邻的 RR 间期逐渐缩短，直至 P 波后 QRS 波群脱落，之后 PR 间期又恢复以前时限，如此周而复始；包含 QRS 波群脱落的 RR 间期比两倍正常窦性 PP 间期短；最常见的房室传导比例为 3:2 或 5:4。

莫氏 II 型的特征为 PR 间期固定（正常或延长），有间歇性 P 波与 QRS 波群脱落，常呈 2:1 或 3:1 传导；QRS 波群形态多数正常。

三度房室传导阻滞，心房和心室独立活动，P 波与 QRS 波群完全脱离关系；PP 距离和 RR 距离各自相等；心室率慢于心房率；QRS 波群形态取决于阻滞部位。

（四）治疗原则

一度及二度 I 型房室传导阻滞如心室率不慢且无症状者，一般不需治疗。心室率 < 40 次 /min 或症状明显者，可选用阿托品、异丙肾上腺素，提高心室率。但急性心肌梗死患者应慎用，因可导致严重室性心律失常。二度 II 型和三度房室传导阻滞，心室率缓慢，伴有血流动力学障碍，出现阿 - 斯综合征时，应立即按心脏停搏处理。对反复发作、曾有阿 - 斯综合征发作的患者，应及时安装临时或埋藏式心脏起搏器。

**七、心律失常患者的管理与健康教育措施**

（一）休息与活动

影响心功能的心律失常患者应绝对卧床休息，以减少心肌耗氧量和对交感神经的刺激。协助做好生活管理与健康教育，保持大便通畅，减少和避免任何不良刺激，以利身心休息。对于伴有呼吸困难、发绀等症状时，给予氧气吸入。

功能性和轻度器质性心律失常血流动力学改变不大的患者，应注意劳逸结合，避免感染，可维持正常工作和生活，积极参加体育运动，改善自主神经功能。

（二）心理管理与健康教育

给予必要的解释和安慰，加强巡视，给予必要的生活管理与健康教育，增加患者的安全感。

（三）饮食管理与健康教育

给予低脂、易消化、营养饮食，不宜饱食，少量多餐，避免吸烟、酗酒、刺激性饮料和食物。

（四）病情观察

1. 观察生命体征 密切观察脉搏、呼吸、血压、心率、心律，以及神志、面色等变化，同时应注意患者的电解质及酸碱平衡情况变化。

2. 心电监护 严重心律失常患者应实行心电监护，注意有无引起猝死的危险征兆，如心律失常频发性、多源性、成联律、RonT 室性早搏、阵发性室上性心动过速、房颤、二度Ⅱ型及三度房室传导阻滞等。如发现上述情况，立即报告医师进行处理，同时做好抢救，如吸氧、开放静脉通道、准备抗心律失常药物、除颤器、临时起搏器等。

（五）用药管理与健康教育

1. 正确、准确使用抗心律失常药物 口服药应按时按量服用，静脉注射及静滴药物速度要严格按医嘱执行，用药过程及用药后要注意观察患者心律、心率、血压、脉搏、呼吸和意识，必要时行心电监测，判断疗效和有无不良反应。

2. 观察药物不良反应 利多卡因对心力衰竭、肝肾功能不全、酸中毒、老年患者，药物半衰期明显延长，应用时须注意减量。另外静脉注射利多卡因不可过快、过量，以免导致中枢神经系统毒性反应，如嗜睡、感觉异常、眩晕、视物模糊，甚至谵妄、昏迷等。还可以引起心血管系统不良反应，如传导阻滞、低血压、抽搐，甚至呼吸抑制和心脏停搏。

奎尼丁药物有较强的心脏毒性作用，使用前测血压、心率，用药期间应观察血压、心电图，如有明显血压下降、心率减慢或不规则，心电图示 Q-T 间期延长时，须暂停给药，并给予处理。

胺碘酮对心外毒性最严重的为肺纤维化，应严密观察患者的呼吸状态及早发现肺损伤的情况。

（六）健康教育

1. 向患者及家属讲明心律失常的病因、诱因和防治知识。

2. 注意休息，劳逸结合，防止增加心脏负担。无器质性心脏病的患者应积极参加体育运动，改善自主神经功能；器质性心脏病患者可根据心功能适当活动和休息。

3. 积极治疗原发病，避免诱因如发热、寒冷、睡眠不足等。

4. 按医嘱服用抗心律失常药物，不可自行增减和撤换药物，注意药物副作用，如有不良反应及时就医。

5. 饮食应选择低脂、易消化、富营养，少量多餐。应避免吸烟、酗酒、饱食、刺激性饮食、含咖啡因饮料以免引起心律失常。

6. 教会患者及家属测量脉搏和心律的方法，每天至少 1 次，每次至少 1min。对于反复发生严重心律失常的患者家属，要教会其心肺复苏术以备急救。

7. 对于有晕厥史的患者要避免从事驾驶、高空作业等危险工作，当出现头晕、黑矇时，立即平卧，以免晕厥发作时摔倒。

8. 定期门诊随访，复查心电图。

# 第五节　冠状动脉粥样硬化性心脏病

冠状动脉粥样硬化性心脏病是冠状动脉粥样硬化后造成管腔狭窄、阻塞和 / 或冠状动脉功能性痉挛，导致心肌缺血、缺氧引起的心脏病，简称冠心病，又称缺血性心脏病，是动脉硬化引起器官病变的最常见类型，也是严重危害人们健康的常见病。本病发病多在 40 岁以后，早期男性发病率多于女性。

根据本病的病理解剖和病理生理变化的不同和临床表现特点，1979 年世界卫生组织将冠状动脉粥样硬化性心脏病分为：隐匿型冠心病、心绞痛型冠心病、心肌梗死型冠心病、缺血性心肌病及猝死型冠心病五种临床类型。

近年来临床专家将冠状动脉粥样硬化性心脏病分为急性冠脉综合征和慢性缺血综合征两大类。急性冠脉综合征类型中包括不稳定心绞痛、非 ST 段抬高型心肌梗死、ST 段抬高型心肌梗死、猝死型冠心病。慢性缺血综合征类型中包括稳定型心绞痛、冠脉正常的心绞痛（X 综合征）、无症状性心肌缺血、缺血性心肌病。

## 一、心绞痛

心绞痛临床分型分为稳定型心绞痛和不稳定型心绞痛。稳定型心绞痛是指在冠状动脉粥样硬化的基础上，由于心肌负荷增加，发生冠状动脉供血不足，导致心肌急剧暂时的缺血、缺氧所引起的临床综合征。

（一）病因与发病机制

当冠状动脉的供血与心肌需血量之间发生矛盾时，冠状动脉血流量不能满足心肌细胞代谢需要，造成心肌暂时的出现缺血、缺氧，心肌在缺血、缺氧情况下产生的代谢产物，刺激心脏内的传入神经末梢，经 1～5 胸交感神经节和相应的脊髓段，传入大脑，在与自主神经进入水平相同脊髓段的脊神经所分布的区域，即胸骨后、胸骨下段、上腹部、左肩、左臂前内侧与小指，产生疼痛感觉。由于心绞痛不是躯体神经传入，因此不能准确定位，常不是锐痛。

正常心肌耗氧的多少主要取决于心肌张力、心肌收缩强度、心率，因此常用"心率 × 收缩压"，作为评估心肌耗氧的指标。心肌能量的产生需要心肌细胞将血液中大量的氧摄入，因此，当氧供需增加的时候，就难从血液中摄入更多的氧，只能增加冠状动脉的血流量提供。在正常情况下，冠状动脉血流量是随机体生理需要而变化，在剧烈体力活动、缺氧等情况时，冠状动脉就要扩张，使血流量增加，满足机体需要。

当冠状动脉粥样硬化所致的冠脉管腔狭窄和/或部分分支闭塞时，冠状动脉扩张能力减弱，血流量减少，对心肌供血处于相对固定状态，一般休息状态可以无症状。当心脏负荷突然增加时，如劳累、情绪激动等，使心肌张力增加、心肌收缩力增加、心率增快，都可以引起心肌耗氧量增加，冠脉不能相应扩张以满足心肌需血量，引起心绞痛发作。另外如主动脉瓣膜病变、严重贫血、肥厚型心肌病等，由于血液携带氧的能力降低或是肥厚的心肌使心肌耗氧增加或是心排血量过低/舒张压过低，均可造成心肌氧的供需失衡，心肌缺血缺氧，引发心绞痛。各种原因引起冠状动脉痉挛，不能满足心肌需血量，亦可引发心绞痛。

稳定型心绞痛常发生于劳累、激动的当时，典型心绞痛在相似的情况下可重复出现，但是同样的诱因情况，可以只是在早晨而不在下午出现心绞痛，提示与早晨交感神经兴奋性增高等昼夜节律变化有关。当发作的规律有变化或诱因强度降低仍诱发心绞痛发作，常提示患者发生不稳定型心绞痛。

（二）临床表现

1. 症状　阵发性胸痛或心前区不适是典型心绞痛的特点。

（1）疼痛部位：胸骨体中上段、胸骨后可波及心前区，甚至整个前胸，边界表达不清。可放射至左肩、左臂内侧，甚至可达左手环指和小指，也可向上放射至颈、咽部和下颌部，也可放射至上腹部甚至下腹部。

（2）疼痛性质：常为压迫感、发闷、紧缩感也可为烧灼感，偶可伴有濒死、恐惧感。患者可因疼痛而被迫停止原来的活动，直至症状缓解。

（3）持续时间：多在 1 ～ 5min，一般不超过 15min。

（4）缓解方式：休息或含服硝酸甘油后几分钟内缓解。

（5）发作频率：发作频率固定，可数天或数星期发作 1 次，也可 1d 内多次发作。

（6）诱发因素：有体力劳动、情绪激动、饱餐、寒冷、吸烟、休克等情况。

2. 体征　发作时可有心率增快，暂时血压升高。有时出现第四或第三心音奔马律。也可有心尖部暂时性收缩期杂音，出现交替脉。

（三）实验室检查

1. 心电图检查　心电图检查是发现心肌缺血、诊断心绞痛最常用的检查方法。

（1）静息心电图检查：缓解期可无任何表现。心绞痛发作期特征性的心电图可见 ST 段压低＞ 0.1mV，T 波低平或倒置，ST 段改变比 T 波改变更具有特异性。少部分患者发作时原来低平、倒置的 T 波变为直立，也可以诊断心肌缺血。T 波改变对于心肌缺血诊断特异性不如 ST 段改变，但发作时的心电图与发作前的心电图进行比较有明显差别，而且发作之后心电图有所恢复，也是具有诊断意义。

部分患者发作时可出现各种心律失常，最常见的是左束支传导阻滞和左前分支传导阻滞。

（2）心电图负荷试验：心电图负荷试验最常用的运动负荷试验。心绞痛患者在运动中出现典型心绞痛，心电图有 ST 段水平型或下斜型压低 ≥ 0.1mV，持续 2min 即为运动负荷试验阳性。

2. 超声心动图　缓解期可无异常表现，心绞痛发作时可发现节段性室壁运动异常，可有一过性心室收缩、舒张功能障碍的表现。

超声心动图负荷试验是诊断冠心病的方法之一，敏感性和特异性高于心电图负荷试验，可以识别心肌缺血的范围和程度。

3. 放射性核素检查　$^{201}$Tl（铊）静息和负荷心肌灌注显像，在静息状态可以见到心肌梗死后瘢痕部位的铊灌注缺损的显像。负荷心肌灌注显像是在运动诱发心肌缺血时，显示出冠状动脉供血不足而导致的灌注缺损。

4. 冠状动脉造影　冠状动脉造影目前是诊断冠心病的金标准。可发现冠脉系统病变的范围和程度，当管腔直径缩小于 70% ～ 75% 以上时，将严重影响心肌供血。

（四）治疗原则

心绞痛治疗的主要目的是：一是预防心肌梗死及猝死，改善预后；二是减轻症状，提高生活质量。

1. 心绞痛发作期治疗

（1）休息：发作时立刻休息，一般在停止活动后 3 ～ 5min 症状即可消失。

（2）应用硝酸酯类药物：硝酸酯类药物是最有效、作用最快终止心绞痛发作的药物，如舌下含化硝酸甘油 0.3 ～ 0.6mg，1 ～ 2min 开始起效，作用持续 30min 左右，或舌下含化硝酸异山梨酯 5 ～ 10mg，2 ～ 5min 起效，作用持续 2 ～ 3h。

2. 缓解期治疗

（1）祛除诱因：尽量避免已确知的诱发因素，保持体力活动，调整活动量，避免过度劳累；保持平和心态，避免心情紧张、情绪激动；调整饮食结构，严禁烟酒，避免饱餐。控制血压，将血压控制在 130/80mmHg 以下；改善生活方式，控制体重；积极治疗糖尿病，将糖化血红蛋白控制在 ≤ 7%。

（2）应用硝酸酯制剂：硝酸酯制剂可以扩张容量血管，减少静脉回流，同时对动脉也有轻度扩张，降低心脏后负荷，进而降低心肌耗氧量。硝酸酯制剂可以扩张冠状动脉，增加心肌供血，改善需血氧与供血氧的矛盾，缓解心绞痛症状。

硝酸甘油：舌下含服，起效快，常用于缓解心绞痛发作。

硝酸甘油气雾剂：也常可用于缓解心绞痛发作，作用方式如同舌下含片。

2% 硝酸甘油贴剂：适用于预防心绞痛发作，贴在胸前或上臂皮肤，缓慢吸收。

二硝酸异山梨酯：二硝酸异山梨酯口服 3 次 /d，每次 5 ～ 20mg，服用后半小时起效，作用维持 3 ～ 5h。舌下含服 2 ～ 5min 起效，每次可用 5 ～ 10mg，维持时间为 2 ～ 3h。

硝酸酯制剂不良反应有头晕、头部跳痛感、面红、心悸等，静脉给药还可有血压下降。硝酸酯制剂持续应用可以产生耐药性。

（3）应用 β 受体拮抗药：β 受体拮抗药是冠心病二级预防的首选药，应终身服用。如普萘洛尔、阿替洛尔、美托洛尔等。使用剂量应个体化，在治疗过程中以清醒时静息心率不低于 50 次 /min 为宜。从小剂量开始，逐渐增加剂量，以达到缓解症状，改善预后目的。如果必须停药应逐渐减量，避免突然停药引起症状反跳，甚至诱发急性心肌梗死。对于心动过缓、房室传导阻滞患者不宜使用。慢性阻塞性肺部疾患、支气管哮喘、心力衰竭、外周血管病患者均应慎用。

（4）应用钙通道阻滞药：钙通道阻滞剂抑制心肌收缩，扩张周围血管，降低动脉压，降低心脏后负荷，减少心肌耗氧量。还可以扩张冠状动脉，缓解冠状动脉痉挛，改善心内膜下心肌的供血。临床常用制剂有硝苯地平、地尔硫草等。

常见不良反应有胫前水肿、面色潮红、头痛、便秘、嗜睡、心动过缓、房室传导阻滞等。

（5）应用抑制血小板聚集的药物：冠状动脉内血栓形成是急性冠心病事件发生的主要特点，抑制血小板功能对于预防事件、降低心血管死亡具有重要意义。临床常用肠溶阿司匹林 75 ～ 150mg/d，主要副作用是胃肠道症状，严重程度与药物剂量有关，引发消化道出血的年发生率为 1‰ ～ 2‰。如有消化道症状不能耐受、过敏、出血等情况，可应用氯吡格雷和质子泵抑制药如奥美拉唑，替代阿司匹林。

（五）管理与健康教育措施

1. 一般管理与健康教育 发作时应立即休息，同时舌下含服硝酸甘油。缓解期可适当活动，避免剧烈运动，保持情绪稳定。秋、冬季外出应注意保暖。对吸烟患者应鼓励戒烟，以免加重心肌缺氧。

2. 病情观察 了解患者发生心绞痛的诱因，发作时疼痛的部位、性质、持续时间、缓解方式、伴随症状等。发作时应尽可能描记心电图，以明确心肌供血情况。

如症状变化应警惕急性心肌梗死的发生。

3. 用药管理与健康教育　应用硝酸甘油时，嘱咐患者舌下含服，或嚼碎后含服，应在舌下保留一些唾液，以利药物迅速溶解而吸收。含药后应平卧，以防低血压的发生。服用硝酸酯类药物后常有头胀、面红、头晕、心悸等血管扩张的表现，一般持续用药数天后可自行好转。对于心绞痛发作频繁或含服硝酸甘油效果不好的患者，可静脉滴注硝酸甘油，但注意滴速，需监测血压、心率变化，以免造成血压降低。注意青光眼、低血压禁忌。

4. 饮食管理与健康教育　给予低热量、低脂肪、低胆固醇、少糖、少盐、适量蛋白质、丰富的维生素饮食，宜少食多餐，不饮浓茶、咖啡，避免辛辣刺激性食物。

5. 健康教育

（1）饮食指导：告诉患者宜摄入低热量、低动物脂肪、低胆固醇、少糖、少盐、适量蛋白质食物，饮食中应有适量的纤维素和丰富的维生素，宜少食多餐，不宜过饱，不饮浓茶，咖啡，避免辛辣刺激性食物。肥胖者控制体重。

（2）预防疼痛：寒冷可使冠脉收缩，加重心肌缺血，故冬季外出应注意保暖。告诉患者洗澡不要在饱餐或饥饿时进行，洗澡水温不要过冷或过热，时间不宜过长，不要锁门，以防意外。有吸烟习惯的患者应戒烟，因为吸烟产生的一氧化碳影响氧合，加重心肌缺氧，引发心绞痛。

（3）活动与休息：合理安排活动和休息缓解期可适当活动，但应避免剧烈运动（如快速登楼、追赶汽车），保持情绪稳定，避免过劳。

（4）定期复查：定期检查心电图、血脂、血糖情况，积极治疗高血压、控制血糖和血脂。如出现不适疼痛加重，用药效果不好，应到医院就诊。

（5）按医嘱服药：平时要随身携带保健药盒（内有保存在深色瓶中的硝酸甘油等药物）以备急用，并注意定期更换。学会自我监测药物的不良反应，自测脉率、血压，密切观察心率血压变化，如发现心动过缓应到医院调整药物。

## 二、急性心肌梗死

急性心肌梗死是在冠状动脉硬化的基础上，冠状动脉血供应急剧减少或中断，使相应的心肌发生严重持久的缺血导致心肌坏死。临床表现为持久的胸前区疼痛、发热、血白细胞计数增高、血清心肌坏死标记物增高和心电图进行变化，还可发生心律失常、休克或心力衰竭三大并发症，亦属于急性冠脉综合征的严重类型。

（一）病因与发病机制

基本病因是冠状动脉粥样硬化，造成一支或多支血管狭窄，在侧支循环未建立时，使心肌供血不足。也有极少数患者由于冠状动脉栓塞、炎症、畸形、痉挛和冠状动脉口阻塞为基本病因。

在冠状动脉严重狭窄的基础上，一旦心肌需血量猛增或冠脉血供锐减，使心肌缺血达 20～30min 以上，即可发生急性心肌梗死。

研究证明，多数心肌梗死是由于粥样斑块破溃、出血、管腔内血栓形成，使管腔闭塞。还有部分患者是由于冠状动脉粥样斑块内或其下出血或血管持续痉挛，也可使冠状动脉完全闭塞。

促使粥样斑块破裂、出血、血栓形成的诱因有：①机体交感神经活动增高，应激反应性增强，心肌收缩力加强、心率加快、血压增高。②饱餐，特别在食用大量脂肪后，使血脂升高，血黏稠度增高。③剧烈活动、情绪过分紧张或过分激动、用力大便或血压突然升高，均可使左心室负荷加重。④脱水、出血、手术、休克或严重心律失常，可使心排血量减少，冠状动脉灌注减少。

急性心肌梗死发生并发症，均可使冠状动脉灌注量进一步降低，心肌坏死范围扩大。

（二）临床表现

1. 先兆表现　约 50% 以上的患者发病数日或数周前有胸闷、心悸、乏力、恶心、大汗、烦躁、血压波动、心律失常、心绞痛等前驱症状。以新发生的心绞痛，或原有心绞痛发作频繁且程度加重、持续时间长、服用硝酸甘油效果不好为常见。

2. 主要症状

（1）疼痛：为最早、最突出的症状，其性质和部位与心绞痛相似，但程度更剧烈，伴有烦躁、大汗、濒死感。一般无明显的诱因，疼痛可持续数小时或数天，经休息和含服硝酸甘油无效。少数患者症状不典型，疼痛可位于上腹部或颈背部，甚至无疼痛表现。

（2）全身症状：一般在发生疼痛 24～48h 后，出现发热、心动过速。一般发热体温在 38℃ 左右，多在 1 周内恢复正常。可有胃肠道症状如恶心、呕吐、上腹胀痛，重者可有呃逆。

（3）心律失常：有 75%～95% 的患者发生心律失常，多发生于病后 1～2d，前 24h 内发生率最高，以室性心律失常最多见，如频发室性期前收缩，成对出现或呈短阵室性心动过速，常是出现室颤先兆。室颤是急性心肌梗死早期患者死亡的主要原因。

（4）心源性休克：疼痛时常见血压下降，如疼痛缓解时，收缩压 < 10.7kPa（80mmHg），同时伴有烦躁不安、面色苍白或青紫、皮肤湿冷、脉搏细速、尿量减

少、反应迟钝，则为休克表现，约 20% 患者常于心肌梗死后数小时至 1 周内发生。

（5）心力衰竭：约半数患者在起病最初几天，疼痛或休克好转后，出现呼吸困难，咳嗽，发绀、烦躁等左心衰竭的表现，重者可发生急性肺水肿，随后可出现颈静脉怒张、肝大、水肿等右心衰竭的表现。右心室心肌梗死患者发病开始即可出现右心衰竭表现，同时伴有血压下降。

3. 体征　多数患者心率增快，但也有少数患者心率变慢，心尖部第一心音减低，出现第三、四心音奔马律。有 10%～20% 患者在发病的 2～3d，由于反应性纤维性心包炎，可出现心包摩擦音。可有各种心律失常。

除极早期血压可增高外，随之几乎所有患者血压下降，发病前高血压患者血压可降至正常，而且多数患者不再恢复起病前血压水平。

可有与心律失常、休克、心力衰竭相关体征。

4. 其他　并发症乳头肌功能不全或断裂、心室壁瘤、栓塞、心脏破裂、心肌梗死后综合征等。

（三）辅助检查

1. 心电图改变

（1）特征性改变：①面向坏死区的导联，出现宽而深的异常 Q 波。②在面向坏死区周围损伤区的导联，出现 ST 段抬高呈弓背向上。③在面向损伤区周围心肌缺氧区的导联，出现 T 波倒置。④在背向心肌梗死的导联则出现 R 波增高、ST 段压低、T 波直立并增高。

（2）动态性改变：起病数小时后 ST 段弓背向上抬高，与直立的 T 波连接成单向曲线；2d 内出现病理性 Q 波，R 波减低；数日后 ST 段恢复至基线水平，T 波低平、倒置或双向；数周后 T 波可倒置，病理性 Q 波永久遗留。

2. 实验室检查

（1）肌红蛋白：肌红蛋白敏感性高但特异性不高，起病后 2h 内升高，12h 内达到高峰，24～48h 恢复正常。

（2）肌钙蛋白：肌钙蛋白 I 或 T 起病后 3～4h 升高。肌钙蛋白 I 11～24h 达到高峰，7～10d 恢复正常。肌钙蛋白 T 24～48h 达到高峰，10～14d 恢复正常。

这些心肌结构蛋白含量增加是诊断心肌梗死的敏感指标。

（3）血清心肌酶测定：出现肌酸激酶同工酶 CK-MB、肌酸磷酸激酶、门冬氨酸氨基转移酶、乳酸脱氢酶升高，其中肌酸磷酸激酶是出现最早、恢复最早的酶，肌酸激酶同工酶 CK-MB 诊断敏感性和特异性均极高，起病 4h 内增高，16～24h 达到高峰，3～4d 恢复正常。增高程度与梗死的范围呈正相关，其高峰出现时间是否提前有助于判断溶栓治疗是否成功。

（4）血细胞：发病 24 ～ 48h 后白细胞升高（10 ～ 20）×10$^9$/L，中性粒细胞增多，嗜酸性粒细胞减少；红细胞沉降率增快；C 反应蛋白增高。

（四）治疗原则

急性心肌梗死治疗原则是尽快恢复心肌血流灌注，挽救心肌，缩小心肌缺血范围，防止梗死面积扩大，保护和维持心脏功能，及时处理各种并发症。

1. 一般治疗

（1）休息：急性期卧床休息 12h，若无并发症，24h 内应鼓励患者床上活动肢体，第 3 天可床边活动，第 4 天起逐步增加活动，1 周内可达到每日 3 次步行 100 ～ 150m。

（2）监护：急性期进行心电图、血压、呼吸监护，密切观察生命体征变化和心功能变化。

（3）吸氧：急性期持续吸氧 4 ～ 6L/min，如发生急性肺水肿，按其处理原则处理。

（4）抗凝治疗：无禁忌证患者嚼服肠溶阿司匹林 150 ～ 300mg，连服 3 日，以后改为 75 ～ 150mg/d，长期服用。

2. 解除疼痛　哌替啶 50 ～ 100mg 肌内注射或吗啡 5 ～ 10mg 皮下注射，必要时 1 ～ 2h 可重复使用 1 次，以后每 4 ～ 6h 重复使用，用药期间要注意防止呼吸抑制。疼痛轻的患者可应用可待因或罂粟碱 30 ～ 60mg 肌内注射或口服。也可用硝酸甘油静脉滴注，但需注意心率、血压变化，防止心率增快、血压下降。

3. 心肌再灌注　心肌再灌注是一种积极治疗措施，应在发病 12h 内，最好在 3 ～ 6h 进行，使冠状动脉再通，心肌再灌注，使濒临坏死的心肌得以存活，坏死范围缩小，减轻梗死后心肌重塑，改善预后。

（1）经皮冠状动脉介入（percutaneous coronary intervention，PCI）：实施 PCI 首先要有具备实施介入治疗条件，并建立急性心肌梗死急救的绿色通道，患者到院明确诊断之后，既要对患者给予常规治疗，又要做好术前准备的同时将患者送入心导管室。

直接 PCI。适应证：ST 段抬高和新出现左束支传导阻滞。ST 段抬高性心肌梗死并发休克。非 ST 段抬高性心肌梗死，但梗死的动脉严重狭窄。有溶栓禁忌证，又适宜再灌注治疗患者。

注意事项：发病 12h 以上患者不宜实施 PCI。对非梗死相关的动脉不宜实施 PCI。心源性休克需先行主动脉球囊反搏术，待血压稳定后方可实施 PCI。

补救 PCI。对于溶栓治疗后仍有胸痛，抬高的 ST 段降低不明显，应实施补救 PCI。

溶栓治疗再通后 PCI。溶栓治疗再通后，在 7 ～ 10d 行冠状动脉造影，并对残留的狭窄血管适宜的行 PCI，可进行 PCI。

（2）溶栓治疗：对于由于各种原因没有进行介入治疗的患者，在无禁忌证情况下，可尽早行溶栓治疗。

1）适应证：2 个以上（包括 2 个）导联 ST 段抬高或急性心肌梗死伴左束支传导阻滞，发病< 12h，年龄< 75 岁。ST 段抬高明显心肌梗死患者，> 75 岁。ST 段抬高性心肌梗死发病已达 12 ～ 24h，但仍有胸痛、广泛 ST 段抬高者。

2）禁忌证：既往病史中有出血性脑卒中；1 年内有过缺血性脑卒中、脑血管病；颅内肿瘤；近 1 个月有过内脏出血或已知出血倾向；正在使用抗凝药；近 1 个月有创伤史、> 10min 的心肺复苏；近 3 周来有外科手术史，近 2 周内有在不能压迫部位的大血管穿刺术；未控制高血压> 180/110mmHg；未排除主动脉夹层。

3）常用溶栓药物：尿激酶（UK）。在 30min 内静脉滴注 150 万～ 200 万 U；链激酶（SK）、重组链激酶（rSK）。在 1h 内静脉滴注 150 万 U，应用链激酶须注意有无过敏反应，如寒战、发热等；重组组织型纤溶酶原激活剂（rt-PA）。在 90min 内静脉给药 100mg，先静脉注射 15mg，继而在 30min 内静脉滴注 50mg，随后 60min 内静脉滴注 35mg。另外，在应用 rt-PA 前后均需静脉滴注肝素，应用 rt-PA 前需用肝素 5 000U，应用 rt-PA 后需每小时静脉滴注肝素 700 ～ 1 000U，持续使用 2d。之后 3 ～ 5d，每 12h 皮下注射肝素 7 500U 或使用低分子量肝素。

血栓溶解指标：抬高的 ST 段 2h 内回落 50%；2h 内胸痛消失；2h 内出现再灌注性心律失常；血清 CK-MB 酶峰值提前出现。

4. 心律失常处理　室性心律失常常可引起猝死，应立即处理，首选给予利多卡因静脉注射，反复出现可使用胺碘酮治疗，发生室颤时立即实施电复律；对房室传导阻滞者，可应用阿托品、异丙肾上腺素等药物，严重者需安装人工心脏起搏器。

5. 控制休克，补充血容量　应用升压药物及血管扩张药，纠正酸碱平衡紊乱。如处理无效时，应选用在主动脉内球囊反搏术的支持下，积极行经皮冠状动脉成形术或支架植入术。

6. 治疗心力衰竭　主要是治疗急性左心衰竭，急性心肌梗死 24h 内禁止使用洋地黄制剂。

7. 二级预防　预防动脉粥样硬化、冠心病的措施属于一级预防，对于已经患有冠心病、心肌梗死患者预防再梗，防止发生心血管事件的措施属于二级预防。

二级预防措施有：①应用阿司匹林或氯吡格雷等药物，抗血小板集聚。应用硝酸酯类药物，抗心绞痛治疗。②预防心律失常，减轻心脏负荷。控制血压在

140/90mmHg 以下，合并糖尿病或慢性肾功能不全应控制在 130/80mmHg 以下。③戒烟、控制血脂。④控制饮食，治疗糖尿病，糖化血红蛋白应低于 7%，体重指数应控制在标准体重之内。⑤对患者及家属要普及冠心病相关知识教育，鼓励患者有计划、适当的运动。

（五）管理与健康教育措施

1. 身心休息　急性期绝对卧床，减少心肌耗氧，避免诱因。保持安静，减少探视避免不良刺激，保证睡眠。陪伴和安慰患者，操作熟练，有条不紊，理解并鼓励患者表达恐惧。

2. 改善活动耐力　改善活动耐力，帮助患者制订逐渐活动计划。对于有固定时间和情境出现疼痛的患者，可预防性给药。若患者在活动后出现呼吸加快或困难、脉搏过快或停止后 3min 未恢复，血压异常、胸痛、眩晕应停止活动，并以此作为限制最大活动量的指标。

3. 病情观察　监护 5 ～ 7d，监测心电图、心率、心律、血压、血流动力学，有并发症应延长监护时间。如心率、心律和血压变化，出现心律失常，特别是室性心律失常和严重的房室传导阻滞、休克的发生，及时报告医师处理。观察尿量、意识改变，以帮助判断休克的情况。

4. 给氧　前 3d 给予高流量吸氧 4 ～ 6L/min，而后可间断吸氧。如发生急性肺水肿，按其处理原则管理与健康教育。

5. 镇痛管理与健康教育　遵医嘱给予哌替啶、吗啡、硝酸甘油等镇痛药物，对于烦躁不安患者可给予地西泮肌内注射。观察疼痛性质及其伴随症状的变化，注意有无呼吸抑制、心率加快等不良反应。

6. 防止便秘　管理与健康教育向患者强调预防便秘的重要性，食用富含纤维食物，注意饮水 1 500ml/d，遵医嘱长期服用缓泻药，保证大便通畅。必要时应用润肠药、低压灌肠等。

7. 饮食管理与健康教育　给予低热量、低脂、低胆固醇和高维生素饮食，少量多餐，避免刺激性食品。

8. 溶栓治疗管理与健康教育　溶栓前要建立并保持静脉通道畅通。仔细询问病史，除外溶栓禁忌证；溶栓前需检查血常规、出凝血时间、血型和配血备用。

溶栓治疗中观察患者有无寒战、皮疹、发热等过敏反应。应用抗凝药物如阿司匹林、肝素，使用过程中应严密观察有无出血倾向。应用溶栓治疗时应严密监测出凝血时间和纤溶酶原，防止出血，注意观察有无牙龈、皮肤、穿刺点出血和大小便的颜色。如出现大出血时需立即停止溶栓、输鱼精蛋白、输血。

溶栓治疗后应定时记录心电图、检查心肌酶谱，观察胸痛有无缓解。

9. 经皮冠状动脉介入治疗后管理与健康教育 防止出血与血栓形成，停用肝素 4h 后，复查全血凝固时间，凝血时间在正常范围之内，拔除动脉鞘管，压迫止血，加压包扎，患者继续卧床 24h，术肢制动。同时，严密观察生命体征，有无胸痛。观察足背动脉搏动情况、鞘管留置部位有无出血、血肿。

10. 预防并发症

（1）预防心律失常管理与健康教育：急性期要持续心电监护，发现频发室性期前收缩，成对的、多源性的、呈 RonT 现象的室性期前收缩或发现房室传导阻滞时，应及时通知医师处理，遵医嘱应用利多卡因等抗心律失常药物，同时要警惕发生室颤、猝死。

电解质紊乱、酸碱失衡也是引起心律失常的重要因素，要监测电解质和酸碱平衡状态，准备好急救药物和急救设备如除颤器、起搏器等。

（2）预防休克及管理与健康教育：遵医嘱给予扩容、纠酸、血管活性药物，避免脑缺血、保护肾功能，安置患者平卧位或头低足高位。

（3）预防心力衰竭管理与健康教育：在起病最初几天甚至在心肌梗死演变期内，急性心肌梗死的患者可以发生心力衰竭，多表现左心衰竭。因此要严密观察患者有无咳嗽、咳痰、呼吸困难、尿少等症状，观察肺部有无湿啰音。避免情绪烦躁、饱餐、用力排便等加重心脏负荷的因素。如发生心力衰竭，即按心力衰竭管理与健康教育进行管理与健康教育。

11. 健康教育

（1）养成良好生活习惯：调整生活方式，缓解压力，克服不良情绪，避免饱餐、寒冷刺激。洗澡时应注意：不在饱餐和饥饿时洗，水温和体温相当，时间不要过长，卫生间不上锁，必要时有人陪同。

（2）积极治疗危险因素：积极治疗高血压、高血脂、糖尿病、控制体重于正常范围，戒除烟酒。自觉落实二级预防措施。

（3）按时服药：了解所服药物作用、副作用，随身带药物和保健卡。按时服药、定期复查，终身随诊。

（4）合理饮食：食用低热量、低脂、低胆固醇，总热量不宜过高的饮食，以维持正常体重为度。清淡饮食，少量多餐。避免大量刺激性食品。多食含纤维素和果胶的食物。

## 第六节　原发性高血压

高血压是指动脉收缩压和/或舒张压持续升高。高血压分为原发性高血压和继发性高血压两种类型。病因不明的高血压，称为原发性高血压，简称为高血压。血压升高是继发某些疾病基础之上的症状，称为继发性高血压。

原发性高血压是以血压升高为主要临床表现，伴有或不伴有多种心血管疾病危险因素的综合征。高血压是心、脑、血管疾病的主要病因和危险因素，影响心、脑、肾的结构和功能，最终导致其功能衰竭，是心血管疾病死亡的主要原因之一。

### 一、病因与发病机制

病因及发病机制目前尚不清。

（一）病因

可能与发病有关，可分为遗传因素和环境因素。

1. 遗传因素　高血压具有家族聚集性，60% 高血压患者均有高血压家族史，父母均有高血压，子女发病率概率为高达 46%。不仅血压升高发生率体现遗传性，在血压高度、并发症发生及相关因素，也有遗传性。

2. 环境因素

（1）饮食：摄入钠盐较多导致敏感的人血压升高，摄入盐越多，血压水平和患病率越高；钾的摄入与血压呈负相关；部分研究者认为低钙饮食与高血压发生有关；高蛋白质、饱和脂肪酸、饱和脂肪酸/多不饱和脂肪酸比率较高物质摄入也是升高血压因素；饮酒量与血压水平，尤其与收缩压水平呈线性相关，每天饮酒量超过 50g 的患者，发病率明显提高。

（2）精神应激：长期精神过度紧张、焦虑或长期在噪声、视觉刺激的环境下，可引起高血压，可能与大脑皮质兴奋与抑制的平衡失调有关，以致交感神经兴奋性增强，儿茶酚胺类介质释放增加，使小动脉收缩。同时交感神经兴奋促使肾素释放增多，均促进和维持血压升高。

3. 其他因素

（1）体重：超重或肥胖是血压升高的重要危险因素，血压与体重指数呈显著正相关，肥胖类型与高血压有密切关系，向心性肥胖者易发生高血压。

（2）避孕药：口服避孕药引起的高血压一般是轻度、可逆转的，停药半年后血压可恢复正常。服用避孕药妇女血压升高发生率及程度与用药时间长短有关，35 岁以上妇女更易出现高血压。

（二）发病机制

1. 交感神经兴奋性增强　各种病因所致高级神经中枢功能失调，反复过度紧张与精神刺激引起交感神经兴奋、儿茶酚胺分泌增加，使心排血量和外周血管阻力增加。

2. 肾性水、钠潴留　各种原因如交感神经兴奋性增高，使肾血管阻力增加；肾小球结构微小病变；肾排钠激素分泌减少或机体其他器官排钠激素分泌异常等，均可引起肾性水、钠潴留和血容量增加，机体为避免心排血量增高，导致外周血管阻力增高，可使血压增高。

3. 肾素-血管紧张素-醛固酮系统激活　肾素-血管紧张素-醛固酮系统失调，使肾小球球旁细胞分泌肾素增加，激活血管紧张素系统，终使肾上腺髓质分泌去甲肾上腺素增多，导致：①直接收缩小动脉平滑肌，外阻增加；②使交感神经冲动增加；③使醛固酮分泌增加，导致水钠潴留；以上均使血压增高。

近年来研究发现血管壁、心脏、中枢神经、肾脏、肾上腺等组织，也有肾素-血管紧张素-醛固酮系统各种组成成分，这些肾素-血管紧张素-醛固酮系统成分，对心脏、血管的功能和结构所起的作用，在高血压发生和维持高血压状态可能有很大影响。

4. 细胞膜离子转运异常　各种原因引起细胞膜离子转运异常，可致细胞内钠、钙离子浓度升高，膜电位降低，激活细胞兴奋-收缩耦联，使血管收缩反应性增高和平滑肌细胞增生、肥大，血管阻力增大。

5. 胰岛素抵抗　约有50%高血压患者存在不同程度的胰岛素抵抗，在高血压、肥胖、血三酰甘油异常、葡萄糖耐量异常同时并存的患者中，有空腹和/或葡萄糖负荷时血浆胰岛素浓度增高的征象。

有研究认为胰岛素抵抗是2型糖尿病和高血压发生的共同病理生理基础。部分研究者认为胰岛素抵抗主要影响胰岛素对葡萄糖的利用效应，但其他生物学效应仍然保留，继发性高胰岛素血症，使肾水钠重吸收增强，交感神经系统兴奋性亢进，动脉弹性减退，以致血压升高。从一定意义上来说，胰岛素抵抗增加交感神经兴奋性，机体产热增加，对于肥胖是负反馈调节，但是以血压升高、血脂代谢障碍为代价的。

二、临床表现

（一）症状

起病缓慢，常有头晕、头痛、耳鸣、颈部僵硬、眼花、乏力、失眠，有时可有心悸和心前区不适感等症状，紧张或劳累后加重。但约有1/5的患者可无任何症状，在查体或出现心、脑、肾等并发症就诊时发现。

合并脏器受累的高血压患者，还可出现胸闷、气短、心绞痛、多尿等症状。在高血压合并动脉粥样硬化、心功能减退的患者易发生严重眩晕，常是短暂性脑缺血发作或直立性低血压、过度降压。

（二）并发症

1. 高血压危象　高血压危象在高血压早期与晚期均可发生。主要表现有头痛、烦躁、眩晕、心悸、气急、视物模糊、恶心呕吐等症状，同时可伴有动脉痉挛和累及靶器官缺血症状。

诱因常是紧张、劳累、寒冷、嗜铬细胞瘤发作、突然停用降压药等。

2. 高血压脑病　重症高血压患者易发生。临床表现以脑病症状和体征为特点，严重头痛、呕吐、意识障碍、精神错乱、抽搐，甚至昏迷。

3. 脑血管病　包括短暂性脑缺血发作、脑出血、脑血栓、腔隙性脑梗死等。

（三）高血压危险因素

1. 主要危险因素　①年龄男＞55岁，女＞65岁。②吸烟。③糖尿病。④高胆固醇血症＞5.75mmol/L。⑤家族早发冠心病史，男＜55岁，女＜65岁。⑥高敏C反应蛋白≥1mg/dl。

2. 次要危险因素　①高密度脂蛋白胆固醇（HDLC）＜1.0mmol/L。②低密度脂蛋白胆固醇（LDLC）＞3.3mmol/L。③肥胖，腹围男性≥85cm，女性≥80cm或体重指数＞28kg/m²。④糖耐量异常。⑤缺乏体力活动。

**三、辅助检查**

相关检查有助于发现相关的危险因素、病情程度和靶器官损害。①检查尿常规。②血生化检查如血糖、血脂、肾功能、血尿酸、血电解质。③检查眼底。④心电图。⑤超声心电图。

**四、治疗原则**

使血压接近或达到正常范围，预防或延缓并发症的发生是原发性高血压治疗的目的。

（一）改善生活行为

改善生活行为要从多方面做起。①减轻体重，尽量将体重指数控制在＜25kg/m²。②限制钠盐摄入，每日食盐摄入量不超过6g。③补充钙和钾，每日食用新鲜蔬菜400～500g，牛奶500ml，可以补充钾1 000g和钙400mg。④减少脂肪摄入，脂肪摄入量应控制在膳食总热量的25%以下。⑤戒烟、限制饮酒，每日饮酒量不超过50g乙醇的量。⑥进行低、中度等张运动，可根据年龄和身体状况选择运动方式如慢跑、步行，每周 3 ～ 5 次，每次可进行 20 ～ 60min。

（二）药物治疗

1. 利尿药　利尿药有噻嗪类、袢利尿药、保钾利尿药 3 类，使用最多的是噻嗪类，如氢氯噻嗪 12.5mg，1 ～ 2 次 /d。氯噻酮 20 ～ 40mg，1 ～ 2 次 /d。主要不良反应有电解质紊乱和高尿酸血症，痛风患者禁用；保钾利尿药可引起高血钾，肾功能不全者禁用，不宜与 ACEI、ARB 合用；袢利尿药主要用于肾功能不全者。

2. β 受体拮抗药　常用药物有美托洛尔 25 ～ 50mg，2 次 /d；阿替洛尔 50 ～ 200mg。1 ～ 2 次 /d。注意需要从小剂量开始，逐渐增量，主要不良反应有心动过缓和支气管收缩，急性心力衰竭、病态窦房结综合征、房室传导阻滞、外周血管病、阻塞性支气管疾病患者禁用。另外，此类药物可以增加胰岛素抵抗，还可以掩盖和延长降糖治疗的低血糖症，在必须使用时需要注意。

3. 钙通道阻滞药（CCB）　常用药物有硝苯地平 5 ～ 20mg，3 次 /d；维拉帕米 40 ～ 120mg，3 次 /d。主要不良反应有颜面潮红，头痛，长期服用硝苯地平可出现胫前水肿。注意需要从小剂量开始，逐渐增量。

4. 血管紧张素转换酶抑制药（ACEI）　此类药物特别适用于伴有心力衰竭、心肌梗死后、糖耐量减退、糖尿病肾病的高血压患者。常用药物有：卡托普利 12.5 ～ 25mg，2 ～ 3 次 /d；依那普利 10 ～ 20mg，2 次 /d。主要不良反应有干咳、味觉异常、皮疹等。注意需要从小剂量开始，逐渐增量。高血钾、妊娠、双侧肾动脉狭窄的患者禁用。

5. 血管紧张素 II 受体阻滞剂（ARB）　常用药物有：氯沙坦 50 ～ 100mg，1 次 /d；缬沙坦 80 ～ 160mg，1 次 /d。可以避免 ACEI 类药物的不良反应。注意需要从小剂量开始，逐渐增量。

（三）并发症的治疗原则

及时、正确处理高血压急症十分重要，在短时间内缓解病情，预防进行性或不可逆靶器官损害，降低死亡率。

1. 迅速降血压　在血压严密监测的情况下，静脉给予降压药，根据血压情况及时调整给药剂量。如果病情许可，及时开始口服降压药治疗。

2. 控制性降压　为防止短时间内血压骤然下降，使机体重要器官的血流灌注明显减少，要采用逐渐降压，在 24h 内降压 20% ～ 25%，48h 内血压不低于 160/100mmHg。如果降压后患者重要器官出现缺血的表现，血压降低幅度应更小些，在随后的 1 ～ 2 周将血压逐渐降至正常。

3. 选择合适的降压药　处理高血压急症应要求使用起效快、作用持续时间短、不良反应小的药物，临床上常用药物有硝普钠、硝酸甘油、尼卡地平、地尔硫䓬、拉贝洛尔等，一般情况下首选硝普钠。

（1）硝普钠：可扩张动脉和静脉，降低心脏前后负荷。可适用各种高血压急症，静脉滴注 10～25μg/min，但需密切观察血压的变化。不良反应比较轻，可有恶心、呕吐、肌肉颤动等，本药不宜长期、大量使用，因长期、大量使用可引起硫氰酸中毒，特别是肾功能不好者。

（2）硝酸甘油：可扩张静脉，选择性扩张冠状动脉和大动脉。主要用于急性心力衰竭或急性冠脉综合征时高血压急症，起效快。密切观察血压情况下，静脉滴注 5～10μg/min，然后每 5～10min 增加滴速至 20～30μg/min。不良反应有心动过速、面色潮红、头痛、呕吐等。

（3）尼卡地平：本药作用快、持续时间短。在降压的同时还可以改善脑血流量，主要用于高血压危象、急性脑血管病时高血压急症。开始静脉滴注 0.5μg/（kg·min），逐渐增加剂量至 6μg/（kg·min）。不良反应有心动过速、面色潮红等。

（4）地尔硫草：本药具有降压、改善冠状动脉血流量和控制快速室上性心律失常的作用，主要用于高血压危象、急性冠脉综合征。密切观察血压情况下，5～15mg/h 静脉滴注，根据血压变化调整滴速。不良反应有面色潮红、头痛等。

（5）拉贝洛尔：本药起效快，但持续时间长，主要用于妊娠或肾衰竭时高血压急症。开始缓慢静脉注射 50mg，每隔 15min 重复注射 1 次，使用总量不超过 300mg。不良反应有头晕、直立性低血压、房室传导阻滞等。

### 五、管理与健康教育措施

（一）休息

轻度高血压可通过调整生活节奏、保证休息和睡眠而恢复正常。故高血压初期可不限制一般的体力活动，避免重体力活动，保证足够的睡眠。血压较高、症状较多或有并发症的患者应卧床休息，避免体力和脑力的过度兴奋。

（二）控制体重

应限制每日摄入总热量，以达到控制和减轻体重的目的。

（三）运动要求

增强运动如跑步、行走、游泳等。运动量指标可以为收缩压升高、心率的增快，但舒张压不升高，一段时间后，血压下降，心率增加的幅度下降的运动量。

（四）避免诱因

应指导患者控制情绪，避免寒冷，注意保暖。避免蒸汽浴和过热的水洗浴。保持大便通畅，避免剧烈运动和用力。避免突然改变体位和禁止长时间站立。

（五）用药管理与健康教育

本病需长期服药。①提高患者用药依从性，不得自行增减和撤换药物。②某些降压药物可有直立性低血压副作用，指导患者在改变体位时要动作缓慢，当出现头晕、眼花时，立即平卧。③用药一般从小剂量开始，可联合数种药物，以增强疗效，减少副作用，应根据血压的变化，遵医嘱调整剂量。④降压不宜过快过低，尤其老年人，可因血压过低而影响脑部供血。⑤应用硝普钠需注意避光使用，调节速度需在严密监测血压情况下进行，连续使用一般不超过 5d，以免引起硫氰酸中毒。注意要防止药物外渗引起局部组织反应。

（六）并发症管理与健康教育

高血压脑血管意外患者应半卧位，避免活动、安定情绪、遵医嘱给予镇静药。建立静脉通路，血压高时首选硝普钠静点治疗。

发生心力衰竭时应给予吸氧，4～6L/min，急性肺水肿时 35% 乙醇湿化吸氧，6～8L/min。

（七）健康教育

1. 限制钠摄入　钠摄入 < 5g/d，可减少水钠潴留，减轻心脏负荷，降低外周阻力，达到降低血压，改善心功能的目的。

2. 减轻体重　血压与体重指数呈相关，特别是向心性肥胖，可使血容量增加，内分泌失调，是高血压的重要危险因素，应限制患者每日摄入总热量，以达到控制和减轻体重的目的。

3. 运动　运动时（如跑步、行走、游泳）收缩压升高，伴心搏出量和心率的增高，但舒张压不升高，一段时间后，静息血压下降，心搏出量和心率增加的幅度下降。

4. 坚持合理服药　因人而异确定服药时间、提供药物说明书，注意药物不良反应，并教会患者自己观察用药后的反应。

5. 避免诱因　①避免情绪激动、精神紧张、劳累、精神创伤等可使交感神经兴奋，血压上升，故指导患者自己控制情绪调整生活节奏。②寒冷可使血管收缩，血压升高，冬天外出时注意保暖，室温不宜过低。③保持大便通畅，避免剧烈运动和用力咳嗽，以防回心血量骤增而发生脑血管意外。④生活环境应安静，避免噪声刺激和引起精神过度兴奋的活动。

6. 行为安全　需要注意的安全事项避免突然改变体位，不用过热的水洗澡和蒸汽浴，禁止长时间站立。

7. 指导患者学会观察技能　自测血压，每日定时、定位测量血压，定期随诊复查，病情变化如胸痛、水肿、鼻出血、血压突然升高、心悸、剧烈头痛、视物模糊、恶心呕吐、肢体麻木、偏瘫、嗜睡、昏迷等症状立即就医。

# 第七节　心脏瓣膜病

心脏瓣膜病是由于多种原因引起的单个或多个瓣膜的结构异常和功能异常，导致瓣口狭窄和 / 或关闭不全。同时具有两个或两个以上瓣膜受损时，称为联合瓣膜病。风湿性心瓣膜病以二尖瓣狭窄伴主动脉瓣关闭不全最常见。

慢性风湿性心瓣膜病，简称风心病。是指急性风湿性心脏炎症反复发作后所遗留的心脏瓣膜病变，最常受累的是二尖瓣，其次是主动脉瓣。

风湿性心瓣膜病与甲族乙型溶血性链球菌反复感染有关，患者感染后对链球菌产生免疫反应，使心脏结缔组织发生炎症病变，在炎症的修复过程中，心脏瓣膜增厚、变硬、畸形、相互粘连致瓣膜的开放受到限制，阻碍血液正常流通，称为瓣膜狭窄；如心脏瓣膜因增厚、缩短而不能完全闭合，称为关闭不全。

## 一、二尖瓣疾病

（一）二尖瓣狭窄

1. 病因、病理　二尖瓣狭窄的最常见病因是风湿热，近半数患者有反复链球菌感染病史如扁桃体炎、咽峡炎等。虽然青霉素在预防链球菌感染的应用，使风湿热、风湿性心瓣膜病的发病率下降，但是风湿性二尖瓣狭窄仍是我国主要的瓣膜病。急性风湿热后，需要两年多形成明显二尖瓣狭窄，急性风湿热多次发作较一次发作出现狭窄早。先天性畸形、结缔组织病也是二尖瓣狭窄的病因。

风湿热导致二尖瓣不同部位的粘连融合，导致二尖瓣狭窄，二尖瓣开放受限，瓣口截断面减少。二尖瓣终呈漏斗状，瓣口常为"鱼口"状。瓣叶钙化沉积常累及瓣环，使其增厚。

慢性二尖瓣狭窄可导致左心房扩大及房壁钙化，尤其在出现房颤时左心耳、左心房内易发生血栓。

2. 病理生理　正常二尖瓣口的面积是 $4 \sim 6cm^2$，当瓣口面积减小到对跨瓣血流产生影响时，即定义为狭窄。二尖瓣狭窄可分为轻、中、重度三个狭窄程度，瓣口面积 $1.5cm^2$ 以上为轻度，$1 \sim 1.5cm^2$ 为中度，$< 1cm^2$ 为重度。测量跨瓣压差可以判断二尖瓣狭窄的程度。重度二尖瓣狭窄跨瓣压差显著增加，可达 20mmHg。

随着瓣口的狭窄，当心室舒张时，血液自左房进入左室受阻，使左心房不能正常排空，致左心房压力增高，当严重狭窄时，左房压可高达 25mmHg，才可使血流通过狭窄的瓣口充盈左室，维持正常的心排血量。左房压力升高，致使肺静脉压升高，肺的顺应性减少，出现劳力性呼吸困难、心率增快，左房压会更高。当有促使心率增快的诱因出现时，急性肺水肿被诱发。

左心房压力增高，肺静脉压升高，使肺小动脉收缩，最终导致肺血管的器质性、闭塞性改变产生肺动脉高压、增加右室后负荷，使右心室肥大，甚至右心衰竭，出现体循环淤血的相应表现。

3. 临床表现

（1）症状：最常出现的早期症状是劳力性呼吸困难，常伴有咳嗽、咯血。首次出现呼吸困难常以运动、精神紧张、性交、感染、房颤、妊娠为诱因。随着瓣膜口狭窄加重，可出现阵发性夜间呼吸困难，严重时可导致急性肺水肿，咳嗽、咳粉红色泡沫痰。常出现心律失常是房颤，可有心悸、乏力、疲劳，甚至可有食欲减退、腹胀、肝区疼痛、下肢水肿症状。

部分患者首发症状为突然大量咯鲜血，并能自行止住，往往常见于严重二尖瓣狭窄患者。

（2）体征：可出现面部两颧绀红、口唇轻度发绀，称"二尖瓣面容"。

心尖部可触及舒张期震颤；心尖部可闻及舒张期隆隆样杂音是最重要的体征；心尖部第一心音亢进及二尖瓣开放拍击音；肺动脉瓣区第二心音亢进、分裂。

（3）并发症

1）心房颤动：是早期常见的并发症，亦是患者就诊的首发症状。房颤发生率随左房增大和年龄增长而增加。发生前常出现房性期前收缩，初始是阵发性房扑和房颤，之后转为慢性房颤。

2）急性肺水肿：是重度二尖瓣狭窄的严重并发症，如不及时救治，可能致死。

3）血栓栓塞：约有20%患者发生体循环栓塞，偶尔为首发症状。发生栓塞的80%患者是有房颤病史。血栓脱落引起周围动脉栓塞，以脑动脉栓塞常见。左心房带蒂球形血栓或游离漂浮球形血栓可能突然阻塞二尖瓣口，导致猝死。而肺栓塞发生常是房颤或右心衰竭时，在右房有附壁血栓形成脱落所致。

发生血栓栓塞的危险因素有：①房颤；②直径＞55mm的大左心房；③栓塞史；④心排血量明显降低。

4）右心衰竭：是晚期常见并发症，也是二尖瓣狭窄主要死亡原因。

5）感染：因本病患者常有肺淤血，极易出现肺部感染。

4. 辅助检查

（1）X线检查：左房增大，后前位见左缘变直，右缘双心房影。左前斜位可见左主支气管上抬，右前斜位可见食管下端后移等。

（2）心电图：二尖瓣狭窄重者可有"二尖瓣型P波"，P波宽度> 0.12s，并伴有切迹。

（3）超声心动图：是明确诊断和量化的可靠方法。

（4）心导管检查：当临床表现、体征与超声心动图检查的二尖瓣口面积不一致，而且考虑介入或手术治疗时，可进行心导管检查，正确判断狭窄程度。

5. 治疗原则　内科治疗以保持和改善心脏代偿功能、积极预防及控制风湿活动及并发症发生为主。有风湿活动的患者应长期应用苄星青霉素肌内注射120万U/月。无症状者要避免剧烈活动和诱发并发症的因素。

外科手术是治疗本病的根本方法，如二尖瓣交界分离术、人工心瓣膜置换术等。对于中、重度单纯二尖瓣狭窄，瓣叶无钙化，瓣下组织无病变，左房无血栓的患者，也可应用经皮瓣膜球囊扩张术介入治疗。

（二）二尖瓣关闭不全

1. 病因、病理　心脏收缩期二尖瓣的关闭要依靠二尖瓣的瓣叶、瓣环、腱索、乳头肌和左心室的结构及功能的完整性，任何部分出现异常均可导致二尖瓣关闭不全。

（1）瓣叶：风湿热损害最常见，约占二尖瓣关闭不全患者1/3，女性为多见。风湿性病变造成瓣膜僵硬、变性，瓣缘卷缩，瓣膜交界处的粘连融合，导致二尖瓣关闭不全。

各种原因所致二尖瓣脱垂，心脏收缩时进入左心房影响二尖瓣的关闭；感染性心内膜炎、肥厚型心肌病、先天性心脏病心内膜垫缺损均能使瓣叶结构及功能损害，导致二尖瓣关闭不全。

感染性心内膜炎、二尖瓣创伤性损伤、人工瓣损伤等都可造成瓣叶穿孔，发生急性二尖瓣关闭不全。

（2）瓣环：各种原因引起的左室增大或伴有左心衰竭，都可使瓣环扩大，导致二尖瓣关闭不全。但随心脏缩小、心功能改善，二尖瓣关闭不全情况也会改善。

二尖瓣环钙化和退行性变，多发生于老年女性患者，亦导致二尖瓣关闭不全。严重二尖瓣环钙化累及传导系统，可引起不同程度的房室或室内传导阻滞。

（3）腱索：先天性或各种继发性的腱索病变，如腱索过长、腱索的粘连挛缩或断裂，均可导致二尖瓣关闭不全。

（4）乳头肌：冠状动脉灌注不足致使乳头肌血供不足，使其功能失调，导致二尖瓣关闭不全。如是暂时性乳头肌缺血，出现二尖瓣关闭不全也是短暂的。乳头肌坏死是心肌梗死的常见并发症，会造成永久性二尖瓣关闭不全。虽然乳头肌断裂发生率低，但一旦发生，即可出现严重致命的二尖瓣关闭不全。

乳头肌脓肿、肉芽肿、淀粉样变和结节病等，也是二尖瓣关闭不全的病因。一侧乳头肌缺如、降落伞二尖瓣综合征等先天性乳头肌畸形，也可使二尖瓣关闭不全。

2. 病理生理　心室收缩时，二尖瓣关闭不全，部分血液反流入左心房，使左心房承接肺静脉和反流的血液，而使左房压力增高，心室舒张期左心房有过多的血液流入左心室，左心室压力增高，导致左心房和左心室代偿性肥大。当左室功能失代偿，不仅心搏出量减少，而且加重反流，导致左房进一步扩大，最后引起左心衰竭，出现急性肺水肿，继之肺动脉高压。持续肺动脉高压又必然导致右心衰竭，最终为全心衰竭。

3. 临床表现

（1）症状：轻者可无症状，风心病患者可从首次风湿热后，无症状期常可超过20年。重者出现左心功能不全的表现如疲倦、心悸、劳力性呼吸困难等，后期可出现右心功能不全的表现。

急性二尖瓣关闭不全，轻度反流可有轻度的劳力性呼吸困难。重度反流如乳头肌断裂，将立刻发生急性左心衰竭，甚至发生急性肺水肿或心源性休克。

（2）体征：心脏搏动增强并向左下移位；心尖区全收缩期粗糙吹风样杂音是最重要体征，第一心音减弱，肺动脉瓣区第二心音亢进。

（3）并发症：二尖瓣关闭不全的并发症与二尖瓣狭窄的并发症相似，但心力衰竭情况出现较晚。感染性心内膜炎较二尖瓣狭窄常见；房颤、血栓栓塞较二尖瓣狭窄少见。

急性二尖瓣关闭不全，重度反流，可短期内发生急性左心衰竭，甚至发生急性肺水肿或心源性休克，预后差。

4. 辅助检查

（1）X线检查：左房增大，伴肺淤血。重者左房左室增大，可有间质性肺水肿征。左侧位、右前斜位可见因二尖瓣环钙化而出现的致密、粗的C形阴影。

（2）心电图：急性者常见有窦性心动过速。重者可有左房增大左室肥厚，ST-T非特异改变。也可有右心室肥厚征，常出现房颤。

（3）超声心动图：脉冲式多普勒超声、彩色多普勒血流显像明确诊断的敏感性高。

（4）放射性核素心室造影：通过左心室与右心室心排血量的比值评估反流程度，当比值＞2.5则提示严重反流。

（5）左心室造影：左心室造影是二尖瓣反流程度的"金标准"，通过观察收缩期造影剂反流入左心房的量，评估二尖瓣关闭不全的轻重程度。

5. 治疗原则

（1）急性二尖瓣关闭不全：治疗的目的是降低肺静脉压，增加心排血量，纠正病因。内科治疗一般为术前过渡措施，降低心脏的前后负荷，减轻肺淤血，减少反流，增加心排血量。外科治疗是根本措施，根据病因、病情情况、反流程度和对药物治疗的反应，进行不同手术方式。

（2）慢性二尖瓣关闭不全

内科治疗：①无症状、心功能正常者无须特殊治疗，应定期随访。②预防感染性心内膜炎；风心病患者应预防风湿活动。③房颤处理如二尖瓣狭窄，但除因心功能恶化需要恢复窦性心律外，多数只需控制心室率。慢性房颤、有栓塞史或左房有血栓的患者，应长期抗凝治疗。

外科治疗：是恢复瓣膜关闭完整性的根本措施。为保证手术效果，应在发生不可逆的左心室功能不全之前进行。手术方法有瓣膜修补术和人工瓣膜置换术两种。

## 二、主动脉瓣疾病

（一）主动脉瓣狭窄

1. 病因、病理

（1）风湿性心脏病：风湿性炎症使主动脉瓣膜交界处粘连融合，瓣叶纤维化、钙化、僵硬、挛缩畸形，造成瓣口狭窄。同时伴有主动脉瓣关闭不全和二尖瓣狭窄。

（2）先天性畸形：先天性二尖瓣畸形是最常见的先天性主动脉瓣狭窄的病因，而且二尖瓣畸形易并发感染性心内膜炎。成年期形成的椭圆或窄缝形狭窄瓣口，是成人孤立性主动脉瓣狭窄的常见原因。

（3）退行性病变：退行性老年钙化性主动脉瓣狭窄，常见于 65 岁以上老人，常伴有二尖瓣环钙化。

2. 病理生理　由于主动脉瓣狭窄，使左心室后负荷加重，收缩期排血受阻而使左心室肥大，导致左心功能不全。

主动脉瓣狭窄严重时可以引起心肌缺血，其机制为：①左心室肥大、心室收缩压升高、射血时间延长，增加心肌耗氧量。②左心室肥大，心肌毛细血管密度相对减少。③心腔内压力在舒张期增高，压迫心内膜下冠状动脉。④左心室舒张末压升高使舒张期主动脉 - 左心室压差降低，冠状动脉灌注压降低。后两条造成冠状动脉血流减少。供血减少，心肌耗氧量增加，如果有运动等负荷因素，就可出现心肌缺血症状。

3. 临床表现

（1）症状：劳力性呼吸困难、心绞痛、晕厥是主动脉瓣狭窄典型的三联症。劳力性呼吸困难为晚期肺淤血引起的首发症状，进一步可发生夜间阵发性呼吸困难、端坐呼吸，甚至急性肺水肿。心绞痛常因运动等诱发，休息后缓解。晕厥多数发生于直立、运动中或运动后即刻，少数也有在休息时发生。

（2）体征：主动脉瓣区可闻及响亮、粗糙的收缩期吹风样杂音是主动脉瓣狭窄最重要的体征，可向颈部传导。主动脉瓣区可触及收缩期震颤。

（3）并发症

1）心律失常：约 10% 患者可发生房颤，将导致临床表现迅速恶化，可出现严重的低血压、晕厥、肺水肿。心肌供血不足时可发生室性心律失常。病变累及传导系统可致房室传导阻滞。室性心律失常、房室传导阻滞常是导致晕厥，甚至猝死的原因。

2）心脏性猝死：一般发生在有症状者。

3）感染性心内膜炎：虽不常见，但年轻患者较轻的瓣膜畸形也比老年钙化性瓣膜狭窄的患者，发生感染性心内膜炎的危险性大。

4）心力衰竭：可见左心衰竭。因左心衰竭发生后，自然病程明显缩短，因而少见终末期的右心衰竭。

5）消化道出血：出血多为隐匿性慢性，多见于老年瓣膜钙化患者，手术根治后出血常可停止。

6）栓塞：少见。

4. 辅助检查

（1）X 线检查：心影正常或左心房、左心室轻度增大，升主动脉根部可见狭窄后扩张。重者可有肺淤血征。

（2）心电图检查：重度狭窄者左心房增大、左心室肥厚并有 ST-T 改变。可有房颤、房室传导阻滞、室内阻滞及室性心律失常。

（3）超声心动图：是明确诊断、判断狭窄程度的重要方法。特别二维超声心动图探测主动脉瓣异常十分敏感，有助于确定狭窄的病因，但不能准确定量狭窄程度。应用连续波多普勒，测定通过主动脉瓣的最大血流速度，计算出跨膜压和瓣口面积。

（4）心导管检查：当超声心动图不能确定狭窄程度，又要进行外科手术治疗，应进行心导管检查。常以左心室 - 主动脉收缩期压差，判断狭窄程度，平均压＞50mmHg 或峰压 ≥ 70mmHg 为重度狭窄。

5. 治疗原则

（1）内科治疗：治疗目的是明确狭窄程度，观察进展情况，选择合理手术时间。

1）感染：预防感染性心内膜炎；预防风湿热活动。

2）心律失常：积极治疗心律失常，预防房颤，一旦出现房颤，应及时转为窦性心律。

3）心绞痛：可用硝酸酯类药物治疗心绞痛。

4）心力衰竭：限制钠盐摄入，谨慎使用洋地黄和利尿药药物，不可使用作用于小动脉的血管扩张药，避免使用 β 受体拮抗药等负性肌力药物。

无症状：无症状的轻度狭窄患者要每 2 年复查一次。中、重度狭窄的患者每 6～12 个月复查 1 次，同时要避免剧烈体力活动。

（2）介入治疗：经皮球囊主动脉瓣成形术与经皮球囊二尖瓣成形术不同，临床应用范围局限。另外经皮球囊主动脉瓣成形术不能代替人工瓣膜置换术，只对高危患者在血流动力学方面产生暂时的轻微的益处，不能降低死亡率。

（3）外科治疗：人工瓣膜置换术是治疗成人主动脉瓣狭窄的主要方法。儿童、青少年的非钙化性先天性主动脉瓣严重狭窄者，可在直视下行瓣膜交界处分离术。

（二）主动脉瓣关闭不全

1. 病因、病理　主要由于主动脉瓣和 / 或主动脉根部疾病所致。

（1）急性

1）创伤：造成升主动脉根部、瓣叶的损伤。

2）主动脉夹层：使主动脉瓣环扩大、一个瓣叶被夹层挤压、瓣环或瓣叶被夹层血肿撕裂，常发生在马方综合征、特发性升主动脉扩张、高血压、妊娠。

3）感染性心内膜炎：致使主动脉瓣膜穿孔、瓣周脓肿。

4）人工瓣膜撕裂。

（2）慢性

1）主动脉瓣疾病：绝大部分患者的主动脉瓣关闭不全是由于风心病所致，单纯主动脉瓣关闭不全少见，常因瓣膜交界处伴有程度不同狭窄，常合并二尖瓣损害。感染性心内膜炎是单纯性主动脉瓣关闭不全的常见病因，赘生物使瓣叶损害、穿孔、瓣叶结构损害、脱垂及赘生物介于瓣叶之间，均影响主动脉瓣关闭。即便感染控制，瓣叶纤维化、挛缩也继续发展。临床上表现为急性、亚急性、慢性主动脉瓣关闭不全。先天性畸形，其中在儿童期出现主动脉瓣关闭不全，二叶主动脉瓣畸形是单纯性主动脉瓣关闭不全的 1/4。室间隔缺损也可引起主动脉瓣关闭不全。主动脉瓣黏液样变，瓣叶舒张期脱垂入左心室，致使主动脉瓣关闭不全。强直性脊柱炎也可瓣叶受损，出现主动脉瓣关闭不全。

2）主动脉根部扩张疾病：造成瓣环扩大，心脏舒张期瓣叶不能对合。如梅毒性主动脉炎、马方综合征、特发性升主动脉扩张、重症高血压和 / 或动脉粥样硬化而导致升主动脉瘤以及强直性脊柱炎造成的升主动脉弥漫性扩张。

2. 病理生理　由于主动脉瓣关闭不全，在舒张期左心室接受左心房流入的血液及主动脉反流来的血液，使左心室代偿性肥大和扩张，逐渐发生左心衰竭，出现肺淤血。

左心室心肌重量增加使心肌耗氧量增加，主动脉舒张压低致使冠状动脉血流减少，两方面造成心肌缺血，使左心室心肌收缩功能降低。

3. 临床表现

（1）症状：轻者可无症状。重者可有心悸，心前区不适、心绞痛、头部强烈的震动感，常有体位性头晕。晚期可发生左心衰竭。

急性患者重者可出现低血压和急性左心衰竭。

（2）体征：第二主动脉瓣区可听到舒张早期叹气样杂音。颈动脉搏动明显；脉压增大；周围血管征常见，如点头征（De Musset 征）、颈动脉和桡动脉扪及水冲脉、股动脉枪击音（Traube 征）、股动脉听诊可闻及双期杂音（Duroziez 征）和毛细血管搏动征。主动脉根部扩大患者，在胸骨右侧第 2、3 肋间可扪及收缩期搏动。

（3）并发症：常见的是感染性心内膜炎；发生心力衰竭急性患者出现早，慢性患者则出现于晚期；可出现室性心律失常，但心脏性猝死少见。

4. 辅助检查

（1）X 线检查：急性期可有肺淤血或肺水肿征。慢性期左心房、左心室增大，升主动脉继发性扩张。并可累及整个主动脉弓。左心衰竭时可有肺淤血征。

（2）心电图：急性者常见有窦性心动过速和 ST-T 非特异改变，慢性者可有左心室肥厚。

（3）超声心动图：M 型显示二尖瓣前叶或室间隔舒张期纤细扑动，是可靠诊断征象。急性患者可见二尖瓣期前关闭，主动脉瓣舒张期纤细扑动是瓣叶破裂的特征。

（4）放射性核素心室造影：可以判断左心室功能；根据左、右心排血量比值估测反流程度。

（5）磁共振显像：诊断主动脉疾病极为准确，如主动脉夹层。

（6）主动脉造影：当无创技术不能确定反流程度，并准备手术治疗时，可采用选择性主动脉造影，半定量反流程度。

5. 治疗原则

（1）急性主动脉瓣关闭不全：外科人工瓣膜置换术或主动脉瓣修复术是根本的措施。内科治疗目的是降低肺静脉压，增加心排血量，稳定血流动力学。

（2）慢性主动脉瓣关闭不全

1）内科治疗：积极控制感染；预防感染性心内膜炎；预防风湿热。应用青霉素治疗梅毒性主动脉炎。当舒张压＞90mmHg 时需用降压药。左心衰竭时应用血管紧张素转换酶抑制药和利尿药，需要时可加用洋地黄类药物。心绞痛可使用硝酸酯类药物。积极控制心律失常，纠正房颤。无症状的轻度、中度反流患者应限制重体力活动，每 1～2 年复查 1 次。无症状的中度主动脉瓣关闭不全和左室扩大者，也需使用血管紧张素转换酶抑制药，延长无症状期。

2）外科治疗：人工瓣膜置换术或主动脉瓣修复术是严重主动脉瓣关闭不全的主要治疗方法，为不影响手术后的效果，应在不可逆心力衰竭发生之前进行，但须遵守手术适应证，避免过早手术。

### 三、心瓣膜疾病管理与健康教育措施

（一）活动与休息

按心功能分级安排适当的活动，合并主动脉病变者应限制活动，风湿活动时卧床休息，活动时出现不适，应立即停止活动并给予吸氧 3 ～ 4L/min。

（二）饮食管理与健康教育

给予高热量、高蛋白、高维生素易消化饮食，以协助提高机体抵抗力。

（三）病情观察

1. 体温观察　定时观测体温，注意热型，体温超过 38.5℃ 时给予物理降温，半小时后测量体温并记录降温效果。观察有无风湿活动的表现如皮肤出现环形红斑、皮下结节、关节红肿疼痛等。

2. 心脏观察　观察有无心力衰竭的征象，监测生命体征和肺部、水肿、肝大的体征，观察有无呼吸困难、乏力、尿少、食欲减退等症状。

3. 评估栓塞　借助各项检查评估栓塞的危险因素，密切观察有无栓塞征象，一旦发生应立即报告医师，给予溶栓、抗凝治疗。

（四）风湿病的预防管理与健康教育

注意休息，病变关节应制动、保暖，避免受压和碰撞，可用局部热敷或按摩，减轻疼痛，必要时遵医嘱使用止痛药。

（五）心力衰竭的预防管理与健康教育

避免诱因，积极预防呼吸道感染及风湿活动，纠正心律失常，避免劳累、情绪激动。严格控制入量及输液滴速，如发生心力衰竭置患者于半卧位，给予吸氧，给予营养易消化饮食，少量多餐。保持大便通畅。

（六）防止栓塞发生

1. 预防措施　鼓励与协助患者翻身，避免长时间蹲、坐、勤换体位，常活动下肢，经常按摩、用温水泡脚，以防发生下肢静脉血栓。

2. 有附壁血栓形成患者管理与健康教育　应绝对卧床，避免剧烈运动或体位突然改变，以免血栓脱落，形成动脉栓塞。

3. 观察栓塞发生的征兆　脑栓塞可引起言语不清、肢体活动受限、偏瘫；四肢

动脉栓塞可引起肢体剧烈疼痛、皮肤颜色及温度改变；肾动脉栓塞可引起剧烈腰痛；肺动脉栓塞可引起突然剧烈胸痛和呼吸困难、发绀、咯血、休克等。

（七）亚急性感染性心内膜炎的管理与健康教育

应做血培养以查明病原菌；注意观察体温、新出血点、栓塞等情况。注意休息，合理饮食，补充蛋白质和维生素，提高抗病能力。

（八）用药管理与健康教育

遵医嘱给予抗生素、抗风湿热药物、抗心律失常药物及抗凝治疗，观察药物疗效和副作用。如阿司匹林导致的胃肠道反应，柏油样便，牙龈出血等副作用；观察有无皮下出血、尿血等；注意观察和防止口腔黏膜及肺部有无二重感染；严密观察患者心率、心律变化，准确应用抗心律失常药物。

（九）健康教育

1. 解释病情　告诉患者及家属此病的病因和病程发展特点，将其治疗长期性和困难讲清楚，同时要给予鼓励，建立信心。对于有手术适应证的患者，要劝患者择期手术，提高生活质量。

2. 环境要求　居住环境要避免潮湿、阴暗等不良条件，保持室内空气流通，温暖干燥，阳光充足，防风湿复发。

3. 防止感染　在日常生活中要注意适当锻炼，注意保暖，加强营养，合理饮食，提高机体抵抗力，加强自我保健，避免呼吸道感染，一旦发生，应立即就诊、用药治疗。

4. 避免诱发因素　协助患者做好休息及活动的安排，避免重体力劳动、过度劳累和剧烈运动。要教育患者家属理解患者病情并要给予照顾。

要劝告反复发生扁桃体炎患者，在风湿活动控制后 2 ～ 4 个月可手术摘除扁桃体。在拔牙、内镜检查、导尿、分娩、人工流产等手术前，应告诉医师自己有风心病史，便于预防性使用抗生素。

5. 妊娠　育龄妇女要在医师指导下，根据心功能情况，控制好妊娠与分娩时机。对于病情较重不能妊娠与分娩患者，做好患者及配偶的心理工作，接受现实。

6. 提高患者依从性　告诉患者坚持按医嘱服药的重要性，提供相关健康教育资料。同时告诉患者定期门诊复诊，对于防止病情进展也是重要的。

# 第八节　感染性心内膜炎

感染性心内膜炎是心内膜表面的微生物感染，伴赘生物形成。生物是大小不等、形状不一的血小板和纤维素团块，内有微生物和炎症细胞。瓣膜是最常受累部位，间隔缺损部位、腱索或心壁内膜也可发生感染。而动静脉瘘、动脉瘘（如动脉导管未闭）、主动脉缩窄部位的感染虽然属于动脉内膜炎，但临床与病理均类似于感染性心膜炎。

感染性心内膜炎根据病程可分为急性和亚急性。急性感染性心内膜炎特点是：中毒症状明显；病情发展迅速，数天或数周引起瓣膜损害；迁移性感染多见；病原体主要是金黄色葡萄球菌。亚急性感染性心内膜炎特点是：中毒症状轻；病程长，可数周至数月；迁移性感染少见；病原体多见草绿色链球菌，其次为肠球菌。

感染性心内膜炎又可分为自体瓣膜心内膜炎、人工瓣膜心内膜炎和静脉药瘾者的心内膜炎。

### 一、病因与发病机制

（一）病因

感染性心内膜炎主要是由链球菌和葡萄球菌感染。急性感染性心内膜炎主要由金黄色葡萄球菌引起，少数患者由肺炎球菌、淋球菌、A族链球菌和流感嗜血杆菌等所致。亚急性感染性心内膜炎由草绿色链球菌感染最常见，其次为D族链球菌（牛链球菌和肠球菌），表皮葡萄球菌，其他细菌较少见。真菌、立克次体和衣原体等是感染性心内膜炎少见的致病微生物。

（二）发病机制

1. 急性感染性心内膜炎　目前尚不明确，由来自皮肤、肌肉、骨骼、肺等部位的活动性感染灶的病原菌，细菌量大，细菌毒力强，具有很强的侵袭性和黏附于心内膜的能力。主要累及正常心瓣膜，主动脉瓣常受累。

2. 亚急性感染性心内膜炎　亚急性感染性心内膜炎临床上至少占据病例的2/3，其发病与以下因素有关：

（1）血流动力学因素：亚急性感染性心内膜炎患者约有3/4主要发生于器质性心脏病，多为心脏瓣膜病，主要是二尖瓣和主动脉瓣，其次是先天性心血管病，如室间隔缺损、动脉导管未闭、法洛四联症和主动脉狭窄。赘生物常位于二尖瓣关闭不全的瓣叶心房面、主动脉瓣关闭不全的瓣叶心室面和室间隔缺损的间隔右心室侧，可能与这些部位的压力下降和内膜灌注减少，利于微生物沉积和生长有关。高速射流冲击心脏或大血管内膜处可使局部损伤，如二尖瓣反流面对的左心房壁、主动脉反流面对的二尖瓣前叶有关腱索和乳头肌，未闭动脉导管射流面对的肺动脉壁的内皮损伤，并容易感染。在压差小的部位，发生亚急性感染性心内膜炎少见，如房间隔缺损和大室间隔缺损或血流缓慢时，如房颤和心力衰竭时少见，瓣膜狭窄时比关闭不全少见。

近年来，随着风湿性心脏病发病率的下降，风湿性瓣膜心内膜炎发生率也随之下降。由于超声心动图诊断技术的普遍应用，主动脉瓣二叶瓣畸形、二尖瓣脱垂和老年性退行性瓣膜病的诊断率提高和风湿性瓣膜病心内膜炎发病率的下降，而非风湿性瓣膜病的心内膜炎发病率有所升高。

（2）非细菌性血栓性心内膜病变：研究证实，当内膜的内皮受损暴露内皮下结缔组织的胶原纤维时，血小板聚集，形成血小板微血栓和纤维蛋白沉积，成为结节样无菌性赘生物，称其为非细菌性血栓性心内膜病变，是细菌定居瓣膜表面的重要因素。无菌性赘生物最常见于湍流区域、瘢痕处（如感染性心内膜炎后）和心脏外因素所致内膜受损。正常瓣膜可偶见。

（3）短暂性菌血症感染无菌性赘生物：各种感染或细菌寄居的皮肤黏膜的创伤（如手术、器械操作等）导致暂时性菌血症。皮肤和心脏外其他部位葡萄球菌感染的菌血症；口腔创伤常致草绿色链球菌菌血症；消化道和泌尿生殖道创伤或感染常引起肠球菌和革兰氏阴性杆菌菌血症，循环中的细菌如定居在无菌性赘生物上。细菌定居后，迅速繁殖，促使血小板进一步聚集和纤维蛋白沉积，感染性赘生物增大。纤维蛋白层覆盖在赘生物外，阻止吞噬细胞进入，为细菌生存繁殖提供良好的庇护所，即发生感染性心内膜炎。

细菌感染无菌性赘生物需要有几个因素：①发生菌血症的频度。②循环中细菌的数量，这与感染程度和局部寄居细菌的数量有关。③细菌黏附于无菌性赘生物的能力。草绿色链球菌从口腔进入血流的机会频繁，黏附性强，因而成为亚急性感染性心内膜炎最常见致病菌；虽然大肠埃希菌的菌血症常见，但黏附性差，极少引起心内膜炎。

## 二、临床表现

从短暂性菌血症的发生至症状出现之间的时间多在 2 周以内，但有不少患者无明确的细菌进入途径可寻。

（一）症状

1. 发热　发热是感染性心内膜炎最常见的症状，除有些老年或心、肾衰竭重症患者外，几乎均有发热，常伴有头痛、背痛和肌肉关节痛的症状。亚急性感染性心内膜炎起病隐匿，可伴有全身不适、乏力、食欲缺乏和体重减轻等症状，可有弛张性低热，一般 < 39℃，午后和晚上高。急性感染性心内膜炎常有急性化脓性感染，呈暴发性败血症过程，有高热、寒战。常可突发心力衰竭。

2. 非特异性症状

（1）脾大：有 15% ~ 50%、病程 > 6 周的患者可出现。急性感染性心内膜炎少见。

（2）贫血：贫血较为常见，尤其多见于亚急性感染性心内膜炎，伴有苍白无力和多汗。多为轻、中度贫血，晚期患者有重度贫血。主要由于感染骨髓抑制所致。

（3）杵状指（趾）：部分患者可见。

3. 动脉栓塞　多发生于病程后期，但也有少部分患者为首发症状。赘生物引起动脉栓塞可发生在机体的任何部位，如脑、心脏、脾、肾、肠系膜及四肢。脑栓塞的发生率最高。在由左向右分流的先天性心血管病或右心内膜炎时，肺循环栓塞常见。如三尖瓣赘生物脱落引起肺栓塞，表现为突然咳嗽、呼吸困难、咯血或胸痛等症状。肺栓塞还可发展为肺坏死、空洞，甚至脓气胸。

（二）体征

1. 心脏杂音　80%～85%的患者可闻心脏杂音，是基础心脏病和/或心内膜炎导致瓣膜损害所致。

2. 周围体征　可能是微血管炎或微栓塞所致，多为非特异性，包括：①瘀点，多见病程长者，可出现于任何部位，以锁骨、皮肤、口腔黏膜和睑结膜常见。②指、趾甲下线状出血。③Roth 斑，多见于亚急性感染性心内膜炎，表现为视网膜的卵圆形出血斑，其中心呈白色。④Osler 结节，为指和趾垫出现豌豆大的红或紫色痛性结节，较常见于亚急性感染性心内膜炎。⑤Janeway 损害，是手掌和足底处直径1～4mm，无痛性出血红斑，主要见于急性感染性心内膜炎。

（三）并发症

1. 心脏

（1）心力衰竭：是最常见并发症，主要由瓣膜关闭不全所致，以主动脉瓣受损患者最多见。其次为二尖瓣受损的患者，三尖瓣受损的患者也可发生。各种原因的瓣膜穿孔或腱索断裂导致急性瓣膜关闭不全时，均可诱发急性左心衰竭。

（2）心肌脓肿：常见于急性感染性心内膜炎患者，可发生于心脏任何部位，以瓣膜周围特别在主动脉瓣环多见，可导致房室和室内传导阻滞。可偶见心肌脓肿穿破。

（3）急性心肌梗死：多见于主动脉瓣感染时，出现冠状动脉细菌性动脉瘤，引起冠状动脉栓塞，发生急性心肌梗死。

（4）化脓性心包炎：主要发生于急性感染性心内膜炎患者，但不多见。

（5）心肌炎。

2. 细菌性动脉瘤　多见于亚急性感染性心内膜炎患者，发生率为3%～5%。一般见于病程晚期，多无自觉症状。受累动脉多为近端主动脉及主动脉窦、脑、内脏和四肢，可扪及的搏动性肿块，发生周围血管时易诊断。如果发生在脑、肠系膜动脉或其他深部组织的动脉时，常到动脉瘤出血时才可确诊。

3. 迁移性脓肿　多见于急性感染性心内膜炎患者，亚急性感染性心内膜炎患者少见，多发生在肝、脾、骨髓和神经系统。

4. 神经系统　神经系统受累表现，约有 1/3 患者发生。

（1）脑栓塞：占其中 1/2。最常受累的是大脑中动脉及其分支。

（2）脑细菌性动脉瘤：除非破裂出血，多无症状。

（3）脑出血：由脑栓塞或细菌性动脉瘤破裂所致。

（4）中毒性脑病：可有脑膜刺激征。

（5）化脓性脑膜炎：不常见，主要见于急性感染性心内膜炎患者，尤其是金黄色葡萄球菌性心内膜炎。

（6）脑脓肿。

5. 肾大　多数患者有肾损害：①肾动脉栓塞和肾梗死，多见于急性感染性心内膜炎患者。②局灶性或弥漫性肾小球肾炎，常见于亚急性感染性心内膜炎患者。③肾脓肿，但少见。

### 三、辅助检查

（一）常规项目

1. 尿常规　显微镜下常有血尿和轻度蛋白尿。肉眼血尿提示肾梗死。红细胞管型和大量蛋白尿提示弥漫性肾小球性肾炎。

2. 血常规　白细胞计数正常或轻度升高，分类计数轻度左移。可有"耳垂组织细胞"现象，即揉耳垂后穿刺的第一滴血液涂片时可见大单核细胞，是单核吞噬细胞系统过度受刺激的表现。急性感染性心内膜炎常有血白细胞计数增高，并有核左移。红细胞沉降率升高。亚急性感染性心内膜炎患者常见正色素性正细胞性贫血。

（二）免疫学检查

80% 的患者血清出现免疫复合物，25% 的患者有高丙种球蛋白血症。亚急性感染性心内膜炎在病程 6 周以上的患者中有 50% 类风湿因子阳性。当并发弥漫性肾小球肾炎的患者，血清补体可降低。免疫学异常表现在感染治愈后可消失。

（三）血培养

血培养是诊断菌血症和感染性心内膜炎的最有价值重要方法。近期未接受过抗生素治疗的患者血培养阳性率可高达 95% 以上。血培养的阳性率降低，常由于 2 周内用过抗生素或采血、培养技术不当所致。

（四）X 线检查

肺部多处小片状浸润阴影，提示脓毒性肺栓塞所致的肺炎。左心衰竭时可有肺淤血或肺水肿征。主动脉增宽可是主动脉细菌性动脉瘤所致。

细菌性动脉瘤有时需经血管造影协助诊断。

CT 扫描有助于脑梗死、脓肿和出血的诊断。

（五）心电图

心肌梗死心电图表现可见于急性感染性心内膜炎患者。主动脉瓣环或室间隔脓肿的患者可出现房室、室内传导阻滞的情况。

（六）超声心动图

超声心动图发现赘生物、瓣周并发症等支持心内膜炎的证据，对明确感染性心内膜炎诊断有重要价值。经食管超声（TTE）可以检出 < 5mm 的赘生物，敏感性高达 95% 以上。

### 四、治疗原则

（一）抗微生物药物治疗

抗微生物药物治疗是治疗本病最重要的措施。用药原则为：①早期应用。②充分用药，选用灭菌性抗微生物药物，大剂量和长疗程。③静脉用药为主，保持稳定、高的血药浓度。④病原微生物不明时，急性感染性心内膜炎应选用针对金黄色葡萄球菌、链球菌和革兰氏阴性杆菌均有效的广谱抗生素，亚急性感染性心内膜炎应用针对链球菌、肠球菌的抗生素。⑤培养出病原微生物时，应根据致病菌对药物的敏感程度选择抗微生物药物。

1. 经验治疗　病原菌尚未培养出时，对急性感染性心内膜炎患者，采用萘夫西林、氨苄西林和庆大霉素，静脉注射或滴注。亚急性感染性心内膜炎患者，按常见的致病菌链球菌的用药方案，以青霉素为主或加庆大霉素静脉滴注。

2. 已知致病微生物时的治疗

（1）青霉素敏感的细菌治疗：至少用药 4 周。对青霉素敏感的细菌如草绿色链球菌、牛链球菌、肺炎球菌等。①首选大剂量青霉素分次静脉滴注。②青霉素加庆大霉素静脉滴注或肌内注射。③青霉素过敏时可选择头孢曲松或万古霉素静脉滴注。

（2）青霉素耐药的链球菌治疗：①青霉素加庆大霉素，青霉素应用 4 周，庆大霉素应用 2 周。②万古霉素剂量同前，疗程为 4 周。

（3）肠球菌心内膜炎治疗：①大剂量青霉素加庆大霉素静脉滴注。②氨苄西林加庆大霉素，用药 4～6 周，治疗过程中酌减或撤除庆大霉素，防其不良反应。③治疗效果不佳或不能耐受者可改用万古霉素，静脉滴注，疗程 4～6 周。

（4）对金黄色葡萄球菌和表皮葡萄球菌的治疗：①萘夫西林或苯唑西林，静脉滴注，用药4～6周，治疗开始3～5d加用庆大霉素，剂量同前。②青霉素过敏或无效患者，可用头孢唑林，静脉滴注，用药4～6周，治疗开始3～5d，加用庆大霉素。③如青霉素和头孢菌素无效时，可用万古霉素4～6周。

（5）耐药的金黄色葡萄球菌和表皮葡萄球菌的治疗：应用万古霉素治疗4周。

（6）对其他细菌的治疗：用青霉素、头孢菌素或万古霉素，加或不加氨基糖苷类，疗程为4～6周。革兰氏阴性杆菌感染，可用氨苄西林、哌拉西林、头孢噻肟或头孢拉定，静脉滴注。加庆大霉素，静脉滴注。环丙沙星，静脉滴注也可有效。

（7）真菌感染的治疗：用两性霉素B，首日静脉滴注1mg，之后每日递增3～5mg，总量为3～5g。在用药过程中，应注意两性霉素B的不良反应。完成两性霉素B疗程后，可口服氟胞嘧啶，用药需数月。

（二）外科治疗

有严重心脏并发症或抗生素治疗无效的患者，应考虑手术治疗。

**五、护理措施**

（一）一般管理与健康教育

要保持室内环境清洁整齐，定时开窗通风，保持空气新鲜。注意防寒保暖，保持口腔、皮肤清洁，预防呼吸道、皮肤感染。

（二）饮食管理与健康教育

给予高热量、高蛋白、高维生素、易消化的半流食或软食，注意补充蔬菜、水果，变换膳食花样和口味，促进食欲，补充高热引起的机体消耗。

（三）发热管理与健康教育

观察体温和皮肤黏膜，每4～6h测量1次，并准确记录，以判断病情进展和治疗效果。观察患者皮肤情况，检查有无指（趾）甲下线状出血、指和趾垫出现豌豆大的红或紫色痛性结节、手掌和足底无痛性出血红斑等周围体征。

高热患者应卧床休息，给予物理降温如温水擦浴、冰袋等，及时记录降温后体温变化。及时更换被汗浸湿的床单、被套，为避免患者因大汗频繁更换衣服而受凉，可在患者出汗多的时候，在衣服与皮肤之间衬以柔软的毛巾，便于及时更换，增加舒适感。

患者高热、大汗要及时补充水分，必要时注意补充电解质，记录出入量，保证水及电解质的平衡。注意口腔管理与健康教育，防止感染，增加食欲。

（四）正确采集血标本

正确留取合格的血培养标本，对于本病的诊断、治疗十分重要，而采血方法、培养技术及应用抗生素的时间，都可影响血培养阳性率。告诉患者暂时停用抗生素和反复多次抽取血的必要性，以取得患者的理解和配合。留取血培养标本方法如下：

对于未开始治疗的亚急性感染性心内膜炎患者应在第 1 天每间隔 1h 采血 1 次，共 3 次。如次日未见细菌生长，重复采血 3 次后，开始抗生素治疗。

已用过抗生素患者，应停药 2～7d 后采血。急性感染性心内膜炎患者应在入院后 3h 内，每隔 1h 1 次共取 3 个血标本后开始治疗。

每次取静脉血 10～20ml，做需氧和厌氧培养，至少应培养 3 周，并周期性做革兰染色涂片和次代培养。必要时培养基需补充特殊营养或采用特殊培养技术。

（五）病情观察

严密观察体温及生命体征的变化；观察心脏杂音的部位、强度、性质有无变化，如有新杂音出现、杂音性质的改变往往与赘生物导致瓣叶破损、穿孔或腱索断裂有关；注意观察脏器动脉栓塞有关症状，当患者发生可疑征象，尽早报告医师及时处理。

（六）用药管理与健康教育

遵医嘱给予抗生素治疗，告诉患者病原菌隐藏在赘生物内和内皮下，需要坚持大剂量、全疗程、时间长的抗生素治疗才能杀灭，要严格按时间、剂量准确地用药，以确保维持有效的血药浓度。注意保护患者静脉血管，有计划地使用，以保证完成长时间的治疗。在用药过程中要注意观察用药效果和可能出现的不良反应，如有发生及时报告医师，调整抗生素应用方案。

（七）健康教育

1. 提高患者依从性　帮助患者及家属认识本病的病因、发病机制，坚持足够疗程的治疗意义。

2. 就诊注意事项　告诉患者在就诊时应向医师讲明本人有心内膜炎病史，在实施口腔内手术如拔牙、扁桃体摘除，上呼吸道手术或操作及生殖、泌尿、消化道侵入性检查或其他外科手术前，应预防性使用抗生素。

3. 预防感染　嘱患者平时要注意防寒、保暖，保持口腔及皮肤清洁，不要挤压痤疮、疖、痈等感染病灶，减少病原菌侵入机会。

4. 病情观察　帮助患者掌握病情自我观察方法，如自测体温，观察体温变化，观察有无栓塞表现等，定期门诊随诊，有病情变化及时就诊。

5. 家属支持　教育患者家属要在长时间疾病诊治过程中，注意给患者生活照顾，心理支持，鼓励协助患者积极治疗。

## 第九节　病毒性心肌炎

病毒性心肌炎是病毒感染，尤其是柯萨奇 B 组病毒，引起的心肌局限性或弥漫性炎症病变。大多数患者可以自愈。部分患者因病情迁延而遗留各种心律失常，如期前收缩、房室传导阻滞等，严重者则需安装永久人工心脏起搏器。极少数患者病情演变为扩张型心肌病，可导致心力衰竭甚至猝死。

病毒性心肌炎可以发生任何年龄段，以儿童、青少年多见。一般发病率以夏季最高，冬季最少。但在居住条件拥挤的地区和国家，病毒性心肌炎的发生季节性不明显。

### 一、病因及发病机制

各种病毒均可引起，以可引起肠道和呼吸道感染的病毒最常见，如柯萨奇病毒 A、B 及艾柯病毒、脊髓灰质炎病毒、流感斑疹病毒。尤其是柯萨奇病毒 B。

当各种因素所致机体抵抗力降低时，病毒直接侵犯心肌，造成心肌细胞溶解，由于免疫反应主要是 T 细胞，以及细胞因子和一氧化氮等介导的心肌损伤和微血管的损害，均使心脏功能和结构受损。组织学特征为心肌细胞的溶解、间质水肿、炎性细胞浸润。

### 二、临床表现

（一）症状

病前 1～3 周患者常有发热、疲倦、呕吐、腹泻等呼吸道或肠道感染病史。轻者可无症状，多数患者可有疲乏、胸闷、心悸、心前区隐痛等心肌受累的表现。重症者可发生严重心律失常、心力衰竭、心源性休克，甚至猝死。

（二）体征

可有与体温不成比例的心动过速、各种心律失常。听诊可闻第一心音低钝，心尖区可闻及舒张期奔马律，有交替脉。也可有水肿、颈静脉怒张、可闻及肺部湿啰音、心脏扩大。

### 三、辅助检查

（一）实验室检查

血清心肌酸激酶增高、肌钙蛋白增高；白细胞增高、红细胞沉降率增快、C 反应蛋白增高；病毒中和抗体效价测定恢复期较急性期增高 4 倍。

（二）心电图检查

常见心电图 ST-T 段改变和各种心律失常，特别是室性心律失常、房室传导阻滞。

## 四、治疗原则

（一）一般治疗

急性期卧床休息，注意补充蛋白质、维生素等营养食物。

（二）药物治疗

使用改善心肌营养与代谢的药物如大剂量维生素 C、ATP、辅酶 A、极化液、复方丹参等。

（三）对症治疗

主要是针对心力衰竭、心律失常等情况，进行治疗。如心力衰竭可使用利尿药、血管紧张素转换酶抑制药、血管扩张药等；频发早搏或快速心律失常可使用抗心律失常药物；高度房室传导阻滞、快速室性心律失常或是窦房结功能损害，并出现晕厥、低血压时可使用临时心脏起搏器。

## 五、护理措施

（一）一般管理与健康教育

活动期或伴有严重心律失常、心力衰竭者要绝对卧床休息 4 周至 3 个月，限制探视，保证休息和睡眠。待症状消失、化验及体征恢复正常后，方可逐渐增加活动量，同时严密监测活动时心律、心率、血压变化，如果出现心悸、胸闷、呼吸困难、心律失常等，应立即停止活动，这个活动量作为最大活动量的限制指标。

（二）饮食管理与健康教育

给予高蛋白质、富含维生素和易消化的饮食，尤其补充维生素 C 的食物如新鲜蔬菜、水果，以促进心肌代谢与修复。心力衰竭者限制钠盐摄入，避免刺激性食物，戒烟、酒。

（三）病情观察

1. 预防心律失常　注意有无心律失常的改变，必要时进行心电监护，注意心率、心律及心电图变化，做好急救物品的准备。

2. 预防心力衰竭　密切观察生命体征、意识、尿量、皮肤黏膜颜色，注意观察有无呼吸困难、咳嗽、咳痰、易疲劳、颈静脉怒张、水肿症状，注意检查有无肺部啰音、心脏有无奔马律的体征。一旦发生，立即报告医师，及时处理。

（四）健康教育

1. 注意休息，1 年内避免重体力劳动。

2. 指导患者尽量避免呼吸道感染、剧烈运动、情绪激动、饱餐、妊娠、寒冷、用力排便等诱因。

3. 要食用高蛋白质、富含维生素和易消化的饮食　多食新鲜蔬菜、水果等高维生素 C 的食物。

4. 坚持药物治疗，定期随访。

# 第十节　心　肌　病

心肌疾病是除先天性心血管病、心脏瓣膜病、冠状动脉粥样硬化性心脏病、高血压心脏病、肺源性心脏病和甲状腺功能亢进性心脏病等以外的以心肌病变为主要表现，并伴有心肌功能障碍的一组心肌疾病。

心肌病分为四型即扩张型心肌病、肥厚型心肌病、限制型心肌病和致心律失常型右室心肌病。各类型心肌病病理生理特点为扩张型心肌病，左心室或双心室扩张，有收缩功能障碍；肥厚型心肌病，左心室或双心室肥厚，常伴有非对称性室间隔肥厚；限制型心肌病，收缩正常，心壁不厚，单或双心室舒张功能低下及扩张容积减小；致心律失常型右室心肌病，右心室进行性纤维脂肪变。

## 一、扩张型心肌病

扩张型心肌病是一类常见的心肌病，其主要特征是单侧或双侧心腔扩大，心肌收缩功能减退，伴或不伴有充血性心力衰竭。本病常伴有心律失常，血栓栓塞和猝死，病死率较高，男性多于女性，也是导致心力衰竭的最常见的病因。

（一）病因及发病机制

病因目前尚不明确。扩张型心肌病常表现出家族性发病趋势，目前研究在扩张型心肌病的家系中已定位了 26 个染色体位点与本病相关，并从中找出 22 个致病基因。不同的基因产生突变和相同基因不同的突变都可引起扩张型心肌病，并伴有不同的临床症状。病毒感染、环境等因素也可能与其发病有关。

近年来研究认为扩张型心肌病的发病与持续病毒感染和自身免疫反应有关，尤其以柯萨奇病毒 B 感染最为密切。持续病毒感染对心肌组织的损伤，引发自身免疫反应，包括细胞免疫、自身抗体或细胞因子介导，致使心肌损伤，是导致或诱发扩张型心肌病重要原因和发病机制。另外围生期、酒精中毒、抗癌药物、心肌能量代谢紊乱和神经激素受体异常等因素也可引起本病。

心肌损害表现为非特异性心肌细胞肥大、变性，出现不同程度的纤维化。心腔扩张，室壁多变薄，纤维瘢痕形成，常伴有附壁血栓。

（二）临床表现

1. 症状　起病缓慢，常出现充血性心力衰竭的症状和体征时方就诊，如极度乏力、心悸、气急、甚至端坐呼吸、水肿、肝大等。部分患者可发生栓塞或猝死。部分病毒性心肌炎发展到扩张型心肌病，早期可无充血性心力衰竭表现而仅有左室增大表现。

2. 体征　心脏扩大为主要体征。常可听到第三或第四心音，心率快时呈奔马律，常合并各种类型的心律失常。

（三）辅助检查

1. X 线检查　心影明显增大、心胸比 > 0.5，肺淤血。

2. 心电图　可见心房颤动、传导阻滞等各种心律失常。可有 ST-T 改变，低电压，R 波减低，少数可见病理性 Q 波，多由心肌广泛纤维化所致，须与心肌梗死相鉴别。

3. 超声心动图　本病早期即可有心腔轻度扩大，以左心室扩大显著，后期各心腔均扩大，室壁运动减弱，提示心肌收缩力下降。以致无病变的二尖瓣、三尖瓣，在收缩期不能退至瓣环水平，而彩色血流多普勒显示二尖瓣、三尖瓣反流。

4. 心脏放射性核素检查　可见舒张末期和收缩末期左心室容积增大，左室射血分数降低；核素心肌显影表现为局灶性、散在性放射性减低。

5. 心导管检查　早期可正常，有心力衰竭时可见左、右心室舒张末压、左心房压和肺毛细血管楔压增高。心室造影可见心腔扩大，室壁运动减弱，射血分数低下。

6. 心内膜心肌活检　可见心肌细胞肥大、变性、间质纤维化等。活检标本可进行病毒学检查。

（四）治疗原则

尚无特殊的治疗方法。目前治疗原则是针对充血性心力衰竭和各种心律失常，预防栓塞和猝死，提高生活质量和生存率。

1. 病因治疗　对于原因不明的扩张型心肌病，要寻找病因，任何可引起心肌病的可能病因要逐一排除，并给予积极治疗。如控制感染，在病毒感染时密切注意心脏情况，积极抗病毒治疗；限烟戒酒、改变不良生活方式等。

2. 对症治疗

（1）充血性心力衰竭治疗：限制体力活动；低钠饮食；应用洋地黄和利尿药，但本病较易发生洋地黄中毒，故应慎用。常用血管扩张药物、血管紧张素转换酶抑制药等药物。在病情稳定，射血分数 < 40%，可选用 β 受体拮抗药，注意从小剂量

开始。必要时可安装双腔起搏器，改善严重心力衰竭症状，提高生活质量。

（2）预防栓塞：对于有血栓形成风险或是有房颤的患者，可给予阿司匹林 75～100mg/d，口服。对于有附壁血栓形成或发生栓塞的患者，可进行抗凝治疗。

（3）改善心肌代谢：对于家族性扩张型心肌病，可应用能量代谢药物改善心肌代谢紊乱，常用辅酶 $Q_{10}$ 10mg/ 次，3 次 /d。

（4）预防猝死：室性心律失常和猝死是扩张型心肌病的常见症状，预防猝死主要是控制室性心律失常的诱发因素，如纠正心力衰竭、维持电解质平衡、避免某些药物的不良反应、积极纠正心律失常等。必要时可置入心脏电复律除颤器，以防猝死发生。

3. 外科治疗　内科治疗无效的病例，可考虑进行心脏移植。

4. 治疗新思想

（1）免疫学治疗：根据抗心肌抗体介导致使心肌细胞损害的机制，可对早期扩张型心肌病患者进行免疫学治疗，如阻止抗体效应、免疫吸附抗体、免疫调节、抑制抗心肌抗体的产生，改善心功能，早期阻止扩张型心肌病进展。

（2）中医治疗：临床应用发现生脉饮、牛磺酸、黄芪等，有抗病毒作用，调节免疫改善心脏功能。

## 二、肥厚型心肌病

肥厚型心肌病是以心室非不对称性肥厚，并累及室间隔，使心室腔变小为特征，以左心室血液充盈受阻、舒张期顺应性下降为基本病态的心肌病。约有 1/2 患者有家族史，患病男性高于女性，青年发病率高，本病主要死亡原因是心源性猝死，亦为青年猝死的常见原因。

根据左心室流出道有无梗阻又可分为梗阻性肥厚型和非梗阻性肥厚型心肌病。梗阻性病例主动脉瓣下部室间隔肥厚明显，过去亦称为特发性肥厚型主动脉瓣下狭窄。

（一）病因及发病机制

本病常有明显家族史。近年研究发现，约有 1/2 患者是由心肌肌节收缩蛋白基因如心脏肌球蛋白重链及心脏肌钙蛋白 T 基因突变为主要的致病因素，本病是常染色体显性遗传疾病。还有人认为儿茶酚胺代谢异常、细胞内钙调节异常、高血压、强度运动等均可作为本病发病的促进因子。

肥厚型心肌病的主要改变为心肌显著肥厚、心腔缩小，以左心室为多见，常伴有二尖瓣瓣叶增厚。本病的组织学特征为心肌细胞肥大，形态特异，排列紊乱。

（二）临床表现

1. 症状　部分患者可无自觉症状，因猝死、心力衰竭或在体检中被发现。

绝大多数患者可有劳力性呼吸困难；部分患者可有胸痛、心悸、多种形态的心律失常；伴有流出道梗阻的患者由于左心室舒张期充盈不足，心排血量减低，可出现黑矇，在起立或运动时可出现眩晕，甚至神志丧失等。室性心律失常、室壁过厚、流出道阶差大，常是引起猝死的主要危险因素。

心房颤动可促进心力衰竭的发生，少数患者可并发感染性心内膜炎或栓塞等。

2. 体征　可有心脏轻度增大，能听到第四心音，流出道有梗阻的患者可在胸骨左缘第 3～4 肋间听到较粗糙的喷射性收缩期杂音；心尖部也常可听到收缩期杂音。

现在认为杂音产生除因室间隔不对称肥厚造成左心室流出道狭窄外，主要是由于收缩期血流经过狭窄处时的漏斗效应，把二尖瓣吸引移向室间隔使狭窄更严重，在收缩晚期甚至可完全阻挡流出道；同时二尖瓣本身出现关闭不全。胸骨左缘 3～4 肋间所闻及的流出道狭窄所致的收缩期杂音，与主动脉瓣膜器质性狭窄所产生的杂音不同。凡能影响心肌收缩力，改变左心室容量和射血速度的因素，都使杂音的响度有明显变化，如使用 β 受体拮抗药、下蹲位、举腿或体力运动，使心肌收缩力下降或使左心容量增加，均可使杂音减轻；相反如含服硝酸甘油或做 Valsalva 动作，会使左心室容量减少或增加心肌收缩力，均可使杂音增强。

（三）辅助检查

1. X 线检查　心影增大多不明显，如有心力衰竭则有心影增大。

2. 心电图　可因心肌肥厚的类型不同而有表现不同。最常见的表现为左心室肥大，ST-T 改变，胸前导联常出现巨大倒置 T 波。在 Ⅰ、aVL 或 Ⅱ、Ⅲ、aVF、V5、V4 可出现深而不宽的病理性 Q 波，在 V1 有时可见 R 波增高，R/S 比增大。室内传导阻滞、期前收缩亦常见。

3. 超声心动图　是主要诊断手段，无论对梗阻性与非梗阻性的诊断都有帮助。

可示室间隔的非对称性肥厚，舒张期室间隔的厚度与后壁之比 ≥ 1.3，间隔运动低下。有梗阻性的患者可见室间隔流出道向左心室内部分突出、二尖瓣前叶在收缩期前移、左心室顺应性降低所致舒张功能障碍等。运用彩色多普勒可了解杂音起源和计算梗阻前后的压力差。

4. 心导管检查　心室舒张末期压上升。梗阻性肥厚型心肌病在左心室腔与流出道间有收缩压差，心室造影显示左心室变形。

5. 心内膜心肌活检　心肌细胞畸形肥大，排列紊乱，有助于诊断。

（四）治疗原则

本病的治疗原则是弛缓肥厚的心肌，防止心动过速，维持正常窦性心律，减轻左心室流出道狭窄，抗室性心律失常。

1. 避免诱因　要求患者在日常生活，避免激烈运动、持重、情绪激动、突然起立或屏气等诱因，减少猝死的发生。

避免使用增强心肌收缩力的药物如洋地黄等以及减轻心脏负荷的药物，以减少加重左室流出道梗阻。

2. 药物治疗　建议应用β受体拮抗药、钙通道阻滞药治疗。

有的肥厚型心肌病患者，逐渐呈现扩张型心肌病的症状和体征，称其为肥厚型心肌病的扩张型心肌病象，治疗方式需用扩张型心肌病有心力衰竭时的治疗措施进行治疗。

3. 介入治疗　重症梗阻性患者可做介入治疗，但不作为首选治疗方法，必要时可置入双腔起搏器或置入心脏电复律除颤器。乙醇消融也可缓解临床症状。

4. 手术治疗　切除最肥厚的部分心肌，缓解机械性梗阻。在任何治疗无效情况下，可考虑心脏移植。

### 三、心肌病患者的管理与健康教育措施

（一）疼痛管理与健康教育

立即停止活动，卧床休息；给予吸氧，氧流量 $2 \sim 4L/min$；安慰患者，解除紧张情绪，遵医嘱使用钙通道阻滞药或β受体拮抗药，注意有无心动过缓等不良反应。禁用硝酸酯类药物。

避免诱因防止诱发心绞痛，避免劳累、提取重物、突然起立或屏气、情绪激动、饱餐、寒冷刺激等。戒烟酒。如出现疼痛或疼痛加重或伴有冷汗、恶心、呕吐时告诉医护人员，及时处理。

（二）心力衰竭管理与健康教育

因扩张型心肌病患者对洋地黄耐受性差，为此应用洋地黄时应警惕发生中毒。严格控制输液量及滴速，防止诱发急性肺水肿。

（三）健康教育

1. 休息原则　症状明显患者应卧床休息，症状轻的患者可参加轻体力工作，但须避免劳累。肥厚型心肌病活动后常有晕厥、猝死的危险，因此要切忌跑步、各种球类比赛等激烈体能运动，避免提取重物、突然起立或屏气、情绪激动、饱餐、寒冷刺激等诱因。有晕厥病史患者要避免独自一人外出活动，以防发生意外。

2. 饮食　要求给予高蛋白、高维生素、清淡饮食，增强机体抵抗力，有心力衰竭的患者要低盐饮食。要注意多食用蔬菜、水果，保持大便通畅，减轻排便负担。

3. 预防感染　保持室内空气新鲜，经常通风换气，阳光充足，防寒保暖。保持口腔、会阴部清洁干净，尽量避免去人多的场所，预防上呼吸道感染。

4. 随诊　坚持遵医嘱服药，帮助患者掌握观察药物疗效和不良反应的知识。定期随诊，症状加重或症状有变化时，要立即就诊，以防病情恶化。

# 第十一节　心　包　炎

国内临床资料统计表明，心包疾病占心脏疾病住院患者的 1.5% ～ 5.9%。心包炎按病因分类，分为感染性心包炎和非感染性心包炎。非感染性心包炎多由肿瘤、代谢性疾病、自身免疫性疾病、尿毒症等所致。按病情进展可分为急性心包炎（伴或不伴心包积液）、亚急性渗出性缩窄性心包炎、慢性心包积液、粘连性心包炎、慢性缩窄性心包炎等。临床上以急性心包炎和慢性缩窄性心包炎为最常见。

## 一、急性心包炎

急性心包炎是心包脏层与壁层间的急性炎症，可由细菌、病毒、自身免疫、物理、化学等因素引起。心包炎亦常是某种疾病的一部分表现或为某种疾病的并发症，为此常被原发病掩盖，但也可独立表现。根据急性心包炎病理变化，可以分为纤维蛋白性或渗出性两种。

（一）病因、病理、病理生理

1. 病因　急性心包炎的病因有：①原因不明者，称为急性非特异性。②病毒、细菌、真菌、寄生虫、立克次体等感染。③自身免疫反应：风湿热、结缔组织疾病如系统性红斑狼疮、类风湿关节炎、结节性多动脉炎、白塞病、艾滋病；心肌梗死后综合征、心包切开后综合征；某药物引发如普鲁卡因胺、青霉素等。④肿瘤性：原发性如间皮瘤、脂肪瘤、纤维肉瘤，继发性如乳腺癌、肺癌、白血病、淋巴瘤等。⑤内分泌、代谢性疾病：如尿毒症、痛风、甲状腺功能减退、淀粉样变。⑥物理因素：如放射性、外伤如心肺复苏后、穿透伤、钝伤、介入治疗操作相关等。⑦邻近器官疾病引发如急性心肌梗死、胸膜炎、主动脉夹层、肺梗死等。

常见病因为风湿热、结核、细菌感染，近年来病毒感染、肿瘤、尿毒症性和心肌梗死性心包炎发病率显著增多。

2. 病理　在急性期心包壁层、脏层上有纤维蛋白、白细胞和少量内皮细胞的渗出，无明显液体积聚，此时称为纤维蛋白性心包炎。以后如果液体增加，则为渗出性心包炎，液体多为黄而清的，偶可混浊不清、化脓性或呈血性，量可由 100ml 至 3L，一般积液在数周至数月内吸收，可伴随发生壁层与脏层的粘连、增厚、缩窄。

液体也可较短时间内大量积聚引起心脏压塞。急性心包炎心外膜下心肌有炎性变化，如范围较广可称为心肌心包炎。炎症也可累及纵隔、横膈和胸膜。

3. 病理生理　心包腔正常时平均压力接近于零或低于大气压，吸气时呈轻度负压，呼气时近于正压。急性纤维蛋白性心包炎或积液少量不至于引起心包内压力增高，故不影响血流动力学。如果液体迅速增多，心包无法伸展或来不及伸展以适应其容量的变化，造成心包内压力急剧上升，引起心脏受压，致使心室舒张期充盈受阻，周围静脉压亦升高，使心排血量降低，血压下降，导致急性心脏压塞临床表现发生。

（二）临床表现

1. 症状

（1）胸痛：心前区疼痛是纤维蛋白性心包炎主要症状，如急性非特异性心包炎、感染性心包炎。疼痛常位于心前区或胸骨后，可放射到颈部、左肩、左臂及左肩胛骨，也可达上腹部，疼痛性质呈压榨样或锐痛，也可闷痛，常与呼吸有关，常因咳嗽、深呼吸、变换体位或吞咽而加重。

（2）呼吸困难：呼吸困难是心包积液时最突出的症状。严重的呼吸困难患者可呈端坐呼吸，身躯前倾、呼吸浅速、面色苍白、发绀。

（3）全身症状：可有干咳、声音嘶哑及吞咽困难等症状，常因压迫气管、食管而产生。也可有发冷、发热、乏力、烦躁、心前区或上腹部闷胀等。大量渗液可影响静脉回流，出现体循环淤血表现如颈静脉怒张、肝大、腹水及下肢水肿等。

（4）心脏压塞：心包积液快速增加可引起急性心脏压塞，出现气促、心动过速、血压下降、大汗淋漓、四肢冰凉，严重者可意识恍惚，发生急性循环衰竭、休克等。

如积液积聚较慢，可出现亚急性或慢性心脏压塞，表现为颈静脉怒张、静脉压升高、奇脉。

2. 体征

（1）心包摩擦音：心包摩擦音是纤维蛋白性心包炎的典型体征，多位于心前区，以胸骨左缘第3、4肋间、坐位时身体前倾、深吸气最为明显，心包摩擦音可持续数小时或持续数天、数周，当积液增多将二层心包分开时，摩擦音即消失，如有部分心包粘连仍可闻及。心前区听到心包摩擦音就可做出心包炎的诊断。

（2）心包积液：心浊音界向两侧增大，皆为绝对浊音区；心尖冲动弱，且位于心浊音界的内侧或不能扪及；心音低钝、遥远；积液大量时可出现心包积液征（Ewart征），即在左肩胛骨下叩诊浊音和闻及因左肺受压引起的支气管呼吸音。

（3）心脏压塞：除有体循环淤血体征外。按心脏压塞程度，脉搏可表现为正常、减弱或出现奇脉。奇脉是大量积液患者，触诊时桡动脉搏动呈吸气性显著减弱或消失，呼气时又复原的现象。也可通过血压测量来诊断，即吸气时动脉收缩压下降

10mmHg 或更多。急性心脏压塞可因动脉压极度降低，奇脉难察觉出来。

3. 并发症

（1）复发性心包炎：复发性心包炎是急性心包炎最难处理的并发症，在初次发病后数月至数年反复发病并伴严重的胸痛。发生率为 20%～30%，多见于急性非特异性心包炎、心脏损伤后综合征。

（2）缩窄性心包炎：缩窄性心包炎常见于结核性心包炎、化脓性心包炎、创伤性心包炎。

（三）辅助检查

1. 实验室检查　由原发病决定，如感染性心包炎常有白细胞计数增加、红细胞沉降率增快等。

2. X 线检查　对渗出性心包炎有一定价值，可见心影向两侧增大，心脏搏动减弱或消失；尤其是肺部无明显充血而心影显著增大是心包积液的 X 线表现特征。但成人液体量少于 250ml、儿童少于 150ml 时，X 线难以检出。

3. 心电图　急性心包炎时来自心包下心肌的心电图异常表现为：①常有窦性心动过速。②ST 段抬高，呈弓背向下，见于除 aVR 导联以外的所有导联，aVR 导联中 ST 段压低。③一至数日后，ST 段回到基线，T 波低平或倒置，持续数周至数月后 T 波逐渐恢复正常。④心包积液时有 QRS 低电压。⑤包膜下心房肌受损时可有除 aVR 和 V1 导联外 P-R 段压低。

4. 超声心动图　对诊断心包积液迅速可靠。M 型或二维超声心动图中均可见液性暗区以确定诊断。心脏压塞的特征为：右心房及右心室舒张期塌陷；吸气时室间隔左移，右心室内径增大，左心室内径减小等。

5. 心包穿刺　抽取的积液做生物学、生化、细胞分类、查瘤细胞的检查等，确定病因；缓解心脏压塞症状；必要时在心包腔内给予抗菌或化疗药物等。

6. 心包镜及心包活检　有助于明确病因。

（四）治疗原则

1. 病因治疗　根据病因给予相应治疗，如结核性心包炎给予规范化抗结核治疗，化脓性心包炎应用敏感抗生素治疗等。

2. 非特异性心包炎的治疗

（1）应用非甾体抗炎药物治疗：可应用数月的时间，缓慢减量直至停药。

（2）应用糖皮质激素药物治疗：如果应用非甾体抗炎药物治疗无效，则可应用糖皮质激素治疗，常用泼尼松 40～60mg/d，1～3 周，症状严重者可静脉应用甲泼尼龙。须注意当激素减量时，症状常可反复。

3. 复发性心包炎的治疗　秋水仙碱 0.5～1mg/d，至少 1 年，缓慢减量停药。但终止治疗后部分患者有复发倾向。对顽固性复发性心包炎伴严重胸痛患者，可考虑外科心包切除术治疗。

4. 心包积液、心脏压塞治疗　①结核性或化脓性心包炎要充分、彻底引流，提高治疗效果和减少心包缩窄发生率。②心包积液中、大量，将要发生心脏压塞的患者，行心包穿刺引流。③已发生心脏压塞患者，无论积液量多少都要紧急心包穿刺引流。④由于积液中有较多凝块、纤维条索状物，会影响引流效果或风险大的患者，可行心包开窗引流。

## 二、缩窄性心包炎

缩窄性心包炎是心脏被纤维化或钙化的心包致密厚实地包围，使心室舒张期充盈受限而引发一系列循环障碍的疾病。

（一）病因、病理、病理生理

1. 病因　缩窄性心包炎继发于急性心包炎，病因以结核性心包炎为最常见，其次为化脓或创伤性心包炎。少数患者与急性非特异性心包炎、心包肿瘤及放射性心包炎等有关，也有部分患者其病因不明。

2. 病理　急性心包炎随着渗液逐渐吸收，心包出现弥漫的或局部的纤维组织增生、增厚粘连、壁层与脏层融合钙化，使心脏及大血管根部受限。心包长期缩窄，心肌可萎缩。如心包显微病理示为透明样变性组织，提示为非特异性，如为结核性肉芽组织或干酪样病变，则提示为结核性。

3. 病理生理　纤维化、钙化的心包使心室舒张期扩张受阻，心室舒张期充盈减少，使心排血量下降。为维持心排血量，心率增快。上、下腔静脉也因心包缩窄而回流受阻，出现静脉压升高，颈静脉怒张、肝大、腹水、下肢水肿，出现 Kussmaul 征。

Kussmaul 征：吸气时周围静脉回流增多而已缩窄的心包使心室失去适应性扩张的能力，致静脉压增高，吸气时颈静脉更明显扩张。

（二）临床表现

1. 症状　常见症状为劳力性呼吸困难、疲乏、食欲缺乏、上腹胀满或疼痛。也可因肺静脉压高而导致症状如咳嗽、活动后气促。也可有心绞痛样胸痛。

2. 体征　有颈静脉怒张、肝大、腹水、下肢水肿、心率增快，可见 Kussmaul 征。腹水常较皮下水肿出现得早、明显得多，这情况与心力衰竭中所见相反。

窦性心律，有时可有房颤。脉搏细弱无力，动脉收缩压降低，脉压变小。心尖冲动不明显，心音减低，少数患者在胸骨左缘第 3、4 肋间可闻及心包叩击音。

（三）辅助检查

1. X 线检查　心影偏小、正常或轻度增大；左右心缘变直，主动脉弓小而右上纵隔增宽（上腔静脉扩张），有时可见心包钙化。

2. 心电图　窦性心律，常有心动过速，有时可有房颤。QRS 波群低电压、T 波低平或倒置。

3. 超声心动图　对缩窄性心包炎的诊断价值远不如对心包积液诊断价值，可见心包增厚、僵硬、钙化，室壁活动减弱，舒张早期室间隔向左室侧移动等，但均非特异而恒定的征象。

4. 右心导管检查　右心导管检查的特征性表现：是肺毛细血管压力、肺动脉舒张压力、右心室舒张末期压力、右心房压力均升高且都在相同或相近高水平，右心房压力曲线呈 M 或 W 波形，右心室收缩压轻度升高，舒张早期下陷及高原形曲线。

（四）治疗原则

1. 外科治疗　应尽早施行心包剥离术。但通常在心包感染、结核被控制，即应手术并在术后继续用药 1 年。

2. 内科辅助治疗　应用利尿药和限盐缓解机体液体潴留，水肿症状；对于房颤伴心室率快的患者，可首选地高辛，之后再应用 β 受体拮抗药和钙通道阻滞剂。

### 三、心包炎管理与健康教育措施

（一）体位与休息

对于呼吸困难患者要根据病情帮助患者采取半卧位或前倾坐位，倚靠过床桌，保持舒适体位。协助患者满足生活需要。对于有胸痛的患者，要卧床休息，保持情绪稳定，不要用力咳嗽、深呼吸或突然改变体位，以免使疼痛加重。

（二）呼吸观察与给氧

观察呼吸困难的程度，有无呼吸浅快、发绀，观察血气变化。根据缺氧程度调节氧流量，观察吸氧效果。

（三）预防感染

嘱患者加强营养，给予高热量、高蛋白、高维生素的易消化饮食，限制钠盐摄入，增强机体抵抗力。避免受凉，防止呼吸道感染，以免加重呼吸困难症状。

（四）输液管理与健康教育

控制输液速度，防止加重心脏负担。

（五）用药管理与健康教育

遵医嘱给予非甾体抗炎药，注意有无胃肠道反应、出血等副作用。遵医嘱给予糖皮质激素、抗生素、抗结核、抗肿瘤等药物治疗。

（六）健康教育

1. 增强抵抗力　告诉患者注意充分休息，加强营养，给予高热量、高蛋白、高维生素的易消化饮食，限制钠盐摄入。注意防寒保暖，预防呼吸道感染。

2. 坚持药物治疗　指导患者必须坚持足够疗程的药物治疗，不能擅自停药，防止复发。注意药物不良反应，定期随访。

3. 积极治疗　对缩窄性心包炎的患者，讲明行心包剥离术的重要性，解除心理障碍，尽早接受手术治疗。

# 第十二节　特殊诊疗技术管理与健康教育

## 一、先天性心脏病的介入治疗

外科手术是治疗先天性心脏病主要的治疗手段，由于近年来影像学和各种导管技术的发展，使得非手术的介入治疗在一定范围内取代了手术治疗，其并发症及死亡率明显低于手术治疗。主要是针对单一的缺损或狭窄型的病变，采用球囊扩张技术或封堵技术。

（一）经皮球囊肺动脉瓣成形术

经皮球囊肺动脉瓣成形术首例成功报道是在 1982 年，是较早应用的非手术介入性先天性心脏病的治疗措施，我国于 20 世纪 80 年代后期开始应用，目前已成为单纯肺动脉瓣狭窄的首选治疗方法。

1. 适应证

（1）以单纯肺动脉瓣狭窄伴有狭窄后扩张患者效果最佳。

（2）狭窄的程度跨瓣压差 ≥ 40mmHg 为介入指征。

（3）肺动脉瓣狭窄经手术治疗后出现再狭窄患者亦可进行。

（4）为复杂性先天性心脏病的手术前缓解治疗、不能手术患者的姑息治疗。

2. 禁忌证

（1）肺动脉瓣下狭窄即右室流出道漏斗部狭窄患者。

（2）肺动脉瓣上型狭窄瓣膜发育不良，无肺动脉狭窄后扩张患者。

3. 并发症　并发症出现多与术者的操作技术水平有关。主要并发症是穿刺部位血管并发症、术中心律失常、三尖瓣受损和继发性肺动脉瓣关闭不全。

（二）经皮球囊主动脉瓣成形术

经皮球囊主动脉瓣成形术应用始于 1983 年，主要用于儿童与青少年主动脉瓣狭窄治疗。目前亦应用于初生婴儿的主动脉瓣狭窄，但操作上难度增大，并发症较多，远期疗效不理想。

1. 适应证

（1）先天性主动脉瓣膜型狭窄有症状患者。

（2）跨主动脉压力差 ≥ 50mmHg 为介入指征。

（3）新生儿或婴幼儿严重瓣膜型狭窄，伴充血性心力衰竭患儿，可为缓解治疗，推迟外科手术时间。

（4）外科瓣膜切开术后再狭窄。

2. 禁忌证

（1）先天性主动脉瓣狭窄伴有主动脉及瓣膜发育不良患者。

（2）合并中、重度主动脉瓣反流患者。

3. 并发症

（1）术中可引起血流动力学障碍、心律失常，特别在婴幼儿死亡率高。

（2）股动脉损伤。

（3）主动脉瓣关闭不全或残余狭窄，发生率高达 45%。

（三）未闭动脉导管封堵术

经股动脉置入泡沫海绵塞封堵未闭动脉导管首次成功报道于 1969 年，开创了非手术治疗的先河，目前非开胸手术介入治疗已成为先天性动脉导管未闭治疗常规，现封堵器械有海绵栓、双伞面封堵、弹簧圈封堵，其中弹簧圈封堵法简便易行，并发症少，最具有应用前景。

1. 适应证　绝大多数的先天性动脉导管未闭均可经介入封堵。

2. 禁忌证　已形成右向左分流患者不宜行此治疗。

3. 并发症

（1）封堵装置的脱落、异位栓塞。

（2）封堵后残留细小通道形成高速血流，破坏大量红细胞以致机械性溶血。

（3）穿刺血管并发症。

（4）心律失常。

并发症的发生与所用封堵器械不同有关，如用海绵塞法，有海绵栓易脱落的危险。双伞面封堵系统操作简便，不易脱落，但可有溶血并发症，严重者则需手术取出封堵伞并结扎处理。

（四）房间隔缺损封闭术

房间隔缺损是常见的先天性心脏病，以往治疗以外科手术修补最为安全、有效，但手术仍有一定的并发症和手术遗留的瘢痕等问题。1976 年有学者报道应用双伞堵塞器封闭房间隔缺损成功，但仍存在封闭不全，操作困难等问题。直到 20 世纪 90 年代以后，"纽扣"式补片装置出现，简化了操作，手术更为安全有效。

1. 适应证

（1）符合以下条件的房间隔缺损患者，可经导管行介入封闭术：①房间隔缺损最大伸展＜ 30mm。②缺损上下房间隔边缘≥ 4mm。③房间隔的整体直径应大于拟使用的补片直径。

（2）外科修补术后残留缺损。

2. 禁忌证

（1）有右向左分流患者。

（2）多发性房间隔缺损。

（3）合并其他先天性心血管畸形。

3. 并发症

（1）残余分流。

（2）异位栓塞，是严重并发症，多由于补片部分或全部脱落进入肺循环或体循环。

（3）血管并发症。

（4）感染

（5）机械性溶血，但少见。

（五）室间隔缺损封闭术

室间隔缺损封闭处理原则与房间隔缺损相似，因在心室水平操作难度大，目前累积病例较少。

1. 适应证

（1）肌部或部分膜部室间隔缺损。

（2）缺损口直径＜ 10mm。

（3）缺损口中点距主动脉瓣的距离大于缺损直径 2 倍以上。

2. 禁忌证

（1）不符合手术指征的单纯室间隔缺损为相对禁忌证。

（2）绝对禁忌证已存在右向左分流的患者。

3. 并发症　与房间隔缺损介入封闭术相同。

（六）先天性心脏病的其他介入治疗术

对于不能或暂时不宜手术的先天性心脏病患者，为争取以后手术时机或姑息治疗，以减轻症状，可应用某些介入手段作为缓症处理。

1. 经皮球囊动脉扩张及支架置入术　可应用于：①先天性主动脉缩窄。②肺动脉瓣远端单纯肺动脉主干或分支狭窄。③法洛四联症，外科手术无法纠治的肺动脉分支狭窄。

2. 人工房间隔造口术　可应用于：①新生儿或婴儿室间隔完整的严重青紫性心脏病。②二尖瓣严重狭窄、闭锁。③全肺静脉异位引流。

3. 异常血管弹簧圈堵闭术　可应用于：①肺动静脉瘘。②冠状动静脉瘘。③先天性心脏病姑息手术后出现的血管间异常通道。

（七）先天性心脏病的介入治疗管理与健康教育措施

1. 术前管理与健康教育

（1）心理管理与健康教育：向患者及家属介绍心导管介入治疗的意义、方法，手术的必要性和安全性，以解除患者及家属思想顾虑和紧张情绪。必要时手术前一天晚上可口服镇静药，保证睡眠。

（2）术前检查：帮助患者完成必要的检查，如出凝血时间、肝肾功能、超声心动图、胸片等。

（3）皮肤准备：会阴部及两侧腹股沟备皮。

（4）动脉检查：检查两侧足背动脉搏动情况并标记，便于术中、术后对照观察。

（5）物品准备：手术器械、药品及抢救物品和药品准备。

（6）过敏试验：青霉素和碘过敏试验。

（7）镇静：术前半小时给予苯巴比妥 0.1g，肌内注射。

2. 术后管理与健康教育

（1）制动：对于采用静脉穿刺的患者，术侧肢体制动 4～6h。对于采用动脉穿刺的患者，在穿刺针进入动脉处进行压迫，以左手示、中指压迫止血 15～20min，确认无出血后，以弹力绷带加压包扎，用 1kg 沙袋压迫 6h，术侧肢体制动 12h。卧床期间做好患者生活管理与健康教育。

（2）观察生命体征：持续监测生命体征，观察血压、心律、心率变化，注意有无心律失常发生，观察穿刺部位有无出血、血肿情况发生，一旦发生及时报告医师，协助处理。

（3）观察动脉搏动：观察足背动脉搏动情况，检查是否有减弱或消失，观察肢体皮肤颜色、温度、感觉与运动功能变化等，有异常情况要及时报告医师，协助完成进一步检查、处理。

（4）预防感染：常规应用抗生素预防感染，一般使用青霉素320万 U，2次 /d，静脉滴注，连续3d。

### 二、冠状动脉粥样硬化性心脏病的介入诊断和治疗

（一）冠状动脉造影

心导管经股动脉、肱动脉或桡动脉送到主动脉根部，分别进入左、右冠状动脉口，推注少量造影剂，选择性冠状动脉造影，使左、右冠状动脉及其主要分支得到显影，并可进行电影摄影、快速连续摄片、磁带录像或光盘记录，可以发现狭窄性病变的部位并估计其狭窄程度。一般认为，管腔狭窄70% ～ 75% 以上会严重影响供血，对狭窄50% ～ 70% 的患者也有一定意义。

评定冠脉狭窄的程度，用 TIMI 试验的分级指标：①0级：无血流灌注，闭塞血管远端无血流。②Ⅰ级：造影剂部分通过，冠状动脉狭窄远端不能充盈完全。③Ⅱ级：冠状动脉狭窄远端显影慢，可完全充盈，造影剂消除也慢。④Ⅲ级：冠状动脉远端造影剂完全、迅速充盈和消除，如同正常血流。

1. 适应证

（1）药物治疗中仍有心绞痛且症状较重患者。

（2）胸痛疑心绞痛而不能确诊患者。

（3）中老年患者心脏增大、心力衰竭、心律失常、疑有冠心病未能确诊者。

（4）无症状但运动试验阳性的患者。

（5）原发性心脏停搏复苏患者。

（6）已确诊的冠心病，明确病变部位、程度及左心室功能情况。

2. 禁忌证　目前没有绝对禁忌证，但有相对禁忌证：

（1）没有控制的严重室性心律失常。

（2）没有控制的充血性心力衰竭或急性左心衰竭。

（3）严重的电解质紊乱、洋地黄中毒。

（4）没有控制的高血压。

（5）急性脑卒中。

（6）严重肾功能不全。

（7）严重碘造影剂过敏。

（8）急性心肌炎。

（9）主动脉瓣心内膜炎。

（10）感染性疾病及未能控制的全身性疾病。

（11）活动性出血或严重出血倾向。

（12）48h 内仍口服抗凝药者。

（13）由于精神病、其他疾病致使患者不能配合。

3. 并发症

（1）死亡。

（2）急性心肌梗死。

（3）栓塞。

（4）动脉夹层。

（5）严重心律失常。

（6）急性肺动脉栓塞。

（7）穿刺局部并发症：出血、血肿、假性动脉瘤、动 - 静脉瘘。

（8）造影剂的反应。

4. 术前、术后处理

（1）术前处理：掌握患者的临床资料，阅读心脏 X 线片，观察升主动脉根部的宽度；检查股动脉和足背动脉搏动情况；向患者做好解释工作。

做好术前检查如血尿常规检查、肝肾功能、出凝血时间和国际标准化比值（INR）、血糖、血电解质；备皮；做碘过敏试验；术前 8h 禁食；术前建立静脉通路；术前肌内注射地西泮 10mg 或苯海拉明 20mg。

（2）术后处理：经股动脉途径进行造影的患者，术后要用沙袋压迫 6h，卧床 24h；要观察穿刺局部有无出血、血肿，注意监测心率、血压、心电图变化；定时观察足背动脉搏动情况；要求患者多饮水同时观察尿量，尽快排出造影剂；酌情给予抗生素。

经桡动脉途径进行造影的患者，术后逐渐减压，观察穿刺局部有无出血、血肿、上肢肿胀情况。

（二）冠心病的介入治疗

冠心病的介入治疗属血管再通术的范畴，创伤性小。临床最早应用的是经皮冠状动脉腔内成形术，其后又发展了经冠状动脉内旋切术、旋磨术和激光成形术等，1987 年又开发了冠状动脉内支架置入术。这些技术统称为经皮冠状动脉介入治疗（percutaneous coronary interventioh，PCI）。目前经皮冠状动脉腔内成形术和支架置入术是治疗冠心病的重要手段。

1. 适应证

（1）稳定型心绞痛经药物治疗后仍有症状，狭窄的血管供应中到大面积处于危险中的存活心肌患者。

（2）有心绞痛症状或无症状但有心肌缺血的客观证据，狭窄病变显著，病变血管供应中到大面积存活心肌的患者。

（3）介入治疗后管腔再狭窄心绞痛复发患者。

（4）急性心肌梗死时的 PCI 治疗参考相关内容。

（5）主动脉 - 冠状动脉旁路移植术后复发心绞痛的患者。

（6）不稳定型心绞痛治疗后，病情仍未能稳定，心绞痛发作时心电图 ST 段压低＞1mm、持续时间＞20min，或血肌钙蛋白升高的患者。

2. 禁忌证

（1）心肌缺血缺乏客观证据者。

（2）心肌缺血合并高并发症率、高死亡率的危险因素者。

（3）适宜行冠脉搭桥术的左主干病变者。

（4）病变狭窄程度＜50% 的病变者。

（5）仅有小面积缺血心肌者。

（6）根据病变形态预测成功率较低者。

（7）ST 段抬高急性心肌梗死发病 12h 以上的患者，血流动力学、心电稳定而且无症状者。

3. 并发症

（1）冠状动脉痉挛。

（2）冠状动脉夹层。

（3）冠状动脉急性闭塞。

（4）冠状动脉慢血流或无再流。

（5）冠状动脉穿孔。

（6）全身系统并发症如造影剂肾病、栓塞、空气栓塞、脑出血、血小板减少症、中性粒细胞减少症等。

（7）穿刺部位出血、假性动脉瘤、动静脉瘘、血栓性闭塞、动脉穿孔或夹层。血管穿刺所致的出血可有局部血肿、腹膜后出血。

（三）经皮冠状动脉腔内成形术

经皮穿刺周围动脉将带球囊的导管送入冠状动脉到达狭窄部位，扩张球囊使狭窄管腔扩大，使血流畅通，是最常用的 PCI。

1. 作用机制　球囊扩张主要通过：①斑块被压回管壁；②斑块局部表面破裂；③偏心性斑块处的无病变血管壁伸展；三种机制使管腔扩大，内皮细胞会被剥脱，1 周左右内皮细胞会再生，中膜平滑肌细胞增生并向内膜游移，使撕裂的斑块表面内膜得到修复。

2. 术前、术后处理

（1）术前处理：术前 5d 停用口服抗凝药；做碘过敏试验；做交叉配血试验、备血；做血小板计数、出凝血时间、凝血酶原时间、肝肾功能、电解质等检查；禁食8h。术前晚饭后口服肠溶阿司匹林 300mg 和氯吡格雷 75mg。

（2）术后处理：停用肝素 4～6h 后测 ACT＜150s，即可拔除动脉鞘管，局部压迫止血 15～20min，无出血可用弹力绷带包扎，沙袋压迫 4h。经桡动脉途径患者术后立即拔除动脉销管，局部加压包扎。严密监测 24h 心电图、血压等。继续口服阿司匹林 300mg/d，3 个月后改为 100mg/d，继续服用地尔硫草 30～60mg，3 次 /d 或单硝酸异山梨酯 20～40mg，2 次 /d。

（四）冠状动脉内支架置入术

冠状动脉内支架置入术是用不锈钢或合金材料绕制或刻制成管状，管壁带有间隙、网状的支架，并将其置入冠状动脉内已经或未经经皮冠状动脉腔内成形术扩张的狭窄节段支撑血管壁，维持血流畅通，弥补经皮冠状动脉腔内成形术的不足，特别是减少术后再狭窄发生率的 PCI。

目前支架分为裸支架和药物洗脱支架。药物洗脱支架是以支架作为载体，携带药物到达血管损害局部，并在一定时间内持续作用于支架置入部位，抑制血管壁的炎性反应和内膜过度增生，降低术后再狭窄。

1. 作用机制　支架置入后内膜在 1～8 周被新生的内皮细胞覆盖，支架逐渐被包埋在增厚的动脉内膜之中，支架管壁下的中膜变薄和纤维化。支架置入满意的结果是所有支架的网状管壁完全紧贴血管壁，支架管腔均匀扩张，血流畅通。

2. 术前、术后处理　术前、术后处理与经皮冠状动脉腔内成形术相同，应用置入药物洗脱支架患者，需术前 6h 内服用氯吡格雷负荷量 300～600mg。术后用药宜加服氯吡格雷，首剂 300mg，而后 75mg/d，连用 6～9 个月，置入药物洗脱支架的患者要服用氯吡格雷 1 年。有文献报道，置入金属裸支架的患者口服氯吡格雷 1 年，心脏事件发生率降低。

（五）冠状动脉介入治疗管理与健康教育措施

1. 术前管理与健康教育

（1）心理管理与健康教育：向患者及家属介绍心导管介入治疗的意义、方法，手术的必要性和安全性，以解除患者及家属思想顾虑和紧张情绪。必要时手术前一天晚上可口服镇静药，保证睡眠。术前禁食、禁水 8h，但不禁药。

（2）术前检查：帮助患者完成必要的检查，如出凝血时间、肝肾功能、超声心动图、胸片等。

（3）皮肤准备：会阴部及两侧腹股沟备皮。

（4）动脉检查：检查两侧足背动脉搏动情况并标记，便于术中、术后对照观察。

（5）物品准备：手术器械、药品及抢救物品和药品准备。

（6）过敏试验：青霉素和碘过敏试验。

（7）术前训练：术前需训练患者床上排泄动作。

（8）术前用药：做 PTCA 和支架置入术前 3～5d，遵医嘱给予口服抗血小板聚集药物，或紧急手术当日服用，停用抗凝药如低分子量肝素。

2. 术后管理与健康教育

（1）制动与活动：一般术后 4h 拔除鞘管，若病情不稳定鞘管可保留到次日，以便紧急情况再造影用。拔除鞘管后，在穿刺针进入动脉处进行压迫，以左手示、中指压迫止血 15～20min，确认无出血后，以弹力绷带加压包扎，用 1kg 沙袋压迫 6h，术侧肢体制动 24h。

卧床期间做好患者生活管理与健康教育，将呼叫器及常用物品放在患者容易拿取处，保证患者日常生活需要。

术侧肢体制动 24h 后，嘱患者逐渐增加活动量，动作缓慢，不要突然用力，1 周之内避免抬重物，防止伤口再次出血。1 周后可恢复正常日常生活和轻体力工作。

（2）心电监护：持续心电监测 24h，观察生命体征变化，观察血压、心律、心率变化，注意有无心律失常、心肌缺血、心肌梗死等情况发生，一旦发生及时报告医师，协助处理。术后即刻做十二导联心电图，与术前对比，有症状出现需再重复。

（3）动脉搏动：观察足背动脉搏动情况，检查是否有减弱或消失，观察肢体皮肤颜色、温度、感觉与运动功能变化，如疼痛、跛行等。观察穿刺部位有无出血、血肿情况发生，有异常情况要及时报告医师，协助完成进一步检查、处理。

（4）预防感染：常规应用抗生素预防感染，一般使用青霉素 320 万 U，2 次 /d 静脉滴注，连续 3～5d。

（5）术后饮食：给予清淡、易消化饮食，避免食用易产气食物，避免过饱。鼓励患者多饮水，以便加速造影剂的排泄。

（6）症状观察管理与健康教育

1）心肌梗死：由于冠状动脉病变处有可能形成血栓导致冠状动脉急性闭塞，发生心肌梗死。因此术后要观察患者有无胸闷、胸痛症状，观察心电图有无心肌缺血的表现。

2）腰痛、腹胀：多由术后平卧制动引起，首先安慰患者，讲明此症状的缘由，争取患者合作。另外，帮助患者适当活动另一侧肢体，适当按摩腰、背部，以减轻症状。为减轻腹胀，嘱患者避免过饱，避免食用易产气食物。

3）尿潴留：尿潴留出现多因排便习惯改变所致。预防此症状的管理与健康教育方法是：术前训练床上排尿。做好心理管理与健康教育，使患者放松，解除思想顾虑。诱导排尿，如听流水声、冲洗会阴部、热敷或按摩膀胱等，必要时行导尿。

4）低血压：此症状常易发生在拔鞘管后压迫止血时，引发迷走神经反射所致。常表现为血压下降、心率减慢、恶心、呕吐、出冷汗、面色苍白，甚至心脏停搏。一旦发生立即报告医师，给予阿托品 1mg 静脉注射。也有少数患者由于硝酸甘油滴速过快所致。要严密观察患者血压变化和伴随症状，静点硝酸甘油时要严格掌握滴速并监测血压变化。

（7）用药管理与健康教育

1）造影剂反应：术前做好碘过敏试验。有少数患者应用造影剂后可出现皮疹、寒战等症状，甚至严重过敏反应或肾功能损害。一旦发生即刻报告医师，协助给予地塞米松治疗。

2）抗凝治疗：肝素的常用剂量为 500～1 000U/h。使用是在拔除鞘管后 1h，无出血，开始使用肝素 12～24h，或术后 4～6h，开始使用肝素到第 2 天，再经过 3h 后拔除鞘管。

应用肝素要保证剂量准确，配药要精确，使用微量泵控制药速度，严密注意注射泵的运转情况和速度，及时排除故障。

用药过程中，要观察患者有无出血倾向，如伤口渗血、牙龈及鼻出血、尿血、便血、呕血等情况。

3）抗血小板聚集：遵医嘱给患者口服抑制血小板聚集药物，如肠溶阿司匹林、氯吡格雷或噻氯吡啶等，以防止血栓形成和栓塞。定期监测血小板、出凝血时间变化及血象变化，尤其应用噻氯吡啶时，要防止白细胞减少、粒细胞缺乏。

### 三、心律失常的介入治疗与管理与健康教育

（一）心脏电复律、电除颤

心脏电复律目前已广泛应用，除颤仪器设备也越来越自动化。除了直流电同步和非同步体外电复律外，还开展了经静脉导管电极心脏内低能量电复律和置入埋藏式心脏复律除颤器等技术，成功挽救了成千上万的濒死患者。

当前电复律与电除颤的种类发展较迅速，自 20 世纪 60 年代早期应用交流电进行电除颤之后，因其副作用严重，很快被直流电除颤取代。直流电容器充电后，在非常短的时间内释放很高的电能，可设置与 R 波同步放电，反复电击对心肌损伤较

轻，适于进行复律。

电复律和电除颤体外或体内均可进行，体内电复律常用于心脏手术或急症开胸抢救的患者。电能常为 20～30J，一般不超过 70J。非手术情况下，大多采用体外经胸壁除颤、电复律，方式有两种即同步电复律与非同步电除颤。①同步电复律主要用于不包括室颤在内的快速型心律失常。直流电同步电复律是除颤器设有同步装置，放电时电流正好与 R 波同步，电流刺激落在心室肌的绝对不应期，避免心室损伤及因放电导致室性心动过速或室颤。②直流电非同步电除颤主要用于室颤。室颤情况下已无心动周期，无 QRS 波，更无从避开心室易损期，应即刻放电。对于快速的室性心动过速、预激综合征合并快速房颤可用低电能非同步电除颤，因其均是宽大的 QRS 和 T 波，除颤仪在同步工作方式下无法识别 QRS 波，而不放电，则需用低电能非同步电除颤，以免延误病情。

近年来，国内外学者尝试经食管低能量同步直流电复律房颤取得初步成功。这种直流电同步电复律技术所需电能较小（20～60J），不需要麻醉，可避免皮肤烧伤，但还需对食管电极导管的设计和安置进行改进，它将成为一种有前途的处理快速心律失常的新方法。

经静脉电极导管心脏内电复律是在 X 线透视下将四极电极导管通过肘前或颈静脉插入右心，该导管可兼作起搏、程序刺激和电复律之用。所需电能通常较小，一般为 2～6J，不必全麻，初始电击从低能量开始，然后逐渐增加电能。主要适用于心内电生理检查中发生的房颤。亦有报道用于室性心动过速、室颤，但经验尚不成熟。

植入型心律转复除颤器（implantable cardioverter defibrillator，ICD）目前已取代了早期开胸置放心外膜除颤电极，ICD 体积小，埋藏于胸大肌和胸小肌之间，甚至可埋藏于皮下囊袋中，具有起搏、低能电转复以及高能电除颤 3 种功能。

1. 作用机制　电复律是将一定强度的电流通过心脏，使全部或大部分心肌在瞬间除极，而后心脏自律性最高的起搏点重新主导心脏节律，一般是窦房结。室颤时已无心动周期可在任何时间放电。电复律不同于电除颤，放电时需要和心电图 R 波同步，以避开心室的易损期，心室易损期位于 T 波顶峰前 20～30ms（相当于心室的相对不应期），如果电复律时在心室的易损期放电可能导致心室颤动。

2. 适应证　各种严重甚至危及生命的恶性心律失常，以及各种持续时间较长的快速型心律失常。对于任何快速型的心律失常，如导致血流动力学障碍或心绞痛发作加重，而且对药物不能起反应者，均应考虑电复律或电除颤。

（1）恶性室性心律失常

1）室性心动过速：患者发生室性心动过速后，经药物治疗后不能纠正或血流动力学受到严重影响，如室性心动过速伴意识障碍、低血压、急性肺水肿者，应立即采用同步电复律。

2）心室颤动：在室颤发生3min内有效电除颤，间隔时间越短，除颤成功率越高。对于顽固性室颤患者，必要时静脉推注利多卡因、普鲁卡因胺或溴苄铵等药物，若心室颤动波较纤细，可静脉推注肾上腺素，颤动波变大，易于转复。

（2）心房颤动：可考虑电转复条件有：①房颤病史＜1年者，既往窦性心率不低于60次/min。②房颤后心力衰竭或心绞痛不易控制者。③房颤并心室率较快，且药物控制不佳者。④原发病已得到控制，房颤仍存在者。⑤风心病瓣膜置换或修复后3～6个月以上，先天性心脏病修补术后2～3个月以上仍有房颤者。

（3）心房扑动：房扑是同步电复律的最佳适应证，成功率几乎达100%，且所需电能较小。

（4）室上性心动过速：绝大多数室上性心动过速不需要首选电复律，但当药物不能纠正，而且因发作持续时间长使血流动力学受到影响，出现低血压等，应立即电复律。

3. 禁忌证

（1）病情危急且不稳定、严重电解质紊乱和酸碱不平衡。

（2）房颤发生前心室率缓慢，疑诊病窦综合征或心室率可用药物控制，尤其是老年患者。

（3）洋地黄中毒引起的房颤。

（4）不能耐受预防复发的药物，如胺碘酮、普罗帕酮等。

4. 体外电复律的操作方法

（1）患者准备

1）解释工作：对室颤或伴严重血流动力学障碍的快速室性心动过速患者，需紧急进行心肺复苏，无须向家属详细交代，应立即电除颤。对于其他快速型心律失常患者，应向患者及家属解释电复律过程中可能出现的并发症，电复律对患者的利弊关系，取得其合作。

2）术前检查：择期电转复心律者应进行全面的体格检查及有关实验室检查，如电解质、肝、肾功能。进行抗凝治疗患者还应测定凝血酶原时间和活动度。

3）禁食：复律前应禁食6h。如服用洋地黄类药物，应在复律前停服24～48h。

（2）设施准备：施行电复律的病房应较宽敞。备有除颤器、氧气、吸引器、抢救车、血压和心电监护设备等各种复苏设施。

（3）麻醉：除患者已处于麻醉状态或室颤时意识已经丧失无须麻醉外，均需快速、安全、有效的麻醉，这对于可能需要反复电击者尤为重要。目前最常使用的是静脉注射地西泮。

（4）操作技术要点

1）患者安置：患者仰卧于绝缘床上，连接除颤器和心电图监测仪，选择一个 R 波高耸的导联进行示波观察。

2）安放电极板：患者一旦进入理想的麻醉状态后，则充分暴露其前胸，并用导电糊涂抹或用盐水浸湿纱布包裹电极板，导电糊涂抹时不应太多或太少，能和皮肤达到紧密接触，没有空隙即可，将两个涂有导电糊或裹有湿盐水纱布的电极板分别置于右侧胸骨缘第 2、3 肋间，另一个电极板置于心尖部。两个电极板之间距离不要小于 10cm，电极板放置一定要贴紧皮肤，并有一定压力。

3）电复律与电除颤的能量选择：电能高低的选择主要根据心律失常的类型和病情。

4）放电要求：准备放电时，操作人员及其他人员不应再接触患者、病床及同患者相连接的仪器，以免发生触电。

5）术后要求：电复律后应进行持续 24h 心电监测，严密观察患者的心率、心律、血压、呼吸和神志。

5. 并发症　诱发各种心律失常，出现急性肺水肿，低血压，体循环栓塞和肺动脉栓塞，血清心肌酶增高，皮肤烧伤等。

6. 管理与健康教育措施

（1）心理管理与健康教育：对于快速型心律失常患者应向患者及家属解释电复律意义、方法，手术的必要性、安全性和可能出现的并发症，对患者的利弊关系，以解除患者及家属思想顾虑和紧张情绪，取得其合作。必要时术前 1 天晚上可口服镇静药，保证睡眠。

（2）操作配合

1）准备用物：除颤器、氧气、吸引器、心电血压监护仪、抢救车等。

2）患者准备：协助完成各种实验室检查，注意有无缺氧、水电解质或酸碱不平衡的因素，必要时遵医嘱静脉注射利多卡因、溴苄铵等药物，提高转复成功率和减少转复后复发。术前应禁食 6h，停服洋地黄类药物 24 ～ 48h。

3）操作管理与健康教育：协助患者仰卧于绝缘床上。连接心电监护仪。建立静脉通路，遵医嘱静脉注射地西泮 0.3 ～ 0.5mg/kg。放置电极板，电极板须用盐水纱布包裹或均匀涂上导电糊，并紧贴患者皮肤。电复律前要核查仪器上的"同步"功能是否处于开启状态。放电过程中医护人员注意身体的任何部位，不要直接接触铁床、患者及与其连接的仪器，以防电击意外。

（3）电复律后管理与健康教育

1）生命体征观察：要严密观察心律、心率、呼吸、血压，每半小时测量并记录

1次直至平稳，并注意面色、神志、肢体活动情况。同时观察患者电解质、酸碱平衡情况和血氧情况，如有异常，及时报告医师处理，防止复发。

2）皮肤管理与健康教育：电击局部皮肤如有烧伤，应给予处理。

3）用药管理与健康教育：遵医嘱给予抗心律失常药物维持窦性心律，观察药物不良反应。

（二）心脏起搏治疗

心脏起搏技术是心律失常介入性治疗的重要方法之一，亦可用于临床心脏电生理研究和射频消融治疗。心脏起搏器是一种医用电子仪器，通过发放一定形式的电脉冲，刺激心脏，使其激动和收缩，以治疗由于某些心律失常所致的心脏传导功能障碍。

目前，起搏器的种类由原来以植入单腔 VVI 起搏器为主，逐渐向生理性起搏过渡，随着起搏器的功能逐渐完善，新型起搏器不断问世，使缓慢性心律失常疗效已近治愈目标。心脏起搏已从单纯治疗缓慢性心律失常，扩展到治疗快速性心律失常、心力衰竭等领域，对降低病死率，改善患者的生存质量起到了积极的作用。

近年来，起搏器的储存和分析诊断功能的完善，对心律失常的诊断、心脏电生理的研究起到积极作用。

随着起搏器工作方式或类型的不断增加，功能日趋复杂，了解和记忆起搏器代码的含义十分重要，为便于交流，目前通用 1987 年由北美心脏起搏电生理学会与英国心脏起搏和电生理学组专家委员会制定的 NASPE/BPEG 起搏器代码。

临床中常根据电极导线植入的部位分为：①单腔起搏器：常见的有 VVI 起搏器，电极导线放置在右室心尖部。AAI 起搏器，电极导线放置在右心耳。根据心室率或心房率的需要进行适时的起搏。②双腔起搏器：植入的两支电极导线常分别放置在右心耳（心房）和右室心尖部（心室），呈房室顺序起搏。③三腔起搏器：目前主要分为左、右房＋右室三腔起搏器，应用于存在房间传导阻滞合并阵发房颤的患者，预防和治疗房颤。右房＋左、右室三腔心脏起搏，适用于某些扩张型心肌病、顽固心力衰竭，协调房室和/或室间的活动，改善心功能。

1. 作用机制　心脏起搏器是通过发放一定形式的电脉冲，刺激心脏，使其激动和收缩，模拟正常心脏节律以维持人体功能活动，起搏治疗的主要目的就是通过不同的起搏方式纠正心率和心律的异常，治疗由于某些心律失常所致的心脏传导功能障碍，提高患者的生存质量，减少病死率。

2. 适应证

（1）置入永久性心脏起搏器的适应证

1）伴有临床症状的完全或高度房室传导阻滞。

2）束支：分支水平阻滞，间歇发生二度Ⅱ型房室传导阻滞并有症状患者。当HV间期＞100ms，无症状者也是植入起搏器的适应证。

3）窦房结功能障碍，心室率经常＜50次/min，有临床症状者。

4）病窦综合征或房室传导阻滞，间歇发生心室率＜40次/min或有长达3s的RR间隔，虽无症状也应植入起搏器。

5）颈动脉窦过敏引起的心率减慢，心率＜40次/min或RR间隔长达3s，伴有症状者。

6）窦房结功能障碍和/或房室传导阻滞的患者，必须采用减慢心率的药物治疗时，为了保证适当的心室率，应植入起搏器。

7）房颤、长Q-T间期综合征的恶性室性心律失常。

8）辅助治疗肥厚梗阻型心肌病、扩张型心肌病、顽固性心力衰竭、神经介导性晕厥等病症。

（2）临时心脏起搏的适应证

1）急性心肌梗死、急性心肌炎、电解质紊乱、药物中毒、心脏外伤或手术后合并有症状的房室传导阻滞，严重窦性心动过缓，阿-斯综合征。

2）某些室性心动过速的转复、心肺复苏的抢救需要。

3）对药物治疗无效、不宜用药物或电复律的快速性心律失常。

4）预防性或保护性起搏。

3. 禁忌证

（1）急性心脏活动性病变，如心肌缺血、急性心肌炎。

（2）合并全身急性感染性疾病。

4. 并发症

（1）术中并发症

1）穿刺并发症：如血气胸、胸导管损伤、喉返神经、迷走神经损伤等。

2）术中心律失常：如房扑、房颤、室性心动过速，极少情况下可出现室颤。

3）心肌穿孔。

4）出血：如锁骨下静脉穿刺部位出血、埋藏起搏器的囊袋内小动脉出血、导线插入头静脉结扎不妥出血等。

5）导线插入处固定不良引起移位。

（2）术后并发症

1）电极移位：是术后常见并发症之一。

2）囊袋出血。

3）术后起搏阈值升高：由于刺激电极应用，起搏阈值升高的情况较少见。

4）膈神经刺激或腹肌刺激性收缩：多见于心房起搏，表现为随起搏频率出现呃逆或腹肌抽搐。

5）感染：是术后最严重、常见的并发症，常处理困难、药物治疗效果不好。

6）血栓：血栓形成是晚期并发症，静脉血栓形成最常见于腋静脉、锁骨下静脉、上腔静脉、无名静脉。

7）皮肤压迫坏死。

8）心室起搏导线张力过大影响三尖瓣的功能。

（3）与起搏器相关的并发症

1）电池提前耗竭。

2）导线绝缘不良和导线断裂。

3）起搏器综合征：主要见于 VVI 起搏方式。

4）起搏器介导的心动过速。

5）脉冲发生器埋藏局部肌肉跳动：多见单极导线起搏。

6）起搏器高输出引起的肌电干扰。

7）起搏频率奔放：是最严重的并发症，可引发室颤。

5. 管理与健康教育措施

（1）心理管理与健康教育：术前向患者及家属介绍置入心脏起搏器的意义、方法，手术的必要性和安全性，以解除患者及家属思想顾虑和紧张情绪。必要时手术前一天晚上可口服镇静药，保证睡眠。

（2）心电监护：术后可心电监护 24h，注意起搏频率和心率是否一致，监测起搏器工作情况。

（3）卧位与活动：术后 1～3d，取平卧位或半卧位，不要压迫植入侧。指导患者 6 周内限制体力活动，植入侧手臂、肩部应避免过度活动，避免剧烈咳嗽等动作，以防电极移位或脱落。电极移位是术后常见并发症，90% 发生在术后 1 周内，移位后症状明显加重，起搏器依赖者可出现头晕、黑矇、晕厥发作，心电图出现不感知和不起搏的现象，如有发生及时报告医师，行手术复位。

（4）预防感染

1）预防感染至关重要：术后遵医嘱给予抗生素治疗，同时注意观察体温波动及伤口情况，观察有无红肿和渗出。

2）处理囊袋出血：及时协助处理囊袋出血等并发症，当大量出血时应清创处理，少量出血可用粗针头抽吸积血，而后帮助患者卧床，并沙袋压迫 4～6h，同时应用抗生素预防感染。

3）积极处理感染灶：起搏器术后感染分为囊袋感染、起搏器感染和感染性心内膜炎。当囊袋感染、起搏器感染时，协助抽出积血做细菌培养，并在囊袋内应用抗生素，必要时则要切开引流。一旦疑有感染性心内膜炎发生，要及早、多次做血细菌培养，静脉应用大量抗生素，退热后仍需用药 4 ~ 6 周。如无效，则需暂时拆除导线，同时大量应用抗生素，控制感染，必要时协助安装临时起搏器，感染控制后再置入永久起搏器。

（5）健康教育：做好患者的术后宣教。①如何观察起搏器工作情况和故障。②讲明定期复查的必要性。③告诉患者日常生活中要远离磁场。④要随身携带"心脏起搏器卡"等。

（三）导管射频消融治疗快速性心律失常

自 1989 年导管射频消融（RFCA）技术正式应用于人体，使数以万计的快速性心律失常患者得以根治。射频消融仪通过导管头端的电极释放射频电能，射频电能是一种低电压高频电能。在导管头端和局部心肌内膜之间电能转化为热能，达到 46 ~ 90℃温度后，使局部心肌细胞脱水、变性、坏死，损伤直径 7 ~ 8mm 深度 3 ~ 5mm，心肌自律性和传导性能均发生改变，从而使心律失常得以根治。

1. 适应证　据我国 RFCA 治疗快速性心律失常指南，RFCA 的明确适应证：①伴有阵发性房颤而且快速心室率的预激综合征。②房室折返性心动过速、房室结折返性心动过速、房速和无器质性心脏病证据的呈反复发作性室性心动过速，或合并有心动过速心肌病，或血流动力学不稳定者。③频繁发作、心室率不易控制的房扑。④窦性心动过速合并心动过速心肌病。⑤频繁发作和 / 或症状重、应用药物，预防发作效果不佳的心肌梗死后的室性心动过速。

2. 禁忌证　只有相对而言。①感染性疾病，如感染性心内膜炎、肺部感染、败血症等。②出血性疾病。③严重肝肾损害。④外周静脉血栓性静脉炎。

3. 并发症　导管射频消融可能出现的并发症：二度或三度房室传导阻滞；心脏穿孔造成心脏压塞等。

4. 管理与健康教育措施

（1）术前管理与健康教育

1）心理管理与健康教育：向患者及家属介绍射频消融治疗的意义、方法，手术的必要性和安全性，以解除患者及家属思想顾虑和紧张情绪。必要时手术前 1 天晚上可口服镇静药，保证睡眠。

2）禁食：术前禁食、禁水 6h，停用所有抗心律失常药物至少 5 个半衰期。

3）辅助检查：协助完成出凝血时间、血清肝肾功能检查和超声心动图检查。

（2）术后管理与健康教育

1）制动：对于采用静脉穿刺的患者，术侧肢体制动 4 ～ 6h。对于采用动脉穿刺的患者，在穿刺针进入动脉处进行压迫，以左手示、中指压迫止血 15 ～ 20min，确认无出血后，以弹力绷带加压包扎，用 1kg 沙袋压迫 6h，术侧肢体制动 12h。卧床期间做好患者生活管理与健康教育。术后 3 个月内要避免剧烈活动。

2）观察生命体征：观察血压、心律、心率变化，注意有无心律失常发生，如房室传导阻滞等。术后 3 ～ 5d，每天复查心电图。

3）观察病情变化：观察穿刺局部有无出血、血肿、血栓栓塞等情况发生。观察有无血气胸、胸闷憋气等心脏压塞症状，一旦发生及时报告医师，协助处理。

4）动脉搏动：对于采用动脉穿刺的患者，需观察足背动脉搏动情况，检查是否有减弱或消失，观察肢体皮肤颜色、温度、感觉与运动功能变化等，有异常情况要及时报告医师，协助完成进一步检查、处理。

5）用药管理与健康教育：遵医嘱服用抗血小板聚集药物，如阿司匹林，防止血栓形成。

**四、心包穿刺及引流术**

心包穿刺及引流术是采用穿刺针经皮穿刺，将心包内异常的积液抽吸或通过引流管引流出来，达到解除心脏压塞，挽救生命；减少心包积液，缓解症状；获取心包积液，用于诊断等目的，起到治疗和协助临床诊断的操作方法。

（一）适应证

1. 心脏压塞。

2. 心包积液进行性增长或持续不缓解。

3. 心包内注入药物。

4. 原因不明的心包积液。

（二）禁忌证

1. 绝对禁忌证　主动脉夹层。

2. 相对禁忌证　①患者不能配合。②存在凝血障碍、正在接受抗凝治疗或血小板计数 < 50 000/mm$^3$。③积液量少。④位于心脏后部或被分隔的心包积液。⑤无心胸外科后备支持。

（三）心包穿刺及引流术操作方法

1. 患者术前准备

（1）做好解释工作：向患者及家属解释心包穿刺及引流术的意义、必要性、操作过程、安全性和可能的并发症，争取患者及家属的理解并配合，签署知情同意书。

（2）术前检查：患者术前进行心电图、X线、心脏超声检查，完成定位，做好标记。

（3）患者准备：择期操作者可禁食4～6h。建立静脉通道；操作时患者取坐位或半卧位。

2. 设备、器械准备

（1）设备：心电监测除颤仪、血压监测设备、心电图机、闭式引流装置或50ml注射器、抢救车及复苏设备。

（2）器械：穿刺包：包括无菌纱布、消毒碗、治疗巾、洞巾、穿刺针（18号斜面薄壁）、手术刀、血管钳、弯钳。引流物品：J形导丝、扩张管、引流管（常用中心静脉导管）、延长管、三通管、引流袋。缝合针线、持针器。无菌手套、消毒用具、标本送检的试管、培养瓶、无菌纱布、胶布。抢救药品、麻醉药品常用1%～2%利多卡因，2ml和5ml注射器。

3. 操作流程

（1）穿刺定位：一般在超声引导下定位、进行操作，选择进针方向是有大量心包积液，并无胸膜及肺组织覆盖处。常选择的两个途径。心尖途径：胸骨左缘第5肋间，心浊音界内1～2cm处进针，指向后内侧脊柱方向。需注意避开肋骨下缘，以免损伤肋间动脉。剑突下途径：选择剑突与左肋缘夹角处，肋缘下1.5cm处进针，穿刺针与皮肤成30°～40°，并针尖指向左肩。

（2）心包穿刺：应在血压、心电监测进行。穿刺部位消毒，铺无菌巾单，2ml注射器抽取1%～2%利多卡因，逐层浸润麻醉至心包。于穿刺点做1个2mm小切口，钝性分离皮下组织。使用5ml注射器接穿刺针，按预定途径和方向缓慢负压进针，如进针有落空感并抽出液体，表示针头已进入心包腔，停止进针。要避免患者肢体活动和大幅度呼吸，注意平稳进针，避免横向摆动，穿刺成功后及时固定针头。

（3）心包引流：取下穿刺针后注射器，经穿刺针送入J形导引钢丝至心包腔内，一般送入15～20cm快速撤出穿刺针，保留导引钢丝。沿导引钢丝送入中心静脉导管，送入15～20cm，固定静脉导管，缓慢撤出导引钢丝，导管尾端接注射器，检查回抽是否通畅，如心包积液抽取通畅，取下注射器，接三通连接管，将闭式引流装置或50ml注射器连接在三通上进行心包引流。缝合固定中心静脉导管，使用无菌纱布覆盖并包扎。

如应用50ml注射器抽取积液后，可在中心静脉导管内注入1～2ml肝素盐水，以防凝血堵塞导管。

4. 术后观察

（1）病情观察：继续心电、血压监测，观察患者心脏压塞症状是否缓解，观察颈静脉，进行心、肺查体。

（2）观察穿刺处局部：注意穿刺处有无渗液，渗液较多时应更换无菌纱布。记录心包积液引流量。

（3）防止并发症：术后常规行 X 线胸片，必要时复查心脏超声。留置导管时应给予抗生素预防感染。

（四）并发症

1. 心脏穿孔或冠状动脉撕裂，引起心包积血或压塞加重。

2. 血管迷走反射。

3. 心律失常。

4. 脏器或组织损伤　导致气胸或血气胸、腹腔脏器损伤。

5. 急性肺水肿。

6. 气体栓塞。

（五）管理与健康教育措施

1. 术前管理与健康教育　向患者讲清手术的意义、必要性和需要配合的注意事项，解除患者心理顾虑。必要时术前用镇静药，建立静脉通道，备静脉用阿托品，以备手术中发生迷走反射时使用。术前需行超声心动图检查，确定积液量和穿刺部位。择期操作者可禁食 4～6h。协助患者取坐位或半卧位。

2. 术中管理与健康教育　术中嘱患者勿剧烈咳嗽或深呼吸；抽液过程中要注意随时加闭胶管，防止空气进入心包腔；抽液要缓慢，第一次抽液量不超过 200ml，若抽出液为鲜血时，应立即停止抽液，观察有无心脏压塞征象，准备好抢救物品和药品；记录抽出液体量、性状，按要求送化验；注意观察患者的反应，如有无面色苍白、头晕、脉搏、血压、心率、心电图的变化，有异常应及时协助医师处理。

3. 术后管理与健康教育

（1）病情观察：严密观察血压、心电变化，观察心脏压塞症状是否有所缓解。观察体温波动，警惕感染发生，必要时遵医嘱给予抗生素。

（2）观察穿刺处局部：穿刺部位覆盖无菌纱布，用胶布固定，心包引流时做好引流管管理与健康教育。注意穿刺处有无渗液，渗液较多时应更换无菌纱布。记录心包积液引流量。

# 第十三节　心理管理与健康教育

冠状动脉粥样硬化性心脏病是冠状动脉血管发生动脉粥样硬化病变而引起血管

腔狭窄或阻塞，造成心肌缺血、缺氧或坏死而导致的心脏病，常常被称为"冠心病"。但是冠心病的范围可能更广泛，还包括炎症、栓塞等导致管腔狭窄或闭塞。世界卫生组织将冠心病分为 5 大类：无症状心肌缺血（隐匿性冠心病）、心绞痛、心肌梗死、缺血性心力衰竭（缺血性心脏病）和猝死 5 种临床类型。临床中常常分为稳定型冠心病和急性冠脉综合征。冠心病的发作常常与季节变化、情绪激动、体力活动增加、饱食、大量吸烟饮酒、家族遗传等有关。临床表现主要以典型的胸痛为代表。因体力活动、情绪激动等诱发，突感心前区疼痛，多为发作性绞痛或压榨痛，也可为憋闷感。疼痛从胸骨后或心前区开始，向上放射至左肩、臂，甚至小指和环指，休息或含服硝酸甘油可缓解。胸痛放散的部位也可涉及颈部、下颌、牙齿、腹部等。胸痛也可出现在安静状态下或夜间，由冠脉痉挛所致，也称变异型心绞痛。如胸痛性质发生变化，如新近出现的进行性胸痛，痛阈逐步下降，以至于稍事体力活动或情绪激动甚至休息或熟睡时亦可发作。疼痛逐渐加剧、变频，持续时间延长，祛除诱因或含服硝酸甘油不能缓解，此时往往怀疑不稳定型心绞痛。发生心肌梗死时胸痛剧烈，持续时间长（常常超过半小时），硝酸甘油不能缓解，并可有恶心、呕吐、出汗、发热，甚至发绀、血压下降、休克、心衰。需要注意一部分患者的症状并不典型，仅仅表现为心前区不适、心悸或乏力，或以胃肠道症状为主。某些患者可能没有疼痛，如老年人和糖尿病患者。约有 1/3 的患者首次发作冠心病表现为猝死。其他还可伴有全身症状，如发热、出汗、惊恐、恶心、呕吐等。合并心力衰竭的患者可出现。

1. 心血管疾病患者的心理特征

（1）紧张焦虑心理：多见于初次发病患者。而且可能通过激活交感神经系统和下丘脑—垂体—肾上腺轴，导致并发症和不良预后。这类患者因住院后环境陌生、饮食起居、休息睡眠等常规生活受到扰乱，对疾病充满不安和恐惧，易烦躁不安，产生焦虑情绪。

（2）抑郁消极心理：多见于再发性心肌梗死，反复心力衰竭发作，不稳定型心绞痛患者。这类患者往往因病情反复发作，药物疗效差，对疾病的恢复失去信心，总感到身体不适，表现为抑郁、悲观、愁眉不展，对人冷漠。

（3）悲观心理：患者一部分是为退休后角色转变，产生老而无用的思想；另一部分是他们一直在工作岗位上努力工作，也很受器重，患病后由于活动范围、社交圈缩小，丧失了一定的工作和生活能力，并需要耗费一定的医疗费用，给事业前途等方面均带来了损失。其表现为失眠、食欲不佳，精神差，自述在原有疾病的基础上躯体不适加重，心绞痛发作频繁，经常唉声叹气，或过多的自责，或怨天尤人。

（4）恐惧心理：此类患者因担心自身疾病而产生恐惧感，尤其是文化层次不是很高的患者，基本医学知识薄弱，对冠心病心绞痛的症状不是很了解，自我感觉症状很重，了解心绞痛发病症状后，心理压力又大，对此，患者心情沮丧、思想负担重，不愿做肢体活动或户外运动，情感淡漠，情绪低沉；还有的冠心病患者常在夜间发作或在夜间症状加重，致使患者一到晚上睡觉前即开始紧张恐惧；有的看到别的患者的抢救场面而恐惧；有的患者看到一些抢救仪器及吸氧的装置而恐惧会使病情加重。

（5）敏感多疑心理：这类患者对冠心病惧怕，坚信自己有病而且很严重，有时甚至把书上的症状想象成自己的症状，稍有不适就认为是病情加重，把一过性的头痛、牙痛、肩背痛、右侧胸痛均看成是心绞痛发作，并十分注意观察家属和医护人员对其疾病的态度，怀疑对他隐瞒了疾病的严重程度，或者是担心医护人员能否给予精心治疗等，因此整日卧床不起，依赖性强，导致不必要的心理负担。

（6）绝望心理：患者年龄多在 55～65 岁。此年龄段的人多为事业处于黄金时期的知识分子，由于住院期间病情需要卧床休息，饮食习惯被改变，患者自觉生命受到威胁，再加上家人体贴不够，从而丧失坚持治疗的信心，甚至拒绝治疗，产生绝望心理。其表现或是沉默寡言，极度消沉；或是频繁地交代后事，悲观失望，无活下来的信心，等待死亡的到来。

（7）孤独心理：患者大多数是性格内向的患者，由于平时就不善于与别人交流，而今又离开家人住院，且家属因种种原因不能经常探视，造成患者内心产生孤独感。常常表现为表情痛苦，目光空洞，有时会偷偷哭泣。

（8）安定积极心理：这类患者情绪相对稳定，对疾病有所了解，也掌握了一些常用治疗方法，故能积极配合治疗，但希望有更好的办法来防治疾病，以便恢复正常生活和工作。

（9）盲目乐观心理：这类患者对冠心病及应注意问题缺乏了解，对病情发展认识不足，或虽有认识却满不在乎，不能从饮食、休息等方面加以调整，甚至不能很好地配合医护人员的治疗，从而影响治疗效果

（10）行为退化或角色过度（即依赖心理增强）：老年患者较明显，往往由于疾病发作，病情危重，生死难测，患者缺乏主见和信心，要求更多的关心和同情，并且事事都依赖别人去做。

（11）否认、侥幸心理：多表现在比较年轻的初发病患者身上，有的患者不承认自己有病或病情加重。很长时间不能面对现实，对可能发生的严重后果缺乏思想准备，也不愿意去冷静地思考分析自己目前的病情和状况，常常表现一种"我怎么会

得病呢？怎么是我呢？"的状态，还有的患者根本不相信以往健康的身体会生病。临床上还可以看到有的患者怀疑或否认自己患病，有的诊断已明确，仍存在侥幸心理。否认虽在一定程度上起自我保护的作用，但在许多情况下又起到贻误病情的消极作用。

（12）固执心理：以老年患者多见，人到老年又生病住院，特别是离、退休干部，社会角色及人际关系发生了变化，稍不如意，就非常固执，甚至拒绝饮食及治疗。

2. 心血管疾病患者的心理评估及量表的使用　心血管疾病患者可采用主观观察法、客观观察法、访谈法、调查法对患者进行心理评估，还要加入医护人员的评判和患者自身及家属的感受；同时可使用抑郁自评量表（SDS）、焦虑自评量表（SAS）、症状自评量表（SCL-90）测评患者心理情况，得出分值后判断该患者是否有心理问题。给予患者相应的心理管理与健康教育后，可根据经治医生、患者家属、心理师三方对患者心理状况的综合评判，用以上量表再次进行测评，将测评结果进行前后对比，即可得出该患者心理管理与健康教育是否有效。

3. 心血管疾病患者的心理管理与健康教育方法

（1）建立良好的护患关系：良好的护患关系是心理管理与健康教育的基础。护士与患者之间应该相互尊重、相互依赖、相互理解。

（2）强化患者的心理支持系统：客观、耐心地向患者详细介绍疾病的发病原因、机制、发生发展过程、诊断方法、治疗措施及预后等，帮助患者充分了解疾病的相关知识，对患者提出的疑问细致地回答和解释。纠正不良生活方式和习惯，鼓励患者战胜疾病的信心。包括：①促进病友之间的良性交往：请已康复的同病种患者以现身说法的方式介绍自己的感受及体验，消除患者的紧张与焦虑；②促进亲属、亲友、邻里及同事间的友好交往，加强对患者的心理支持，有助于患者感受人间友情、爱心和温暖，增强生活的信心。

（3）创造良好的修养环境：安全、安静、整洁、舒适的修养环境能有助于患者心情舒畅、精力充沛、增进健康，病房必须保持色调柔和、阳光充足、空气新鲜、适宜的温度和湿度等。

（4）加强健康宣教：管理与健康教育人员应根据患者需要，对患者进行入院指导、用药指导、检查前后指导及手术前后指导、康复指导、出院指导等，提高患者自我管理与健康教育及自我保健的能力。

（5）相对应的心理疏导：对于心理症状突出的患者，应针对性进行心理管理与健康教育，可采用心理治疗方法如支持疗法、暗示疗法、松弛疗法等。

# 第三章　专科常用操作技术与健康教育

## 第一节　血流动力学监测管理与健康教育

置管动脉有颞动脉、桡动脉血流动力学监测已成为急危重患者抢救所必备的方法之一，分为无创性监测和有创性监测两大类。无创性血流动力学监测是应用对机体组织不会造成损伤的方法来获得血流动力学指标，具有安全、操作简便、可重复等优点，但是影响因素较多，结果有时会不准确。有创性血流动力学监测是指经体表插入各种导管或探头到血管腔或心腔内，直接测定心血管功能参数的监测方法。通过这种有创性检查，对患者的循环功能进行连续、重复的监测，对病情做出迅速的判断并采取及时的治疗。但是有创性监测可能会引起一些严重的并发症，因此在临床工作中要严格掌握适应证，提高临床操作技术水平，熟悉各项监测指标及其意义，从而正确指导临床救护工作。

### 一、有创性动脉血压监测

动脉压力直接监测是将导管置入动脉内，通过压力监测仪直接测量动脉内压力的方法。该方法能够反映每一个心动周期的血压变化情况，可直接显示收缩压、舒张压和平均动脉压，对于血管痉挛、休克、体外循环转流的患者其测量结果更为可靠。正常情况下，动脉内导管测量的血压比通过袖带测量的血压高出 2 ～ 8mmHg（0.27 ～ 0.40kPa）。在危重患者可以高出 10 ～ 30mmHg（1.3 ～ 4.0kPa）。

（一）适应证

1. 休克、外科大手术，特别是心外科体外循环及心内直视手术中及术后，静脉给予血管活性药物等需要准确监测动脉血压者；严重创伤和多脏器功能衰竭，及其他血流动力学不稳定患者的手术监测。

2. 严重高血压、危重患者及各类休克患者的术中监测。

3. 术中可能大出血的患者，如巨大脑膜瘤切除和海绵窦瘘修复术。

4. 需要反复抽取动脉血做血气分析等检查的患者。

（二）禁忌证

1. 局部皮肤感染者。

2. 高凝血状态。有出血倾向或抗凝治疗期间。

3. 桡动脉侧支循环试验（Allen's test）阳性者。

（三）操作方法

1. 部位选取　桡动脉、肱动脉、股动脉、足背动脉等，其中以左臂桡动脉为首选部位，新生儿则选用脐动脉，婴幼儿常选用颞动脉。

2. 物品准备　静脉切开包、皮肤消毒液、动脉穿刺针、延长管、三通管、无菌手套、输液器、生理盐水、加压袋、压力传感器。

3. 操作前准备

（1）行桡动脉侧支循环试验（Allen's test）阴性者方可进行桡动脉穿刺。试验方法：①嘱患者将受检侧的手举过头顶连做 3 次握拳动作，然后紧紧握拳；②术者以手指分别压迫患者桡、尺动脉，此时手掌因缺血而变得苍白；5s 后嘱患者松开手指，并将手放回心脏水平；③术者松开尺动脉同时观察受检手的血运情况。如松开尺动脉 15s 内，手掌转红者为 Allen's 试验阴性，表示尺动脉通畅；若 15s 后手掌末转红者为 Allen's 试验阳性，说明尺动脉堵塞，不能在该侧桡动脉穿刺或插管。

（2）准备好测压管道：①连接一次性输液器于 500ml 肝素盐水袋（12 500U/2ml），将 2 个三通管对接；②持续冲洗装置的一端接三通管 B 端上，另一端与输液器相接；延长管接三通管 A 端上；③将肝素盐水袋放入压力袋中，向压力袋充气至压力在 300mmHg 左右。

（3）将持续冲洗装置的储液室内注入少量生理盐水并与传感器相接，传感器的导联线接监护仪。将传感器放在患者床旁，高度在腋中线第四肋间与心脏同一水平。

4. 桡动脉置管　①体位：患者取仰卧位，左上肢外展，腕下垫高（小枕头、手纸卷），拇指外展位。②部位选择：在桡侧腕屈肌腱和桡骨下端之间纵沟中，桡骨茎突处摸到桡动脉搏动，穿刺点在搏动明显处的远端 0.5cm。③常规消毒皮肤，局部麻醉。穿刺针与皮肤呈 30°～ 40° 进针，见针尾有鲜红色血流溢出即说明导管在血管内，退出金属芯。④将延长管接在穿刺针上，用透明敷贴固定针头。

5. 直接动脉压监测　①调整零点：关闭通向血管导管的三通，打开输液装置及 dome 的排气孔，让肝素盐水充满穹隆形圆盖（dome），同时排出气泡。按压一次监护仪零校正键，当监护仪示波器上的读数及压力曲线回到 0 时，即调整完毕。②测压并观察结果：关闭排气孔，打开与血管导管相通的三通开关，使传感器与桡动脉相通，此时监护仪上可连续准确显示压力曲线和压力读数。③要测动脉压时，输液管用 300mmHg 的高压袋压迫，以 3ml/h 的速度注入肝素盐水。

（四）并发症及管理与健康教育

1. 感染　感染是最主要的并发症，与导管有关的感染通常是由于穿刺污染，可导致导管性败血症；压力监测系统的污染也是另一个原因之一。因此，在操作过程中严格遵守无菌操作原则，注意保持穿刺部位清洁，定时消毒穿刺部位。加强临床观察，有感染征象如穿刺部位红、肿、疼痛等异常情况时，应及时寻找感染源，必要时作细菌培养，一旦发现感染迹象应立即拔除插管。置管时间一般不宜超过 7d。

2. 血栓形成　　血栓是动脉内导管最常见的并发症，常发生于拔除动脉导管以后，它的发生率与穿刺的部位、方法、导管的大小及导管留置时间有关。用肝素稀释液间断或持续冲洗测压管，以防凝血。当压力波形异常时，应查找原因，如果因管道内有凝血而发生部分堵塞的情况，应抽出凝血块加以疏通，千万不可用力推挤，以免造成血栓栓塞。如果不能疏通，应予拔除，必要时重新置管。

3. 血小板减少症　　在一些重症患者，血小板减少症很常见，通常并不是由于肝素引起的。然而当患者的血小板计数低于（80～100）×10^9/L 时，一般建议停止所有肝素的使用，包括冲洗装置中的小剂量肝素，因为也有可能会引起与肝素相关的血小板减少症。

（五）管理与健康教育

1. 术前管理与健康教育　　①向患者及家属做好解释工作，得到患者的充分信任，取得配合；②备好所需物品，包括消毒器械包、动脉导管、多功能心电监护仪等；③常规开放静脉通道，备好急救物品。

2. 术中配合　　①配合医生进行穿刺部位的皮肤消毒及插管等操作；②在操作过程中密切观察心电监护仪，注意患者面色、神志、生命体征的变化，做好记录，发现问题及时处理。

3. 术后管理与健康教育　　①三通管道和穿刺针连接要紧密，防止脱落造成大出血。严密观察动脉穿刺部位远端皮肤的颜色与温度，当发现有缺血征象，如肤色苍白、发凉及有疼痛感等，应立即予以拔管。穿刺处敷料视具体情况随时更换，预防静脉炎的发生。②导管管理与健康教育。注意保护导管外面的透明保护膜，以此来保护导管的无菌状态；保持各管道通畅，如证实管腔已经堵塞，切不可用力推注液体，以免发生栓子脱落造成栓塞，如发生栓塞要立即拔管。③注意导管在体外的刻度，以确定其在体内的深度；输液管、延长管及三通接头等每天更换，各项操作严格遵守无菌操作规程。④穿刺失败及拔管后要有效压迫止血，尤其对应用抗凝药的患者，压迫止血应在 5min 以上，并用宽胶布加压覆盖。必要时局部用绷带加压包扎，30min 后予以解除。

（六）注意事项

1. 监测时注意事项　　注意压力及各波形变化，严密观察心率、心律变化。注意心律失常的出现，及时准确地记录生命体征；如发生异常，准确判断患者的病情变化，及时报告医生进行处理，减少各类并发症的发生。

2. 测压时注意事项 直接测压与间接测压之间以及不同部位的动脉压可以存在一定的差异；肝素稀释液冲洗测压管道，防止凝血的发生；校对零点，换能器的高度应与心脏在同一水平，定期对测压仪校验。

### 二、中心静脉压监测及管理与健康教育

中心静脉压（CVP）是指血液流经右心房及上下腔静脉胸段时产生的压力。它反映患者血容量、右心功能和血管阻力等血流动力学的综合状态，动态观察 CVP 的变化，并结合动脉血压之间的关系，可以判断血容量和心脏排血的能力，用以指导补血、补液及强心、利尿剂的应用，是 ICU 患者尤其是心血管术后循环功能的重要监测项目。

（一）适应证与禁忌证

1. 适应证

（1）严重休克者，测 CVP 可判断血容量丢失的程度；

（2）重大手术前，预计术中有大量出血或估计术中血压不稳定者，预先做好 CVP 测定，在失血及血压波动过程中，可根据其反应及时准确地补充血容量；

（3）鉴别少尿或无尿的原因是血容量不足还是肾功能不全所致；

（4）作为指导输液量和速度的参考指标；

（5）紧急情况下也可作为输液通道或插入肺动脉导管、起搏导管等；

（6）协助诊断和鉴别诊断有无心脏压塞；

（7）心力衰竭时判断心功能的程度。

2. 禁忌证 有出血倾向或局部有感染者。

（二）影响因素与临床意义

1. CVP 的组成及正常值 CVP 由 4 部分组成：①右心室充盈压；②静脉内壁压即静脉内血容量；③静脉外壁压，即静脉收缩压和张力；④静脉毛细血管压。因此，CVP 的大小与血容量、静脉张力和右心功能有关。CVP 的正常值为 $5 \sim 10 cmH_2O$（$0.5 \sim 1.0 kPa$），波形近似平线。

2. 引起 CVP 波动的因素 CVP 的异常具有重要临床意义，如 $< 2 \sim 5 cmH_2O$（$0.2 \sim 0.5 kPa$），提示右心房充盈欠佳或血容量不足，应迅速补充血容量或应用扩张血管的药物等会使中心静脉压降低。CVP $> 15 \sim 20 cmH_2O$（$1.5 \sim 2.0 kPa$），提示右心衰、三尖瓣关闭不全、心脏压塞或补液过快过多，应暂停输液或严格控制输液速度，并给予强心、利尿等处理。临床监护中应结合血压变化综合分析判断其临床意

义，并进行综合分析与病情评估。

（三）测量方法

CVP测量通常采用开放式测量方法。此法通过颈外静脉、颈内静脉或锁骨下动脉至上腔静脉，或者通过股静脉至上腔静脉，其中上腔静脉较下腔静脉测量准确。测量时，将测压管的一端保持与大气相通的状态。另外，还有一种方法为闭合式测量，即整个测量过程保持闭合状态，不与大气相通，而通过压力传感器与压力监测仪相连接测得。右心漂浮导管也可直接测得中心静脉压。开放式测压的具体要求如下。

1. 物品准备　监护仪、监测CVP的测压管件一套、三通管两个、无菌手套、刻度尺、肝素盐水、输液器、延长管以及无菌消毒用物。

2. 患者准备　向患者做好解释，以取得配合；取平卧位，上腔静脉测压时要将上肢外展30°～45°。定位零点为基准点，即平卧时，右心房在腋下的水平投影平面，一般定为平腋中线第4肋间处。

3. 安装测压管

（1）将一直径0.8～1.0cm的玻璃管和刻有cmH$_2$O的标尺一起固定于床头的输液架上，标尺零点对准患者右侧腋中线水平。

（2）将两个三通管对接，延长管接在第一个三通前端，静脉输入的液体通过输液泵接在第一个三通的侧端，测压管接在第二个三通侧端；冲管用的肝素生理盐水接在第二个三通后端。

（3）用静脉输入的液体排尺输液管内空气，再用肝素生理盐水将延长管、两个三通管内的空气排尽。

4. CVP监测　CVP监测分连续监测和间断监测。连续测量时需备综合监护仪与中心静脉压测压管一套；间断测量为每次连续测量后取下测压管。CVP监测有两种方法，一种是间断手动人工测量法，另一种是连续仪器测量方法。具体操作方法如下。

（1）间断手动人工测量方法：①将生理盐水充入一次性延长管，三通管与接中心静脉置管的输液器相连，排尽管道内气体后备用。②将三通管开向一次性延长管侧，开放一次性延长管远端，保持垂直位，观察延长管内生理盐水下降幅度，当水柱保持不动时，从基点起测量水柱高度，即为中心静脉压测量值。③测量后关闭三通管与延长管的连接，开放输液器端。

（2）连续仪器测量方法：①经锁骨下静脉或颈内静脉将中心静脉导管置入上腔静脉靠近右心房处。②导管末端通过延长管接三通接头，与测压鼓、压力换能器和监护仪相连，三通接头的另一端开口连接输液器。③测压时，使压力换能器与患者的右心房同一水平（平卧位时，平腋中线水平），压力换能器校零。④关闭输液器，使中心静脉导管与压力换能器相通，监护仪屏幕布上即可显示和记录中心静脉压的数据和波形。⑤测压结束时，将压力的换能器端关闭，输液器端与中心静脉导管连通，调节滴数继续输液。

（四）管理与健康教育

1. 术前管理与健康教育

（1）置管前向患者及家属解释置管目的、方法、安全性及注意事项，消除患者恐惧心理，取得配合。

（2）保持病室安静整洁，温度适宜。

（3）嘱患者排空膀胱。

2. 术中管理与健康教育

（1）准确选择穿刺部位，正确掌握进针方向，动作轻柔，防止损伤胸膜及肺组织，避免发生气胸并发症。

（2）严格无菌操作，防止感染。

（3）锁骨下静脉、颈内静脉、颈外静脉离心脏较近，当右心舒张时其压力较低，拔出针芯时要用手指堵塞套管入口，并嘱患者屏住呼吸，防止空气进入而引起栓塞。

（4）密切观察患者的生命体征，观察有无气胸、血胸、气体栓塞、神经损伤等并发症。

3. 术后管理与健康教育

（1）严格无菌操作：每天消毒穿刺点，更换透明敷贴，每天更换输液管和测压管。测压或换管时必须严格消毒各个连接部位。一旦发现感染征象或排除其他原因的高热不退，应及时拔出导管，并剪下导管近心端 2～3cm，行细菌培养。如穿刺部位出现发红等感染情况，应禁止用透明胶布，改用棉质纱布，以透气、干燥创面，并增加换药次数。

（2）妥善固定：除静脉穿刺点及管道须用透明胶布固定外，还应在距离穿刺点 5cm 处，加固胶布。固定部位应避免关节及凹陷处，对清醒患者做好解释，取得配合；对躁动患者应给予保护性约束，防止牵拉或误拔导管。要保证测压管道系统密闭及通畅的同时，还应防止管道受压、扭曲、接头松动或脱落。

（3）保持导管通畅：每日用肝素生理盐水 5～10ml（肝素浓度 2U/ml）冲洗静脉导管 1 次，如导管内有回血或抽取血标本后应及时冲洗。

（4）保持测压的准确性：每次测压时要先将患者取平卧位，将测压尺的"0"点置于腋中线第 4 肋间右心房水平，确保静脉内导管和测压管道内无凝血、空气，管道无扭曲，以保证测压的准确性。测压应在患者平静状态下进行，患者躁动、咳嗽、腹胀或机械通气应用 PEEP 均可影响测量结果的准确性。因此，如有上述症状，可先给予处理，待平静 10～15min 后再行测压。如应用呼吸机治疗时，当测压管中水柱下降至基本静止状态时，可暂时断开气管插管与呼吸机的连接，观察水柱再次静止时，即为静脉压。但对于无自主呼吸的患者要慎重行事。

（5）排除干扰因素：测压过程中，测压管中的液面波动最初可快速下降，当接近静脉压时，水柱液面可随呼吸上下波动，且越来越微弱，下降速度也会越来越缓慢，直到静止不动即为静脉压高度。但须注意此时应首先排除测压管阻塞或不够通畅因素，原因可能为静脉导管堵塞、受压或尖端顶于血管壁或管道漏液等，应给予及时处理，以排除干扰。测压时，应禁止同时输入药物，特别是血管活性药物或钾溶液，防止测压时药物输入中断或输入过快发生意外。

（6）按需测量：测量 CVP 的频次应随病情而定，切忌过于频繁。测量后准确记录，异常改变要随时报告医生给予处理。

（7）动态观察 CVP：每小时测量 1 次并及时记录，根据测量结果并结合患者的血压、心率、颈静脉怒张、尿量等情况综合分析指导临床治疗。

（五）健康教育

中心静脉血管粗、压力低，输液速度不易掌握。教育患者及家属绝对不可自行调节液体滴数，以免输液过快造成液体流空，导致空气栓塞。

（六）并发症的预防及管理与健康教育

1. 感染　中心静脉置管感染率为 2%～10%，大部分是由于携带了穿刺部位皮肤的菌群所致。其预防措施有：①严格无菌操作，操作前必须进行彻底的洗手，穿戴无菌隔离衣帽；②测压管道和输液管道系统留置 24h 以上时，应每日更换；③加强导管穿刺处局部的管理与健康教育，每日消毒导管入口处及周围皮肤，置管处用透明敷贴密封；④病情稳定后要及时拔管，以免引起上行性感染。⑤留管期间注意预防静脉炎的发生。

2. 心律失常　导管插入过深时，其顶端会进入右房或右室，对心肌造成机械性刺激而诱发心律失常。在操作的过程中要确保导管顶端位于合适的位置，以减少心律失常的发生。

3. 空气栓塞　胸膜腔呈负压状态，如输液速度过快，测压管内的液体低于"0"刻度时很容易使空气进入血管或右心房造成空气栓塞。预防措施：①每次测压时应排尽管道内空气，测压完毕或在三通注射药物后，将三通拧回到输液位置，以免堵塞静脉；②适当控制输液速度；③更换导管时，确保连接紧密牢靠；④当患者平卧时感胸闷，坐起呛咳不止，面色苍白、口唇发绀，应怀疑空气栓塞的可能。立即用止血钳夹住导管近心端，速将患者置于头低足高、左侧卧位，使气体在右心室停留，以免形成肺动脉气栓。

4. 血栓形成　导管引起的血栓在临床上很常见，但有临床表现的不超过 3%。血栓的发生率与导管留置的时间有关。导管的设计和材料影响血栓的发生。

5. 血管损伤　继发于导管穿刺后的大血管破裂发生率不是很高，在导管的插入过程中很少出现。多出现在插管后 1～7d，患者常表现为突然发作的呼吸困难，胸片出现新的胸腔积液。导管的硬度、导管顶端在血管腔内的位置及穿刺部位是引起血管损伤的重要因素。左颈内静脉和颈外静脉内的导管容易引起血管破裂。为减少血管损伤，血管腔内的导管应与血管壁平行。

（七）拔管

1. 拔管指征

（1）患者生命体征平稳，连续测量 CVP 5 次，均稳定在正常范围，并维持 48h 以上，同时 24h 尿量在 2 000ml 以上，不需要进行 CVP 监测；

（2）置管部位感染或由于置管造成了全身感染；

（3）置管时间超过两个月。

2. 拔管方法　将 CVP 测压装置的三处的活塞关闭，撕开透明下敷料，用安尔碘消毒导管及周围皮肤，有缝针时先拆去缝线。拔管时动作要轻、缓慢，防止导管折断。同时在静脉导管末端接注射器，边抽边拔管，以防残留血块进入血管造成栓塞。拔管后压迫穿刺点 5～10min，防止皮下血肿。再次消毒皮肤，用消毒敷贴覆盖。

### 三、漂浮导管监测及管理与健康教育

1970 年 Swan-Ganz 漂浮导管问世，这是一种顶端带气囊的多腔导管，导管经皮穿刺静脉从右心房、右心室至肺动脉。可在无 X 线的条件下，在床旁对患者进行血流动力学参数的测定，能够准确地测量心排血量，右心房、右心室、肺动脉和肺毛细血管压力，并能取血行血氧饱和度的测定，能较准确地判断左、右心室泵功能的状态。已被广泛用于心脏重症的监护、心脏手术期间及手术后的监护、老年人手术及任何原因的休克等的监护。能对危重患者提供早期诊断、及时治疗以及评估治疗反应的可靠依据。

（一）监测方法

目前临床常采用四腔漂浮导管。

1. 四腔导管的结构与作用　7F 导管是标准的 Swan-Ganz 导管，导管长 110cm，从顶端开始每隔 10cm 有一黑色环形标记，作为插管深度的指示。Swan-Ganz 导管不透 X 线，每根导管有四个相互隔离的管腔分别开口于导管末端。

2. 四腔漂浮导管的测量

（1）球囊注气：球囊管腔（红色）可连接注射器，与顶端球囊相通，向球囊注入 1.2ml 气体，导管将随血流漂浮至肺小动脉。

（2）肺动脉压（PAP）和肺毛细血管楔压（PCWP）：肺动脉远端管腔（黄色）导管顶端有一肺动脉孔与末端黄色管相通，可测量 PAP 和 PCWP。

（3）右房压（RAP）和 CVP：右心房近端管腔（蓝色）距顶端 30cm 处有一侧孔与蓝色管相通，可测 RAP 和 CVP；当导管远端在肺动脉时，导管近端开口恰好位于右心房，此时导管近端孔传递出的压力是 RAP 和 CVP。

（4）心排除量（CO）：热敏电阻（白色）热敏电阻与白色导线相通，距顶端 2cm 可测定肺动脉血温，利用温度稀释原理测定 CO。还可用于测量右房压及输液用。

（二）适应证

1. 急性心功能不全 主要用于心脏直视手术后，伴有心排出量降低或泵功能不全的患者。

2. 难治性休克。

3. 持续肺动脉高压。

（三）禁忌证

1. 凝血异常或出血倾向，在出血倾向纠正之前不应做导管检查。

2. 胸壁畸形、胸或颈部外伤，不应经颈内静脉或锁骨下静脉穿刺，必要时作股静脉穿刺。

（四）物品准备

器械包（内有静脉切开器械）、手术衣、无菌手套、Swan-Ganz 漂浮导管、测压管、压力转换器、三通管、肝素盐水、急救药物、注射器、心电监护仪等。

（五）留置方法

1. 置管前准备

（1）配制肝素生理盐水，用 500ml 生理盐水中加入肝素 12 500U。

（2）连接测压导管，测压管上的储液室接压力转换器，两个三通管分别按测压和输液管道。

（3）心电监测：患者胸前贴心电监护电极，连接导线，启动床边心电监护仪，选择清晰的心电波形。

（4）测压输液管插入肝素生理盐水中，排尽管道内空气，将储液室内充满液体，在传感器表面滴入数滴生理盐水，并与储液室紧密相贴。将传感器固定于床头专用支架上，使传感器应与右心房同一水平，以保证测压的准确性。

（5）启动导联选择键，选择压力通道并设置 0 点，振幅速度调至 $30 \sim 60$mm/s，扫描速度为 12.5mm/s。

2. 配合医生插管

（1）血管选择：选择外周较大静脉（锁骨下静脉、颈内静脉、股静脉或贵要静脉）；

（2）体位：根据选择的静脉，指导患者体位。选用右侧颈部穿刺时，嘱患者仰卧，两肩胛间及穿刺侧肩胛下放入小毛巾卷以垫高穿刺侧，头后仰 15° 并转向对侧；选用右侧股静脉穿刺时，嘱患者平卧，大腿外展、外旋，膝关节微屈。

（3）常规消毒局部皮肤：测量穿刺点至胸骨角的长度，并在导管上做好标识。

（4）充气囊送导管：穿刺成功→在静脉内缓缓推进漂浮导管至 45cm →将导管体外端与压力转换器相连监测压力波形（出现右房压波形）→向气囊内注入规定量的气体（约 1.2ml）→在压力波形监护下借助气囊漂浮作用继续缓缓推进导管→导管顺血流进入右心室、肺动脉、肺动脉分支，分别测定；最终嵌入与气囊直径相等的肺动脉血管（此处测得肺动脉楔压）→气囊排气后测到的压力为肺动脉压→采用热稀释法测定心排血量。气囊充气时每次不应超过 30s，长时间充气可造成肺梗死。

（5）固定导管：固定导管并用无菌透明敷贴覆盖穿刺部位，导管留置时间不宜超过 72h。

3. 压力测定

（1）测压前检查所设置的参数和传感器高度；

（2）测压时，先旋转测压管上的一侧三通开关，使之与大气相通进行校零，然后关闭；再旋转另一侧三通开关使压力管道与压力传感器相通，此时可测得肺动脉压并记录。

（3）向球囊内注入 1.2ml 气体后，将其开关锁住，此时测得压力为 PAWP；

（4）选择 CVP 监测管道，将测压管移至中心静脉管道上，按测肺动脉压的方法进行测压，即可测得 CVP 或 RAP。

（5）测压后应及时将测压管重新连接肺动脉测压管道上，并接通管道冲洗系统，持续肝素生理盐水冲洗，$5 \sim 10$ 滴 /min，每小时加压冲管 1 次，每次 $2 \sim 3$ml，防止管腔被血凝块阻塞。

（六）影响因素及临床意义

1. 右房压（RAP） 右房压也代表 CVP，与右室舒张末期压力相似，对评估右室功能有价值。正常值为 $1 \sim 6$mmHg，为 3 个向上波和与之相对的 3 个向下波组成的综合波。RAP 受血容量、静脉血管张力及右心室功能状态等因素的影响，RAP 常在血容量增加、右心功能不全、三尖瓣病变、限制性心包心肌病变及心脏压塞时升高。

2. 右室压（RVP） 在漂浮导管插入过程中，当导管进入右心室时，出现明显高大的右心室压力波形，是导管推进过程中一个重要定位标志。正常收缩压 15～28mmHg，舒张压 0～6mmHg，舒张末期压力与 RVP 相等。因测量 RVP 存在导管尖激惹右室导管致室性心律失常的危险，故一般危重患者不测 RVP。

3. 肺动脉压（PAP） PAP 其波形包括与体动脉压同样的收缩相、重搏切迹和舒张相三部分，其特点为收缩压陡峭上升，而后缓慢下降至中段出现重搏切迹，然后逐渐降至舒张压水平。正常值为 15～28mmHg/5～14mmHg，平均压为 10～20mmHg。当 PAP > 30mmHg 为轻度肺动脉高压，> 60mmHg 为中度肺动脉高压，> 90mmHg 为重度肺动脉高压。当肺动脉瓣正常时，肺动脉与右心室的收缩压相等；当肺动脉瓣狭窄时，肺动脉与右心室之间有一压力阶差。

4. 肺动脉楔压（PAWP） 又称肺毛细血管楔压（PCWP）。在正常情况下，PAWP 可代表左室舒张末压，对判断心功能，血容量是否充足有重要意义。PAWP 的压力波形类似 RAP，但 a、c 波融合，v 波可。正常值为 8～12mmHg。PAWP < 5mmHg 表示体循环血容量不足，> 18mmHg 为即将出现肺淤血，> 30mmHg 时为肺水肿（心源性）。在各瓣膜正常的条件下，PAWP 相当于左心室充盈末压，反映左心室前负荷。PAWP 升高，可见于左心功能不全、心源性休克、二尖瓣狭窄、左室顺应性下降或血容量过多。PAWP 降低，见于血容量不足。PAWP 值与肺脏充血改变的关系。

5. 心排血量（CO） CO 是指每分钟由心脏泵出的血液量，是衡量心室功能的重要指标，受心肌收缩力、前后负荷、心率的影响，正常值 4～8L/min。与心排血量有关的参数还包括：心脏指数（cardiac index，CI），即每平方米体表的心排血量，正常值为 2.8～4.3L/min；每搏输出量（SI），即心室每次收缩所射出的血量；SI=CO/ 心率。另外心排量监测也可以用无创方法，如多普勒超声法，操作简便易行，重复性强，患者不会有危险，易被患者和医护人员接受，但准确性受到多种因素的影响。

6. 混合静脉血氧饱和度（$SvO_2$） $SvO_2$ 可反映机体氧的供需平衡的总体情况，正常值 60%～77%。< 68%，提示影响氧输送的因素如血红蛋白、心排血量、动脉血氧含量其中之一有所下降，或组织氧耗量增加；< 60% 时，提示氧的供需平衡发生失代偿；< 50% 时，出现无氧代谢和酸中毒；< 40% 时，意味着机体代偿能力已达到极限；< 30% 时，提示患者濒临死亡。

（七）管理与健康教育

1. 预防感染 严格执行无菌技术操作原则，穿刺部位每日用碘伏消毒并更换敷料，注意局部皮肤的温度及颜色。

2. 保持导管通畅 由于管腔细长易发生管内栓塞，持续用肝素液冲洗（生理盐水 500ml+ 肝素 12 500U ) 3 ～ 5ml/h。并准确的记录输入的液体量。固定好管道，防止导管移位、打折。

3. 观察生命体征　术后应严密监测脉搏、呼吸、血压及体温变化，如术后出现持续高热，应查明原因及时处理。测压时嘱患者平静呼吸，以免影响测压结果。

4. 保证数字准确　密切观察监护仪上的心电波形与心脏内各部压力波形的变化，以确定导管尖端在心脏内的位置。注意检查压力传感器是否在零点，导管及传感器内是否有回血、气泡，是否通畅等。

5. 气囊充气　测量 PCWP 时，应将气囊缓慢充气（充气时 < 1.5ml），待出现嵌压图形后，记录数字并放掉气囊内气体。如气囊充气后不出现嵌顿压图形，多因导管退出肺动脉或气囊破裂。将气囊充气后放松注射器，如无弹性回缩说明气囊已破裂，不可再将气囊充气。

6. 心电监护　持续心电监护，严密监测心律变化，拔除导管时，应在监测心率、心律的条件下进行。拔管后穿刺的局部应压迫止血。

（八）并发症及预防

1. 心律失常　导管在置入过程中如远端接触心肌或心瓣膜，会出现各种室性心律紊乱。应持续监测 ECG，备用利多卡因及镇静剂。

2. 气囊破裂　由于导管反复使用或导管放置时间过长，气囊弹性丧失所致。置导管前检查气囊。测量 PCWP 时不要过度充气，气囊最大充气量应 < 1.5ml。

3. 血栓形成和栓塞　导管表面和穿刺血管局部形成血栓，引起血栓性静脉炎和肺栓塞。血管栓塞可由血栓脱落引起。也可由气囊破裂注入大量空气所致。管腔内定时冲洗肝素生理盐水，可减少血栓形成。每次测完 PCWP 后，应将气囊内气体放出。

4. 感染　包括局部和全身感染，表现为穿刺局部的静脉炎或脓肿，多于经皮股静脉插管。也可表现为全身脓毒血症，非常少见。主要原因是缺乏严格的无菌操作或导管的体内保留时间过长。因此，置管的局部要保持清洁、干燥，皮肤穿刺处用碘伏（有效碘含量 0.5% 碘伏溶液）消毒，2 次 /d。导管保留时间不宜超过 72h。

5. 导管折叠、打结　导管进入右心室超过 15cm 还未到肺动脉时，导管可能打结折叠，将导管后退，重新插入。必要时做床旁胸部 X 线检查，确定导管插入位置。

## 第二节　血液酸碱与动脉血气分析

血液、血气和酸碱平衡正常是体液内环境稳定，机体赖以健康生存的一个重要方面。

**一、动脉血气和酸碱分析指标**

1. 动脉血氧分压（$PaO_2$） $PaO_2$是血液中物理溶解的氧分子所产生的压力。$PaO_2$正常范围 80～100mmHg（10.7～13.3kPa），正常值随年龄增加而下降，$PaO_2$的年龄预计值 =[13.75kPa－年龄（岁）×0.057]±0.5kPa 或 [13.5mmHg－年龄（岁）×0.42]±4mmHg，$PaO_2$低于同龄人正常范围下限者，称为低氧血症。$PaO_2$降至60mmHg（8.0kPa）以下时，是诊断呼吸衰竭的标准。

2. 动脉血氧饱和度（$SaO_2$） $SaO_2$指血红蛋白实际结合的氧含量与全部血红蛋白能够结合的氧含量比值的百分率。其计算公式：$SO_2$= 氧合血红蛋白 / 全部血红蛋白 ×100%，正常范围为 95%～98%。

3. 氧合指数 氧合指数 = $PaO_2/FiO_2$，正常值为 400～500mmHg（53.3～66.6kPa）。ALI 时存在严重肺内分流，$PaO_2$降低明显，提示高吸气氧浓度并不能提高 $PaO_2$或提高 $PaO_2$不明显，故氧合指数常 < 300mmHg（40kPa）。

4. 肺泡 - 动脉血氧分压差（$P_{A-a}O_2$） 在正常生理情况下，吸入空气时（$P_{A-a}O_2$）为 10mmHg（1.33kPa）左右。吸纯氧时 $P_{A-a}O_2$正常不超过 60mmHg（8.0kPa）。ARDS 时 $P_{A-a}O_2$增大，吸空气时常可增至 50mmHg（6.7kPa）；而吸纯氧时 $P_{A-a}O_2$常可超过100mmHg（13.3kPa）。但该指标为计算值，结果仅供临床参考。

5. 肺内分流量（Qs/Qt） 正常人可存在小量解剖分流，一般 < 3%。ARDS 时，由于 V/Q 严重降低，Qs/Qt 可明显增加，达 10% 以上，严重者可高达 20%～30%。

6. 动脉血二氧化碳分压（$PaCO_2$） $PaCO_2$是动脉血中物理溶解的 $CO_2$分子所产生的压力。正常范围 35～45mmHg（4.7～6.0kPa）。测定 $PaCO_2$是结合 $PaO_2$判断呼吸衰竭的类型与程度，是反映酸碱平衡呼吸因素的唯一指标。当 $PaCO_2$ > 45mmHg（6.0kPa）时，应考虑为呼吸性酸中毒或代谢性碱中毒的呼吸代偿；当 $PaCO_2$ < 35mmHg（4.7kPa）时，应考虑为呼吸性碱中毒或代谢性酸中毒的呼吸代偿。① $PaO_2$ < 60mmHg（8.0kPa）、$PaCO_2$ < 50mmHg（6.7kPa）或在正常范围，为Ⅰ型呼吸衰竭。② $PaO_2$ < 60mmHg（8.0kPa）、$PaCO_2$ ≥ 50mmHg（6.67kPa），为Ⅱ型呼吸衰竭。

7. 碳酸氢盐（$HCO_3^-$） 碳酸氢盐是反映机体酸碱代谢状况的指标。碳酸氢盐包括实际碳酸氢（AB）和标准碳酸氢（SB）。SB 和 AB 的正常范围均为 22～27mmol/L，平均 24mmol/L。AB 是指隔离空气的血液标本在实验条件下所测得的血浆碳酸氢盐值，是反映酸碱平衡代谢因素的指标，当 < 22mmol/L 时，可见于代谢性酸中毒或呼吸性碱中毒代偿；> 27mmol/L 时，可见于代谢性碱中毒或呼吸性酸中毒代偿。

SB 是指在标准条件下 [ 即 $PaCO_2=40mmHg$（5.3kPa）、Hb 完全饱和、温度37℃] 测得的碳酸氢盐值。它是反映酸碱平衡代谢因素的指标。正常情况下，AB= SB；AB↑＞SB↑见于代谢性碱中毒或呼吸性酸中毒代偿；AB↓＜SB↓见于代谢性酸中毒或呼吸性碱中毒代偿。

8. pH　pH 是表示体液氢离子浓度的指标或酸碱度，由于细胞内和与细胞直接接触的内环境的 pH 测定技术上的困难，故常由血液 pH 测定来间接了解 $pH=1/H^+$，它是反映体液总酸度的指标，受呼吸和代谢因素的影响。正常范围：动脉血为 7.35～7.45；混合静脉血比动脉血低 0.03～0.05。pH＜7.35 为失代偿性酸中毒（呼吸性和/或代谢性），pH＞7.45 为失代偿的碱中毒（呼吸性和/或代谢性）。

9. 缓冲碱（BB）　BB 是血液（全血或血浆）中一切具有缓冲作用的碱（负离子）的总和，包括碳酸氢盐、血红蛋白、血浆蛋白和 $HPO_4^{2-}$，正常范围 45～55mmol/L，平均 50mmol/L。仅 BB 一项降低时，应考虑为贫血。

10. 剩余碱（BE）　BE 是在 38℃、$PaCO_2$ 5.3kPa（40mmHg）、$SaO_2$ 为 1 条件下，将血液标本滴定至 pH7.40 时所消耗酸或碱的量，表示全血或血浆中碱储备增加或减少的情况。正常范围为 ±3mmol/L，平均为 0。其正值时表示缓冲碱量增加；负值时表示缓冲碱减少或缺失。

11. 总 $CO_2$ 量（$TCO_2$）　它反映化学结合的 $CO_2$ 量（24mmol/L）和物理溶解的 $CO_2$ 量（1.2mmol/L）。正常值 =24+1.2=25.2mmol/L。其意义同碳酸氢盐值。

12. $CO_2$-CP　$CO_2$-CP 是血浆中呈化合状态的 $CO_2$ 量，理论上应与碳酸氢盐大致相同，但因有 $NaHCO_3^-$ 等因素干扰，比碳酸氢盐偏高。

以上 6～12 项指标常用来判断酸碱平衡情况，其各类酸碱失衡 pH、BE（或 $HCO_3^-$）及 $PaCO_2$ 改变。

### 二、酸碱平衡的调节

人的酸碱平衡是由三套完整调节系统进行调节的，即缓冲系统、肺和肾的调节。人体正是由于有了这些完善的酸碱平衡调节机制，才确保了机体处于一个稳定的内环境的平衡状态。机体每天产生固定酸 120～160mmol（60～80mEq）和挥发酸 15 000 mmol（7 500mEq），但体液能允许的 $H^+$ 浓度变动范围很小，正常时 pH 在 7.35～7.45 内波动，以保证人体组织细胞赖以生存的内环境稳定，这正是由于体内有一系列复杂的酸碱平衡调节。

1. 缓冲系统　人体缓冲系统主要有四组缓冲对，即碳酸 - 碳酸氢盐（$H_2CO_3$ - $HCO_3^-$）、磷酸二氢钠 - 磷酸氢二钠系统（$NaH_2PO_4$- $Na_2HPO_4$）、血浆蛋白系统、血红蛋白系统。这四组缓冲对构成了人体对酸碱失衡的第一道防线，它能使强酸变成弱酸，强碱变成弱碱，或变成中性盐。但是，由于缓冲系统容量有限，缓冲系统调节酸碱失衡的作用也是有限的。碳酸 - 碳酸氢盐是人体中缓冲容量最大的缓冲对，在细胞内外液中起重要作用，占全血缓冲能力的 53%，其中血浆占 35%，红细胞占 18%。磷酸二氢钠 - 磷酸氢二钠在细胞外液中含量不多，缓冲作用小，只占全血缓冲能力的 3%，主要在肾脏排 $H^+$ 过程中起较大的作用。血浆蛋白系统主要在血液中起缓冲作用，占全血缓冲能力的 7%，血红蛋白系统可分为氧合血红蛋白缓冲对和还原血红蛋白缓冲对，占全血缓冲能力的 35%。

2. 肺的调节　肺在酸碱平衡中的作用是通过增加或减少肺泡通气量、控制排出 $CO_2$ 量使血浆中 $HCO_3^-/H_2CO_3$ 比值维持在 20∶1 水平。正常情况下，当体内产生酸增加，$H^+$ 升高，肺代偿性过度通气，$CO_2$ 排出增多，使 pH 维持在正常范围；当体内碱过多时，$H^+$ 降低，则呼吸浅慢，$CO_2$ 排出减少，使 pH 维持在正常范围。但是当增高 > 80mmHg（10.7kPa）时，呼吸中枢反而受到抑制，这是由呼吸中枢产生 $CO_2$ 麻醉状态而造成的结果。肺脏调节的特点是作用发生快，但调节的范围小，当机体出现代谢性酸碱失衡时，肺在数分钟内即可代偿性增快或减慢呼吸频率或幅度，以增加或减少 $CO_2$ 排出。

3. 肾脏调节　肾脏在酸碱平衡调节中是通过改变排酸或保碱量来发挥作用的。其主要调节方式是排出 $H^+$ 和重吸收肾小球滤出液中的 $HCO_3^-$，以维持血浆中 $HCO_3^-$ 浓度在正常范围内，使血浆中的 pH 保持不变。肾脏排 $H^+$ 保 $HCO_3^-$ 的途径有三条，即 $HCO_3^-$ 重吸收、尿液酸化和远端肾小管泌氨与 $NH_4^+$ 生成。与肺脏的调节方式相比，肾脏的调节酸碱平衡的特点是功能完善但作用缓慢，常需 72h 才能完成；其次是肾调节酸的能力大于调节碱的能力。

### 三、动脉血气监测

动脉血气分析可以准确反应机体的呼吸功能，是诊断呼吸衰竭和酸碱平衡紊乱最可靠的指标和依据，对各种急、危、重症，尤其是呼吸衰竭诊断、抢救和治疗及对低氧血症的判断，指导氧气治疗和机械通气等具有重要意义。因此，动脉采血技术是护士工作中重要的操作。

（一）采血部位

血气分析采血部位可用桡动脉、肱动脉、足背动脉及股动脉穿刺抽血较常见，目前桡动脉穿刺已被广泛使用。对于长期规律进行血液透析的患者，穿刺前应检查尺、桡动脉间的吻合支功能。穿刺点应选择动脉搏动最明显处，婴幼儿有时可采用动脉化末梢血如足跟部，局部需用 42～45℃ 热水袋 5min 左右，使其轻度充血，便于取血。

（二）采血前准备

1. 患者准备　向患者解释采血的目的、操作方法及简要步骤，建立信任及安全感，如为婴幼儿抽血，则需助手固定肢体，但勿用力过猛，以免损伤组织。

2. 物品准备　消毒皮肤的溶液如安尔碘、无菌棉签、干燥注射器、肝素 1 250U、橡皮塞、无菌手套。

3. 抽血注射器的准备　常规使用专用动脉采血器，将专用基动脉采血器的针栓向外拉出至 1ml 的刻度即可备用。使用普通注射器时，用干燥无菌注射器吸取肝素溶液 1ml（内含肝素 1 250U），转动针栓使肝素均匀附于管壁，针尖向上排出气体或所有气泡以及肝素液后待用。

（三）操作步骤

1. 选择部位　向患者解释动脉采血的目的及穿刺方法，取得患者配合。协助患者取适当的卧位，桡动脉、肱动脉穿刺者可取平卧位；如穿刺股动脉则取仰卧位，下肢稍屈膝外展外旋，以充分暴露穿刺部位。

2. 皮肤消毒　操作者立于穿刺侧，用安尔碘消毒穿刺部位皮肤 2 次，直径 > 6cm，待干，然后操作者戴手套或用安尔碘消毒触摸动脉的左手示指与中指。

3. 穿刺　操作者用左手示指与中指触摸到动脉搏动的最明显处，并固定于两指之间，右手持准备好的注射器，在两指间垂直或与动脉走向呈 30°～45° 针尖斜面向上刺入动脉，待血随脉搏搏动自动涌入针管，取血至 1ml。

4. 防出血及血肿　取血完毕拔出针头后用无菌棉球按压穿刺部位 5min，以防出血及血肿形成，并立即将针尖斜面刺入橡皮塞封住针头后轻轻搓动，使血液与肝素充分混匀，避免凝血，立即送检。

5. 采末梢血　采血部位充分热敷，局部消毒，用特制三棱针快速刺入皮内 3mm，使血液自溢，勿用力挤压，随即接上毛细玻璃管，使其远端略微向下形成倾斜状，使血液虹吸入管，动作要快，尽量使空气及标本血液接触时间缩短，管内不能进入气泡。

6. 标本存放　动脉血采集后如不能及时送验，应放入 2～4℃ 的冰箱中冷藏存放，以免血细胞耗氧，使 $PaO_2$ 下降、pH 下降、$PaCO_2$ 升高。同时为得到精确的血气分析结果，尽量避免采用末梢血。

（四）注意事项

1. 指导患者抽取血时尽量放松，平静呼吸，避免影响血气分析结果。

2. 消毒面积应较静脉穿刺大，严格执行无菌操作技术，预防感染。

3. 告知患者正确按压穿刺点，并保持穿刺局部清洁、干燥，穿刺部位应当压迫 5min 或不出血为止。

4. 若患者饮热水、洗澡、运动，需休息 20～30min 后再采血，避免影响检查结果。

5. 做血气分析时注意注射器内勿有空气。有出血倾向的患者慎用。

6. 不能立即在穿刺部位侧肢体测量血压。

（五）管理与健康教育

1. 心理管理与健康教育　动脉采血不同于静脉采血，患者易产生恐惧和紧张的心理。操作前护士需向患者详细说明采血意义、方法和注意事项，使患者有充分的心理准备，密切配合，增加一次采血成功率。

2. 动脉采血时机　严格掌握动脉采血时机，一般情况下，需在患者平静状态下采集动脉血标本。当患者吸氧或机械通气时，需标明吸入氧浓度、吸氧或机械通气时间、监护仪显示的指尖脉氧值和患者体温。尽量避免在患者剧烈咳嗽、躁动不安、翻身、叩背、吸痰等强刺激后进行血气分析，以免影响检测结果。

3. 避免影响因素　可能影响血气分析结果的常见因素包括：①肝素浓度不当，一般肝素浓度应为 1 250U/ml；②采血时肝素湿润注射器管壁未排尽，剩余过量可造成 pH 下降和 $PO_2$ 升高；③标本放置过久，可导致 $PO_2$ 和 pH 下降；④未对体温进行校正，pH 与温度成负相关，$PCO_2$ 和 $PO_2$ 与温度成正相关；⑤标本中进入气泡，抽取标本时未排尽标本中的气泡，对低氧血症者影响较大；⑥误入静脉，一旦误抽静脉血，须及时发现，正确判断，以免影响医生对检查结果的判定。对上述影响因素，要尽量避免。如选择一次性动脉专用注射器，标本现抽现送，立即检验。

## 第三节　心电监护管理与健康教育

心电监护是指对被监护者进行持续或间断的心电监测。心电监护仪是监测危重患者各种生命体征的最重要、最必要的设备之一。心电监护仪通过 24h 对患者心电等项目的监测与分析，准确评估患者的生理状态，在参数超出某一范围时发出警报，提醒医护人员寻找原因，及时抢救患者，为临床诊断及救治提供了重要的参考指标。随着科学技术的发展，心电监护仪在心脏科病房、老年病房、急诊科、ICU、CCU 等发挥着越来越大的作用。

### 一、心电监护的应用范围

1. 急诊 ICU　不少急诊危重患者由于病情重不宜转送，或病因一时无法确定，转送科室难以决定；另有少数患者为避免转送过程中失去宝贵的抢救时机，而必须在急诊进行抢救后才能安全送转。

2. 综合性 ICU  下列情况须采用心电监护：外科手术后的监护，特别是全麻术后复苏期的监护；重症外科的抢救；器官移植术后的特殊监护；危重患者或衰竭患者急诊手术前的抢救；心、肺、脑术后的常规监护；休克、不明原因的昏迷、脑血管意外、支气管哮喘急性发作及哮喘持续状态、气胸、原因不明的消化道大出血、急性过敏反应及过敏性休克、各种药物中毒及各器官急性危象的紧急救治；不稳定型心绞痛者、急性心肌梗死及可能心肌梗死的患者、急性心功能不全及严重心律失常；心脏停搏、心肺复苏成功者；起搏器植入术后的监测；心脏介入术后的监护；电复律术后的患者等。

3. CCU  常规进行心电监护。

## 二、心电监护的意义

临床心电监护的直接目的是及时发现、识别和确诊各种心律失常，最终目的是对各种致命性心律失常进行及时有效的处理。临床心电监护目的包括：

1. 及时发现和诊断致室性心律失常及其先兆。

2. 指导临床心律失常治疗，通过心电监护可确定心律失常的类型和程度，有助于选择抗心律失常治疗的方法和时机，同时还能有效评价这些治疗措施的疗效和不良反应。

3. 指导其他可能影响心电活动的治疗，当其他非抗心律失常治疗措施的可能影响到患者的心电活动时，可采用心电监护的方法加以指导。

4. 监测和处理电解质紊乱，电解质紊乱可诱发各种心律失常，通过心电监护可及时发现并观察处理结果。

5. 协助涉及临床心电活动的研究工作，包括评价各种心血管疾病和治疗对患者心电活动的影响等。

6. 手术患者的监护。

## 三、心电监护仪的使用

1. 基本功能与结构

（1）显示、记录和打印心电图（ECG）波形和心率（HR）数字。

（2）HR 报警上下限。

（3）图像冻结供仔细观察和分析。

（4）数小时到24h以上的趋势显示和记录。较高级的心电监护仪尚可提供心律失常分析功能，如室性早搏次数报警和记录；S-T段分析，诊断心肌缺血；ECG与除颤起搏器相结合。

2. 心电监护仪的基本组成

（1）心电信号输入：心电信号输入分有线及无线两种方式。有线信号输入是通过导线直接将与患者皮肤接触电极的心电信号引入监护仪内，称为"有线监测"，是临床上最常用的方法。无线信号输入是将与患者皮肤接触电极的心电信号，通过学习导线引入一个小型携带式无线电心电信号发射装置盒，再通过无线电波将心电信号传到心电监护仪或中心监护站的接收器，通过解码、放大、还原为心电波，称为"遥控监测"。

（2）显示器：目前采用较多的是存贮显示器，其特点是可以处理并贮存信息。

（3）记录器：除简易的床旁监护仪不带记录器外，多数监护仪都带有记录装置。

（4）报警装置：最初的心电监护报警仅限于心率，由于电脑技术的推广应用，目前已能对某些心律失常进行报警，并能自动将心律失常进行分类，将心电图冻结、贮存和记录。

（5）其他附属装置：由于电子技术的快速发展，心电监护仪已能根据临床的需要扩展他们的功能。包括呼吸频率及呼吸波形的监测，血氧饱和度的监测等。

3. 心电监护仪的种类 根据监护仪的功能和监测的目的不同，心电监护仪可以划分为不同的类型。

（1）中心监护仪：包括系统控制器、中心显示器、记录器3部分。系统控制器是核心部分，不仅控制床旁监护仪和中心监护仪之间的信号传输、交换过程，而且对中心显示器的显示状态进行调控。中心显示器集中显示床旁监护仪获取的波形和信号，包括心电、呼吸、血压等项目。记录器用于记录床旁与中心监护仪监测到的各种波形。中心监护仪集中监测床旁监护仪所获得的信息，当监测的项目超出或低于预设的范围时，能够发出中心报警信号。

（2）床旁监护仪：直接监测患者的生命体征等项目，对获得的信号进行处理、分析。①显示、记录：床旁监护仪能够持续以数字和图像的形式显示患者的心电、血压、呼吸等监测内容，随时打印出心电图形的记录。②计数用报警：床旁监护仪有设置各种监测项目上下限报警的装置，报警方式主要包括发声、指示灯和屏幕符号指示，可以自动计数心率、呼吸等，并在屏幕上显示。③图像冻结：当心电图波形出现异常时，床旁监护仪能够使其显示处于静止状态，供仔细观察和分析。④趋势显示、记录与分析：床旁监护仪能够显示、记录数小时至24h的心率、血压等趋势图，并对其进行综合分析。⑤心律失常检测、分析：床旁心电监护仪配有心律失常自动分析装置，能对患者的心电进行自动分析，显示异常心律，提供报警。

（3）动态心电监护仪：①主要结构：动态心电监护仪包括记录仪和分析仪两部分，前者由患者随身携带，属于小型心电图磁带记录仪，通过胸部皮肤电极 24h 记录心电图波形，显示心脏不同负荷状态的心电图变化，有利于动态观察；后者为磁带回放扫描集编系统，可应用微机进行识别、分析。②临床应用：可长时间连续记录，能捕捉到常规心电图记录瞬间未出现的、间歇发生的心电现象，也能获得大量连贯性的心电图资料；记录时受检者活动不受限制；它是无创性检查方法，利于多次重复进行；能观察心绞痛自然发作的心电图变化过程。发现无症状的心肌缺血及心律失常；评价可能与心脏有关的各种症状（例如晕厥、胸闷、心悸、猝死等）；客观地评价抗心律失常药物的疗效，帮助选择药物；提供安装心脏起搏器的指征及评价和监测起搏器的功能。

（4）遥控心电监护仪：该监护仪采用遥控的方式，不需要用导线连接，遥控半径一般为 30m。中心监护台可同时监护多个患者，患者身旁携带一个发射仪器，便于中心监护台的监护。遥控心电监护仪设有高限和低限心率报警装置，能够 24h 回顾心率、心律 ST 段改变情况，可以自动检出心律失常，对危重患者进行心电监护及协助诊断。

四、监护项目

1. 心电监测

（1）心电图：心肌细胞去极和复极而产生的电信号变化是一种重要的参考指标，其表现形式为心电图，描记了心肌细胞的电生理活动。心脏活动时，心肌细胞产生的生物电信号，通过仪器将其记录下来的综合性曲线称心电图。通过监测心电图，观察各波形，分析各段有无可疑情况，以便及时进行 12 导联常规心电图检查，进行完整综合的判断，协助疾病诊断，指导心脏相关治疗的进行。

（2）心率：是监护患者的最基本的指标之一。心率计数的方法分为平均计数和瞬时计数两种，平均计数是计算一定时间内（如 5s 或 6s）心跳的次数，然后推算出 1min 心跳次数的方法；瞬时计数是计算两个相邻 QRS 波群的时间间隔，然后再除以 60s 的方法。监护中通常使用瞬时心率。心率计数带有报警装置，监护时根据临床需要设定心率的上限、下限，当心率超过预置范围时，触发报警装置产生报警信号。

（3）心律：是监护患者的另一个最基本的指标。观察患者有无心律失常，具备心律失常分析程序的仪器可自动分析报警。

2. 呼吸　呼吸功能的监测主要包括呼吸的频率、节律，如观察有无潮式呼吸、呼吸暂停、浅慢呼吸，以维持患者良好的呼吸状态。

3. 血压 血压是手术后监护危重患者的重要项目之一，及时、准确地监测血压的动态变化，有助于判断患者体内血容量、心肌收缩力以及外周血管压力等病情变化。

4. 温度 患者的体温能够提供生理状态的重要信息。严重感染、创伤和大手术后，体温多有上升；临终患者体温常有下降。体温过高或过低均对疾病的防治不利，因此危重患者及外科大手术后，温度作为常规监测项目之一，以便及时发现病情变化，采取有效措施。体温监测包括中心体温监测和外周体温监测两个方面，中心体温监测选择直肠、鼻咽部、食管等部位；外周体温监测的部位在指（趾）端。

5. 血氧饱和度 血氧饱和度即氧合血红蛋白总数的百分比，能够有效地反映血液中血红蛋白与氧结合的水平。通过对血氧饱和度的连续监测，不仅可以间接判断患者的供氧情况，及时发现有无低氧血症的发生，而且可以作为患者是否能够离开手术室以及脱离氧疗的一个参考指标。动脉血氧饱和度的正常值 ≥ 95%。当血氧饱和度为 85% ～ 90% 时，患者可有轻度缺氧症状；当血氧饱和度 < 85% 时，患者可出现严重的缺氧症状，应及时给予有效处理。

**五、电极与导联的选择**

1. 电极选择与安置方法 电极的主要作用是准确、及时地传递仪器对患者的监护信息，为医护人员分析和诊断病情提供可靠的保证。电极选择的原则是便于固定、对皮肤刺激性小。目前临床上使用的电极有两种类型，一种是一次性贴附电极，该电极的优点是对皮肤无污染、无刺激、对交流电阻抗低、传递信息准确、长时间置于空气中保湿性能较好，使用时揭去后盖，直接粘贴于局部皮肤，接上导联线后使用；另一种是可重复使用的电极，呈圆形，使用时将导电膏填充于电极中央的洼坑内后，用双面胶粘胶圈固定，然后接上导联线使用。

安置电极时应清洁皮肤，有胸毛者要剃毛，再用乙醇涂抹脱脂后再粘贴电极片，尽可能降低皮肤电阻抗，避免 QRS 波振幅过低或干扰变形，这样可减少伪差和假报警。电极放置的位置可以改变，但要尽力避免因为肌肉活动引起的干扰，尽量避开骨骼突起的地方。在术中监护的患者，特别是胸腹部的手术中，可将电极移至后肩和背部，这样不仅避开了手术区域，还能借助患者的重量将电极紧紧地压在皮肤上，需要注意的是在有高频电刀使用的手术中，电极的安放一定要避开电刀的电流回路，几个电极应放在大约和连接电刀与电刀接地板的等轴距离，否则容易产生严重干扰，甚至将监护仪损坏。为了不影响常规心电图复查，胸电极不宜放在 V1 ～ V6 的位置，可取下一肋间位置，为了不影响心脏检查及应急抢救措施实施，如心脏听诊、电击复律等，对需要采取这些措施者避开左胸导联。电击复律不会对多功能监护仪造成损害，故在复律时不必断开监护仪和电极之间的连接或切断监护仪的电源；除颤电击后监护仪可有短暂的波形显示的紊乱，如果电极安放位置正确，很快就可以恢复正常显示。

2. 导联的选择与安置方法　心电监护导联的选择应根据监测的目的，结合患者的具体情况而定。选择的原则是能够进行长期监护，不影响其他抢救、治疗措施，不需要过多限制患者活动的导联体系。一般心电图机使用的五个端线的导联线，包括"左手（L）""右手（R）""右脚（地线）""左脚（F）""胸导（C）"。

（1）胸壁综合监护导联：在重症监护病房，由于患者的肢体常用于输液或监测动脉压、静脉压等，因此一般采用胸壁综合监护导联进行心电监护。这种导联能清楚地显示心电图波形及节律，可以比较完整地反映心脏的电活动状态以及心脏的应激状态，不影响肢体活动，肌电干扰小，电极可以比较长时间留置；但是所描记的心电图不能按常规心电图的标准去分析 ST-T 改变和 QRS 波形态。

胸壁综合监护导联有 3 个电极，连接方式有别于常规心电图使用的 12 个导联。

使用胸壁综合监护导联时，如存在规则有心房活动，应选择 P 波显示较好的导联，并注意监护电极的放置部位，使 QRS 波群振幅大于 0.5mV，以便触发心率计数，取得清晰的肌电图波形。心前区必须留出一定的范围，必要时用于做常规导联心电图，在患者病情发生紧急变化需要做急救除颤放置电极板。胸壁综合监护导联的 3 个电极——正电极（+）、负电极（-）、接地电极（G），在不同的导联中放置位置不同。

（2）肢体导联：在心血管疾病、心脏外科手术患者的监护过程中，电极的连接方法可以选用肢体导联。3 极系统是将电极片放置在右上肢、左上肢和左下肢，检查 I 导、II 导和 III 导等导联。这些是双极导联，用来测量两个电极即正负电极之间的电位。

（3）装有起搏器的导联：起搏器导联应当给予起搏患者最佳的波形。

（4）外科手术中心电监护导联：外科手术中，心电监护电极放置由所进行的手术类型而定，其原则是空开手术视野，避免外科电设备的干扰。例如：开胸手术中，电极可以放于胸的两侧腋中线部位，或者放在背部肩胛骨下方；为了防止外科电刀设备等引起的伪差，也可将电极放于左、右肩部以及左下腹或右下腹部。

### 六、心电图监护仪的操作步骤

1. 用物准备包括心电监护仪、监测导线、配套血压袖带、导电膏或电极胶、皮肤准备用物等。

2. 核对患者床号、姓名，向患者解释，消除患者的顾虑，取得合作；协助患者取平卧位，常规做 12 导联的心电图记录。

3. 接好地线，再连接心电监护仪电源线，打开主机开关。

4. 将监护模块插入模块框架中；将电缆插入 ECG 模块中。

5. 选择电极放置位置，用温水擦拭清洁放置电极的局部皮肤，再用纱布或面布纸擦拭干净。增加组织毛细血管血流并去除皮肤的角质层和油脂，尽可能降低皮肤电阻抗。

6. 放置电极，应避开骨隆突、关节以及皮肤皱褶部位，保证电极与皮肤的紧贴。电极应每 2 ～ 3d 更换 1 次，减少对皮肤的刺激。

7. 固定导线，确认监护仪电源接通，电极导联线从颈部引出后连接显示器。电极导联不宜从腋下、剑突下引出，以免导联线脱落、打折、相互缠绕在一起以及与其他的监测导线接触。

8. 依次启动 ECG（心电图）、LEAD（选择导联）、ALARM（报警）等键，调整心电监护基线，开启报警参数。根据患者的基线变换报警参数，调整心率或脉搏报警上限、下限，一般为患者基础心率的 20% 左右。

9. 根据临床需要选择其他监护模块。严密观察各参数的变化，认真填写监护记录。

10. 心电监护仪的撤离。撤离的指征：患者已度过病程急性期，病情稳定，因心律失常猝死的危险性降低。其撤离步骤为：①评估患者的病情，向患者解释，消除患者对心电监护仪的依赖心理。②切断电源。③去除患者身上的电极，清洁放置电极的局部皮肤。④整理用物与床单位，观察病情，记录撤离监护仪的时间。

**七、注意事项**

1. 放置监护导联的电极时，应不影响心电导联心电图，也不能影响除颤时放置电极板，因此，必须留出暴露一定范围的心前区。

2. 放置电极前，应清洁局部皮肤，电极导线应从颈后引出后连接示波器，不要从腋下引出，以免翻身时拉脱电极，折断导线，影响心电监护。

3. 为获得清晰的心电图波形，要选择最佳的监护导联放置位置。应选择 P 波清晰的导联，通常为 Ⅱ 导联。QRS 波群的振幅应有一定的幅度，足以触发心率计数。

4. 注意避免各种干扰（交流电干扰、肌电干扰）所致的伪差。

5. 操作过程中注意患者保暖。监护时间超过 72h 应更换电极位置，以防皮肤过久刺激而发生损伤。对于皮肤过敏者，应选择透气性较好的低敏电极，且每天清洁局部皮肤，更换电极贴膜，注意观察局部皮肤有无皮疹。

**八、常见问题与维护**

1. 常见问题的预防　心电监护时，环境与人为两方面的因素都可能影响监护的效果。

（1）交流电干扰：交流电干扰是指波形中夹杂着振幅 50～60 次 /s 的细密规则的杂波。常见于接地不良、电极脱落、导线断裂、导电糊干涸、其他电磁设备的干扰等，动力电是最广泛和最强的电场干扰。为消除这种干扰，可以选用新的电极，将电极片紧密地粘贴于皮肤处，减少皮肤电阻；连接好监护仪的地线，妥善放置电线和设备装置，勿放于靠近带电外科设备的接地板上；监护仪使用时，拔掉附近的各种电插头。

（2）肌电干扰：肌电干扰又称为肌肉震颤波，指细小不规则的波动掺杂在心电波内。常见于患者过分紧张、肌肉未能松弛而发生颤动，肌肉痉挛、寒战、呃逆、呼吸影响，或电极放于胸壁肌肉较多的部位时。

（3）基线漂移：基线漂移是指心电图的基线发生上下大幅度的摆动，常见于患者抽搐、躁动、剧烈胸痛、呼吸困难或电极固定不良。为了避免基线漂浮，操作前常规检查导线与电极，充分做好皮肤准备，清除患者过多的油脂和汗液，保持电极片与皮肤的紧密接触；应用放大器，监视器选用 0.5～40Hz 的监护滤波，以便有效地滤去电源干扰，抑制心电图的基线漂浮。

（4）心电图振幅低：心电图振幅过低常见以下情况：正负电极间的距离过近，或是两个电极之一正好放在心脏梗死的部位的体表投影区，或发报机电池耗竭等。操作时如发现心电图振幅低，应首先查明原因，然后采取针对性的措施进行处理。

2. 心电监护仪的维护　良好的维护与保养能够维持心电监护仪处于良好的状态、延长使用寿命、确保安全使用。心电监护仪的清洁方法是否妥善、维护与保养工作是否及时，直接影响心电监护仪的工作性能。心电监护仪的维护不仅需要专业人员定期进行检修，还需要管理与健康教育人员以对其进行日常性的保养。

（1）定期校对：定期校对心电图的输出，1mV 电压相当于条纹记录纸上的 10mm，纸速应设置为 25mm/s，以保证心电监护的记录符合常规、用精确的数据清晰描述。

（2）保持仪器清洁：清洗监护仪各部件之前，必须关掉电源、断开交流电源。①仪器的外壳、监护导线和参数模板：主要用软布及时去除表面的污物与尘土，必要时用肥皂、清水或 75% 乙醇等无腐蚀性清洁剂擦拭。清洁过程中，禁忌使用磨损性材料（如钢丝绒）擦拭，不要将液体倾倒在系统上，也不可以让液体进入监护仪内部，以免损坏监护仪或造成电路故障。清洁结束后，仪器的表面必须擦拭干净，不能留有任何清洁液。②电缆：用海绵浸湿肥皂水擦去污垢，再用海绵蘸温水反复擦净、揩干，将电缆悬挂或平行放置。注意不能将电缆浸入水中或用乙醇等溶液擦洗，防止损坏电缆。③血压袖带：定期用肥皂水清洗，注意清洗前必须取下乳胶橡皮袋。④传感器：可用棉球蘸70%的乙醇溶液轻轻擦拭干净，不能用水冲洗或将传感器浸泡于消毒液内，避免影响传感器的准确性或造成传感器损坏。

（3）建立登记制度：心电监护仪应建立检修、使用登记。在使用过程中，如果发现监护仪不能正常工作，需要立即请厂商认可的专业人员开机检修。即使监护仪无严重故障，仍然需要定期请专业人员进行全面的预防性的检查与维护，以便发现问题，及时处理，保证临床的使用。

（4）防止断电对仪器的损害：在电压变化范围过大或经常停电的区域，需要配备稳压装置与后备电源，当出现突然断电现象后，应先拔掉监护仪的电源线，避免突然来电后对仪器造成损害。

（5）防止交叉感染：传染病患者接触过的电极、袖带等物品，按消毒、隔离的原则处理，以防止交叉感染。

## 第四节　电除颤管理与健康教育

心脏电除颤又称心脏电复律，是指用高能电脉冲直接或经胸壁作用于心脏，治疗多种快速心律失常，使之转为窦性心律的方法。具体地说，用除颤器释放高能电脉冲，作用于胸壁，再通过心肌，人为使所有心肌纤维同时除极，异位心律也被消除，此时如心脏起搏传导系统中自律性最高的窦房结，能恢复其心脏起搏点的作用而控制心搏，即转复为窦性心律。电除颤是心脏复苏最有效的手段，主要用于治疗心室颤动、心室扑动。

### 一、适应证

1. 经药物治疗无效的各种异位性快速心律失常，如心房颤动、心房扑动、室性心动过速、阵发性室上性心动过速。

2. 伴有血流动力学改变、性质不明或并发预激综合征的各种异位性快速心律失常。

## 二、禁忌证

1. 心脏明显扩大、心功能不全、年龄过高。

2. 房颤伴有完全性房室传导阻滞。

3. 洋地黄中毒引起的房颤，或房颤同时伴洋地黄中毒。

4. 房颤伴病态窦房结综合征。

5. 未纠正的电解质紊乱、未控制的甲状腺功能亢进、心肌的急性炎症。

6. 不能排除心房附壁血栓。

7. 不能耐受服用的抗心律失常药物。

8. 曾经有过多次电复律均不能维持窦性心律者。

## 三、操作前准备

1. 物品及药物准备　电除颤器、抢救车、导电糊、生理盐水、纱布垫、镇静药物急救药物及急救器材、复苏设备等。

2. 患者准备

（1）术前应细致、全面了解患者的全身状况，给氧 5 ～ 10min（可用面罩加压吸氧），电击时停止用氧（因氧气助燃），避免事故；连接心电监护监测心率、心律、心电图，严格掌握电复律的适应证同时给予静脉留置针。

（2）向患者及家属解释电击的目的、大致过程和操作中可能出现的不适，让患者有心理准备，并签署治疗同意书。

（3）对于慢性房性心律失常的患者，不宜立即行电击复律，应做以下准备：①先用洋地黄控制心室率。电击前 2d 停用洋地黄、利尿药，并纠正低血钾。既往有栓塞史，电击前口服抗凝药 2 周。②术前做奎尼丁过敏试验，无过敏者可服用奎尼丁 0.2g，1 次 /6h，持续 2d，第 3 天电击。③电击时需空腹，排空小大便。吸氧，地西泮 20mg 或硫喷妥钠 5 ～ 100mg 静脉注射，并保持静脉通道。④猝死后心室纤颤者，若室颤波幅小，频率高时可先静脉注射肾上腺素 2mg，必要时每 5min 重复 1 次，以增加心脏按压时产生的灌注压，增加心肌收缩力，刺激自发的心肌收缩并增大室颤波，提高再次除颤的成功率。

## 四、操作方法

1. 患者平卧于绝缘的硬板床上，取下义齿，检查并除去金属及导电物质，建立静脉通道（选择上肢血管），连接心电图机，确认患者存在的心律失常后，暴露前胸。

2. 连接电源，打开除颤器开关，并检查选择按钮处在的位置。如为室颤，则选择"非同步"，其他则用"同步"，连接电极板插头与除颤器插孔。

3. 按下"充电"按钮，将除颤器充电至所需水平（室颤一般为300J，房扑为50J，如不成功可再调高）。

4. 选择电击部位。左右位：两电击板分别置于胸骨右缘第2及第3肋间及左侧心尖处。将标有Sternum的电极板放置在患者胸部右侧锁骨中线第2～3肋间，标有Apex的电极板放置在患者胸部左侧心尖处；前后位：两电击分别置于左肩胛下区及胸骨左缘第四肋间水平。两个电极之间的距离不应< 10cm。

5. 患者皮肤用酒精去油脂、灰尘，减少阻力，范围同电极板大小，避开监护导联线及电极膜，用干纱布擦干。

6. 涂导电糊于电极板上，不可涂于到手柄上。将两只除颤板相互轻轻地摩擦将导电糊涂抹均匀或包上生理盐水纱布垫。

7. 电除颤。两电极板紧压在患者胸部，使电极板与皮肤紧密连接，用两拇指持续按压除颤手柄上的放电键迅速电除颤（电击前要确定非同步状态，警告所有在场人员离开患者；电击时，严禁接触患者、病床以及其他连在患者身上的任何设备，以免出现意外电击）。从启用手控除颤电极板至第一次除颤完毕，全过程不超过20s。

8. 放电后立即观察患者并记录心电图，了解除颤是否成功并决定是否需要再次除颤。若需重复程序，两次电击需间隔10～15min。

9. 除颤完毕，关闭电源，用纱布擦净患者皮肤，清洁除颤电极板，正确归位，整理用物。

**五、注意事项**

1. 电极板与皮肤之间涂导电糊或覆盖盐水纱布，胸毛多者备皮，防止电灼伤。
2. 确定患者不与金属接触。
3. 两电极板之间的距离不能太大，也不能少于10cm，以免引起短路。
4. 在准备除颤仪的同时，给予持续胸外心脏按压。
5. 电除颤前后的心电图除示波观察外应加以记录以供日后参考。
6. 转复过程中与转复成功后，均须严密监测并记录心率、心律、呼吸、血压、神志等病情变化。

**六、并发症及预防**

1. **心律失常** 电复律后即刻常见房性期前收缩、室性期前收缩、房室交界性逸搏，多数属于暂时性，不必特殊处理。如窦房结功能低下，可出现窦性停搏、窦房传导阻滞或窦性心动过缓。部分患者可能出现房室传导阻滞。如持续时间长，可以静脉注射阿托品或静脉滴注异丙肾上腺素，必要时给予临时性心脏起搏。偶见频发室性期前收缩、二联律、短阵室性心动过速，一般在高能量电复律时，尤其是洋地黄过量者多见。静脉注射利多卡因可使之消失。极少数患者出现严重的室性心律失常，如持续性室性心动过速、心室扑动、心室颤动，可能见于洋地黄中毒、低血钾、酸中毒、对奎尼丁高敏者、心肌严重病变以及电复律除颤器的同步功能不良。一旦出现心室扑动或颤动，应立即给予非同步电复律，静脉注射利多卡因。若发生心脏停搏时，首先胸前区拳击及按压，并立即进行复苏抢救。为预防发生严重的室性心律失常，应严格掌握电复律的适应证，尽可能选用低能量，必要时预防性静脉使用利多卡因。

2. 心肌损伤　高能量的电复律可使心肌受到一定程度的损害，表现为血清心肌酶［如血清磷酸肌酸激酶（CPK）、血清乳酸脱氢酶（LDH）、血清谷草转氨酶（GOT）］轻度升高，可持续数小时至数天。心电图可有 ST-T 改变，个别可有心肌梗死心电图改变。

3. 低血压　常见为暂时性轻度低血压，发生率约 3.1%，多见于高能量电复律，可能与心肌损害有关。一般在 $1 \sim 2h$ 即可恢复，若血压在 2h 后无上升趋势，继续下降，考虑可能是心源性休克，应及时救治。

4. 栓塞　栓塞的发生率为 1% $\sim$ 3%，多发生于心房颤动持续时间较长、左心房显著扩大、二尖瓣狭窄、新近或反复栓塞病史、已置换人工二尖瓣或心力衰竭的患者，尤其多见于术前未接受抗凝治疗者。栓塞可发生在电复律 2 周以内，多见于复律后 $24 \sim 48h$。

5. 急性肺水肿　急性肺水肿常在电复律后 $1 \sim 3h$ 内发生，发生率约 3.0%，可能与左心房、左心室功能不良及肺栓塞有关。应立即按急性左心衰竭处理，给予强心、利尿、扩血管治疗。

6. 呼吸抑制　呼吸抑制见于使用硫喷妥钠麻醉的患者，电复律后可有 $1 \sim 2min$ 的呼吸抑制。应及时给予面罩加压吸氧及人工呼吸，并备用气管插管。

7. 皮肤灼伤　皮肤灼伤几乎见于所有的患者，可见局部红斑，严重者出现水泡。主要原因为电复律操作时电极板按压皮肤过紧，或导电糊过少。轻者一般不必特殊处理。

**七、观察管理与健康教育**

1. 密切观察患者心率、心律、血压、神志、面色及心电图改变，发现异常及时报告医生给予处理。

2. 观察患者呼吸频率、深浅度及有无呼吸困难。

3. 注意倾听患者主诉,注意观察全身血液循环情况,若发现偏瘫、四肢运动障碍,应考虑脑栓塞及周围动脉栓塞;若突然有胸痛、咯血、呼吸困难,可能为肺梗死。观察尿量,若发现尿少、血尿,可能为肾动脉栓塞,一旦发现,应及时救治。

4. 注意皮肤灼伤的管理与健康教育。一旦发生皮肤灼伤,局部可用紫草油涂擦,并应保持局部干燥,防止感染发生。

# 第五节　心肺复苏与功能辅助技术

心肺复苏(CPR)是针对呼吸、心脏停搏的患者所采取的抢救措施,即用心脏按压或其他方法形成暂时的人工循环,恢复心脏自主搏动和血液循环,用人工呼吸代替自主呼吸并恢复自主呼吸,达到恢复苏醒和挽救生命的目的。现代心肺复苏技术包括基础生命支持(basic life support,BLS)和加强生命支持(advanced life support,ALS)。

## 一、心肺复苏的相关概念

(一)心脏停搏

心脏停搏是指任何心脏病或非心脏病患者,在未能预料到的短时间内,受各种强烈刺激而突然发生的心脏有效的心搏停止,引起全身严重缺血、缺氧,为意外性非预期死亡,亦称猝死。但它不同于任何慢性疾病晚期或癌症患者因消耗至死亡的"心脏停搏"。在正常情况下,意识突然丧失、颈动脉搏动消失即可诊断心脏停搏。心脏停搏 3s 发生头晕,10 ~ 20s 发生晕厥,40s 出现抽搐,30 ~ 40s 后瞳孔散大,呼吸停止 1min 后大小便失禁,4 ~ 6min 后脑组织细胞发生不可逆转的损伤。心脏停搏即刻进行有效的心肺复苏,患者可以恢复。

(二)死亡的概念

1. 临床死亡　心搏及呼吸停止和意识丧失,是可以防止和逆转的。

2. 生物学死亡　极端缺氧致组织器官功能丧失,细胞自溶,永久性脑死亡,不可逆。

3. 脑死亡　是指以脑干或脑干以上中枢神经系统永久性地丧失功能。死亡的实质应当是指机体作为一个在中枢神经系统控制下的整体的功能已经永久性消失,其标志就是脑死亡。

4. **心搏骤停** 是指心脏在出乎预料的情况下突然停止搏动，在瞬间丧失了有效的泵血功能，从而引发的一系列临床综合征。其直接后果是临床死亡。若得不到及时正确地抢救，将进展到不可逆的生物死亡。心搏骤停的心电图表现分为如下三类：心搏停止、心室颤动（VF）、无脉电活动（PEA）。无脉电活动包括电 - 机械分离及室性自搏心律两种形式。

5. **猝死** 是指外表健康或非预期死亡的人在外因或无外因作用下，突然或意外发生的非暴力性死亡。导致猝死的原因很多，包括心血管疾病、呼吸系统疾病、中枢神经系统疾病、药物或毒物中毒、过敏、精神应激、水电解质代谢紊乱、严重感染等，还有一些原因不明的猝死。分为心源性猝死（约占 75%）及非心源性猝死（约占 25%）。

6. **心源性猝死** 是难以预防的心血管事件。指患者在瞬间发生或在产生症状后 1h 内发生的、由于心脏原因所致的自然死亡。患者可以有或无已知的或早已存在的心脏病史，但死亡的发生或其发生的具体时间必须是不可预知的。在导致心源性猝死的原因中，室颤约占 62% ～ 75%，室性心动过速约占 7%，其余是由缓慢性心律失常如窦性停搏、完全房室传导阻滞、室性自搏心律等所致。

（三）心肺复苏的时间概念

人体各器官对缺血缺氧的耐受时间各不相同。一般来讲，心跳呼吸停止 4 ～ 6min 以内，抢救复苏成功的概率较高。由于脑细胞对缺氧十分敏感，心跳呼吸停止在 4 ～ 6min 后脑细胞将发生严重的不可逆损害。超过 10min，脑组织基本死亡。因此，心脏停搏时间愈长，进行复苏的困难愈大，复苏成功的希望愈小。而大多数心跳呼吸停止常突然发生在意外场合，故现场急救是非常重要的环节。实践表明，复苏越早，存活率越高，4min 内复苏者有 50% 存活；4 ～ 6min 开始复苏者，仅 10% 可以存活；超过 6min 者存活率仅为 4%；10min 以上者几乎无存活的机会。因此，抢救的关键在于争取时间，以 4min 内作为"黄金时间"，使患者心跳呼吸骤停后在最短的时间内得到正确有效的复苏，提高心肺复苏的成功率。

**二、呼吸心跳骤停病因**

引起呼吸心跳骤停的原因很多，其基本原因可以分为两大类。

1. 社会性意外事故

（1）溺水、电击、中毒、自缢等。

（2）创伤、道路交通事故累及建筑、矿山事故伤发生的呼吸心跳骤停占大多数（可导致大量失血、失液或窒息）。

2. 医疗意外

（1）治疗意外：见于药物变态反应、药物中毒（如洋地黄中毒）、水电解质酸碱平衡失调（如低钾血症、高钾血症、重度酸中毒等）、误型输血、用药不当（如10%KCl 直接静脉注射）；

（2）麻醉意外：见于麻醉药物变态反应、麻醉深度控制不好、麻醉部位不当（如硬膜外阻滞麻醉麻药误入蛛网膜下隙导致的全脊麻）、麻药过量；

（3）手术意外：如术中牵位内脏引起的迷走神经反射、术中失血过多等原因。

3. 原有疾病的发展结果

（1）冠心病、心肌炎、心瓣膜病、严重的心动过速及各种可导致心肌缺血缺氧的疾病；

（2）电休克、心导管操作和心脏超声造影可以直接导致心室颤动心脏停搏；

（3）呼吸衰竭、原发性肺动脉高压、肺动脉栓塞等；

（4）脑血管意外并发的神经血管性休克。

在上述诸多因素中，以冠心病为主的心血管疾病为最主要的病因，其疾病过程中发生心室纤维性颤动（VF）者约占 2/3，为心源性猝死的主要原因。

### 三、心脏停搏的临床表现及诊断

（一）临床表现

以神经和循环系统的症状最为明显。

1. 意识　突然丧失，可发生在任何场合。

2. 大动脉搏动　颈动脉或股动脉搏动消失，血压测不到，心音消失。

3. 呼吸　微弱，呈叹息样，继而停止，多发生在心脏停搏后 30s 内。

4. 瞳孔　散大，在心脏停搏 30～40s 出现瞳孔散大。

5. 肤色　面色苍白兼有青紫。

其中意识突然丧失、大动脉搏动消失是最重要的体征，是诊断心脏停搏的主要依据。

（二）诊断

心脏停搏的诊断并不困难，但必须迅速作出判断。否则将增加复苏的难度，亦影响患者的预后，甚至使患者失去抢救的最佳时机。在实际工作中不要求上述临床表现都具备才确立诊断，如患者意识突然丧失、呼吸停止，即可诊断心脏停搏，应立即进行心肺复苏。

## 四、CPR 程序

根据《心脏紧急救治和 2005 年心肺复苏国际指南》和我国急救学界的意见，CPR 的程序可分为基础生命支持和加强生命支持。

1. 基础生命支持　基础生命支持（BLS）又称初期复苏或现场急救，是指专业或非专业人员（第一目击者）在事发现场对患者所实施的徒手救治，其目的是迅速建立人工的呼吸和循环，赢得抢救生命的黄金时间。

2. 加强生命支持　加强生命支持（ALS）又称进一步生命支持，是在 BLS 基础上，由专业救护人员运用专业救护设备和技术，建立并维持更有效的通气和血液循环。ALS 也可以是专业人员一开始就采用的技术。

CPR 成功与否的关键因素是患者心脏停搏后能否及时进行 BLS。美国心脏协会（AHA）提出心血管急救成人生存链的 5 个环节：①立即识别、求救；②早期 CPR，强调胸外按压；③快速除颤；④有效 ALS；⑤综合的心脏停搏后治疗。

## 五、基础生命支持

BLS 是心肺脑复苏最初而且也是最关键的方法和阶段。BLS 的主要内容包括快速识别呼吸或循环停止，对呼吸停止的患者迅速采用呼吸支持，对心脏停搏者胸外心脏按压建立有效循环。目的是尽快给患者脑、心脏及全身重要器官供氧，直至在第二阶段给患者以医疗方面的 ALS，使呼吸和循环得到支持，心肺功能恢复。快速采取 BLS 是心肺复苏成功的关键。

《2010 美国心脏协会心肺复苏及心血管急救指南》中，建议将成人、儿童和婴儿的基础生命支持程序从 A-B-C（开放气道、人工呼吸、胸外按压）调整为 C-A-B（胸外按压、开放气道、人工呼吸）。

（一）BLS 步骤

1. 现场评估与安全　急救者必须是在判断和避免各种存在和潜在的危险之后，判断患者有无意识和反应。①轻拍患者的肩膀，并大声呼唤"喂！你还好吗？"②检查患者有否呼吸。如果没有呼吸或者没有正常呼吸（即只有喘息），必须启动应急反应系统、检查脉搏并开始 CPR。

2. 专业人员诊断　最可靠而出现较早的临床征象是意识突然丧失伴有大动脉搏动消失。此两个征象存在，心搏骤停的诊断即可成立，立即进行初步急救。

（二）启动应急反应系统并获得自动体外除颤仪（AED 或除颤器）

1. 现场有 2 人时，立即由"第一目击者"（专业或非专业人员）实施 CPR。由现场的第二人寻求救援。

（1）院外现场应快速接通急救电话"120"，通知急救机构，打电话者应尽可能报告完整信息，如事发地点（街道名称）、正在使用的电话号码、发生了什么事件、多少人需要救治、发病者的情况、正给予什么样的处置等。

（2）院内的患者则应在救治的同时，接通院内紧急呼救系统，或大声呼叫以寻求帮助。

（3）寻找自动体外除颤仪（AED 或除颤器）。

2. 现场只有 1 人时，立即检查患者的反应和呼吸，拨打 120 电话寻求救护；就近寻找 AED（或除颤器），然后返回患者身边检查脉搏并开始 CPR（C-A-B 程序）。

（三）脉搏检查

为成人检查脉搏时，触摸颈动脉搏动。具体方法：①使用 2 个或 3 个手指找到气管；②将这 2 个或 3 个手指滑到气管和颈侧肌肉之间的沟内，即可触摸到颈动脉的搏动；③感触脉搏至少 5s，但不要超过 10s。如果没有感受到脉搏，从胸外按压开始 CPR（C-A-B 程序）。

（四）开始 CPR

1. 胸部按压　在对各个年龄的患者进行心肺复苏时，单个施救者应当采用"30次按压：2 次人工呼吸"的按压 - 通气比例。胸部按压方法：①到患者的一侧，确保患者仰卧在坚固的平坦表面上。如果患者俯卧，小心将他翻过来。如果怀疑患者有头部或颈部损伤，将患者翻转为仰卧位时应尽量使其头部、颈部和躯干保持在一条直线上；②将一只手掌根放在患者胸部正中、胸骨下半部上，将另一只手的掌根置于第一只手上；③伸直双臂，使双肩位于双手的正上方，用力快速按压。每次按压深度至少达到 5cm。在每次按压时，确保垂直向下按压患者的胸骨，以至少 100 次 /min的速率进行按压。每次按压后，让胸廓完全回弹；④使用 30：2 的按压 - 通气比例；⑤尽量减少中断；⑥胸外按压有效指标：可以扪及大动脉的搏动，血压维持在60mmHg（8.0kPa）以上，皮肤颜色转红，眼睑毛反射恢复，瞳孔变小，自主呼吸恢复。

2. 开放气道　有两种方法可以开放气道提供人工呼吸：仰头提颏法和推举下颌法。

（1）仰头 - 提颏法：如果患者没有颈部的创伤，施救者可用仰头 - 提颏法开放气道。迅速清除患者口鼻内的异物及分泌物，有假牙者取下。松开患者的衣领、裤带。术者一只手置于患者的前额，然后用手掌推动使头部后仰，将另一只手指置于颏骨附近的下颌下方，提起下颌，使颏骨上抬。注意手指不要压迫颈部软组织，以防压迫气道造成气道梗阻。推荐使用仰头 - 提颏法，它多可满足气道开放要求。也是非专业人员唯一适用方法。

（2）推举下颌法：急救者将双手放置在患者的头部两侧，肘部支撑在患者平躺的平面上，双手握紧下颌角，用力向上托下颌，带动舌体前移使气道开放。如果怀疑患者颈椎损伤，不推荐采用此方法。

3. 呼吸支持　人工呼吸法包括口对口、口对呼吸面罩、口咽通气管或鼻咽通气管吹气及专业的气管插管、呼吸机等。除专业的气管插管和呼吸机外，上述这些人工呼吸方法简便易学，"第一目击者"在事发现场可以用这些方法实施紧急救护。

（1）口对口人工呼吸：是一种快捷有效的通气方法。急救者用口对口的呼吸支持技术，每次可提供 800 ～ 1 000ml 的潮气量，能快速、有效地给患者提供足够的氧需求。急救者用拇指与食指捏住患者鼻子，正常吸气后双唇包住患者口部，吹气并观察胸部有无起伏，然后松开捏鼻翼的手。连续吹气两次，每次吹气超过 1s。

（2）口对面罩人工呼吸：通过口对面罩吹气，可保护术者不受感染，透明的面罩以利于观察，应双手固定面罩和维持气道通畅。①口对面罩通气法：使用面罩时，单人施救者在患者身体一侧。以鼻梁作参照，把面罩放在患者脸上，使用靠近患者头顶的手，将食指和拇指放在面罩的边缘。将另一只手的拇指放在面罩的下缘，其余手指放在下颌骨缘并提起下颌。进行仰头提颏，以开放气道。当提起下颌时，用力完全按住面罩的外缘，使面罩边缘密封于面部，施以 1s 的吹气，使患者的胸廓隆起。②球囊 - 面罩通气法：施救者位于患者头部正上方位置，将面罩放在患者脸上，面罩狭窄处位于患者鼻梁处。将一只手的拇指和食指放在面罩两边形成 C 形，并将面罩边缘压向患者面部。使用余下的手指提起下颌角（3 个手指形成 E 形），开放气道。挤压气囊给予人工呼吸（每次 1s），同时胸廓是否隆起。所有的专业急救者都应该掌握的操作。两人实施球囊 - 面罩通气较一人操作有更好的效果。一人扣紧面罩；另一人挤压球囊。每次挤压的容量在 1L 的球囊为 1/2 ～ 2/3；2L 的球囊为 2/3，防止气量过大导致胃膨胀及其他并发症。

（3）口咽或鼻咽通气管吹气：可以使舌根离开咽后壁，解除舌后坠所致的气道梗阻，在一定程度上减少了口腔部的呼吸道死腔。将口咽通气管由舌面上方开口朝上压入后做 180° 反转，至于口腔中央位置，其前端开口刚好对着声门。鼻咽通气管长 15cm，管外涂润滑剂后，从鼻孔插入下行直达下咽部。复苏人员可以使用接管对通气管吹气，不必和患者直接接触。

4. 电除颤　见第四节电除颤及管理与健康教育。

5. 并发症及其预防

（1）胃膨胀和误吸：通气量过大和通气流速过快容易引起。胃膨胀明显者可以引起膈肌升高，压迫肺脏，影响其容量，还可以引起胃反流导致误吸，复苏后可能会引起吸入性肺炎或急性肺损伤。预防的方法是及时将患者的头偏向一侧，清除口腔的分泌物后再摆正头部，继续 CPR。注意不可因胃膨胀在腹部加压，这样可造成胃内容物反流和损伤肝脏。

（2）按压所致并发症：主要有肋骨骨折、胸骨骨折、血气胸、肺损伤、肝脾损伤和脂肪栓塞，这些并发症多由于按压不当或用力不当所致。预防的方法是首先要掌握方法和要领，复苏后常规做 X 线检查及加强监护，以及时了解的无此类并发症，如有则给予相应的处理。但是，有时即使正确按压也不可能完全避免这些并发症，因此术后监护非常必要。

### 六、婴幼儿心肺复苏

小儿心肺复苏术的处理原则与成人心肺复苏相同，包括胸外按压、开通气道、人工呼吸 3 部分，但复苏的方法和效果与成人存在着重要差别。这主要由于小儿有其独特的生理解剖所决定。1 岁以内的小儿称为婴儿，1～3 岁的小儿称为幼儿。婴幼儿心脏、呼吸骤停，常为先天性心脏病（儿科）危重急症，虽然复苏水平在逐步提高，但其成功率仍不满意。因此，婴幼儿心脏、呼吸骤停应尽快实施有效复苏，提高心肺复苏的成功率。

1. 心脏、呼吸骤停的原因　引起婴幼儿心脏、呼吸骤停的原因较多，但直接的原因往往与上、下呼吸道急性梗阻（意外、异物等）所致的窒息、严重肺内病变以及脑疾病或颅内压增高等引起的严重呼吸衰竭、药物中毒等有关。而呼吸衰竭造成严重的低氧血症多为患儿心脏停搏的直接原因，与痰阻、肺出血、窒息等呼吸因素有关，而成人主要是心室颤动。

小儿心、脑对氧的耐受性比成人好，人工呼吸给氧以后心脏较容易复跳。在临床抢救中，仅给人工呼吸、心跳自然恢复的情况不占少数。因此心肺复苏抢救程序更适合小儿。

2. 临床表现及诊断　关于婴幼儿心脏、呼吸骤停的临床诊断基本上与成年人相同。患儿突然意识丧失、心音及大动脉搏动消失、呼吸停止或呈喘息样、面色苍白、口唇发绀、瞳孔散大固定；心电图呈等电位线或室颤，有心肌机械分离的患儿预后不良。实际工作中只要患儿突然意识丧失和大动脉搏动消失即可确诊，应立即实施心肺复苏术，以免延误抢救。

3. 操作步骤

（1）判断意识：可通过患儿对声音的反应或用刺激（拍击或弹击）足跟或捏掐

合谷穴，观察其反应。

（2）检查大动脉搏动：颈动脉或股动脉，用时至少为 5s 但不应超过 10s。

（3）畅通呼吸道：①开放气道：用仰头举颏法，使气道开放，头部略高于床面，可用一手托颈，以保持气道平直；②清除气道内异物；③背部敲击法：患儿取坐立位或俯卧位，操作者站立于患儿左后侧，左手按住患儿的前胸，另一手的手掌跟部用力敲击背部两肩胛间的脊柱。④其他：同成人心肺复苏。

（4）胸外心脏按压术：①环抱法：又称后托法，双手拇指并排放置按压胸骨中 1/3（对于较小的婴儿双手拇指可重叠），其余四指置患儿背部。②双指按压法：较小的婴儿可采用此方法，操作者用一手的中指和示指两个指尖放在婴儿胸部中央，乳线正下方，不要按压胸骨末端。用力快速按压。③按压深度：应将婴儿的胸骨按下大约其胸部厚度的 1/4（大约 4cm）。④按压频率：以至少每分钟 100 次的平稳方式进行按压。每次按压之后，让胸壁完全回弹。采用 15∶2 的按压 - 通气比。

（5）人工呼吸：①口对口或口对口鼻人工呼吸：口对口鼻人工呼吸是操作者的口同时把患儿的口鼻包住，将气体吹入，吹气后立即稍微离开患儿的口鼻部；②简易呼吸器人工呼吸：操作者一手固定口罩使其紧贴患儿的口鼻部，同时托举患儿下颌，另一手有节律地挤压、放松气囊。

4. 注意事项

（1）拍打时动作应轻，用力不可过猛，以防足跟部受损。

（2）下颌骨上抬不要过高，防止舌压到软腭上；婴幼儿韧带、肌肉松弛，气管缺乏坚固的软骨组织支持，故头位不可过度后仰，以免气管塌陷引起或加重气道阻塞。

（3）人工呼吸：口对口吹气时要缓慢均匀，使患儿胸部轻轻抬起、婴幼儿腹部轻轻隆起即可。用力不可过大、过猛，防止肺泡破裂引起气胸、纵隔气肿及胃扩张等并发症的发生。

（4）简易呼吸器：每次挤入空气 150 ~ 400ml，挤压时间应等于或大于呼吸周期的 1/3，以保证肺泡的充分扩张。

（5）检查大动脉搏动：①婴幼儿因颈部短而肥胖，颈动脉不易触及，触摸压力较大，容易压迫呼吸道造成喉部痉挛。因此，最好检查肱动脉或股动脉。②确定股动脉搏动：将 2 根手指放置大腿内侧，髋骨和耻骨之间，正好在腹部和大腿交汇处的折痕以下。

**七、加强生命支持**

加强生命支持（ALS）是在 BLS 的基础上，应用辅助设备和特殊技术（如心电监护、除颤器、人工呼吸器和药物等）建立与坚持更有效的通气和血液循环。ALS 根据患者所处的场景不同，可以是救护车到达现场后的院前急救的继续，也可以是急救室内或 ICU 内一开始即采用的措施。

ALS 的程序也分为 ABCD 4 个步骤："A"进一步的气道控制，建立人工气道；"B"用辅助器械和特殊技术建立和维持有效的通气；"C"维持有效循环，包括建立静脉通路输注液体和使用药物、心电监测和除颤；"D"鉴别诊断，尽快明确心脏或呼吸停止患者的致病原因、做出鉴别诊断，以确定有特殊治疗或可逆转的病因。

1. 进一步的气道控制

（1）气管内插管：在缺乏气道保护的心肺复苏时，应尽早作气管插管，因其能保持呼吸道通畅，防止肺部异物和呕吐物，便于清除气道分泌物，并可与简易呼吸器、麻醉机或呼吸机相接以行机械人工呼吸，可使患者获得最佳肺泡通气或供氧。

（2）环甲膜穿刺：严重窒息而气管插管困难者，可用粗针头作环甲膜穿刺并接上 T 形管输氧，暂时缓解患者的严重缺氧情况后，然后再考虑作气管插管或气管切开。

（3）气管切开：对于不适合做气管内插管者以及心肺复苏后仍长时间需要机械通气，应气管切开。

（4）喉罩及结合管：喉罩（LMA）于 1983 年由英国医生发明，是依据人体喉部解剖形态设计、采用医用硅胶制成的、维持呼吸道通气的工具。它适用于各年龄组，与气管内插管相比，具有操作简单、插入容易、可迅速建立呼吸通道等优点。在气管插管困难时，可用于紧急的气道处理，如仍需气管插管，也可通过喉罩置入气管插管导管。喉罩不能防止胃内容物反流与误吸，导致肺炎是 LMA 可能发生的严重并发症之一。

2. 维持有效的通气

（1）给氧：只要具备条件，CPR 时要尽快充分供氧。由于患者存在呼吸系统疾病或低心排量（导致动脉和静脉氧差增大），肺内分流和通气 / 灌流异常；而且低氧血症导致无氧代谢和代谢性酸中毒常常减弱了药物和除颤的治疗效果。因此，推荐在 BLS 和 ALS 中使用 100% 浓度氧气，给氧的速度为 8～10L/min。但是在有慢阻肺的患者和有 $CO_2$ 潴留者，应给予低流量吸氧（1～2L/min）。

（2）通气器械：①简易呼吸器：简单有效的人工呼吸器由气囊 - 单向活瓣 - 呼吸面罩构成，因携带方便而广泛应用于临床。呼吸气囊处于松开状态时空气经进气活瓣存入囊内，挤压气囊时囊内气体经活瓣 - 衔接管 - 呼吸面罩进入患者气道，气体进入肺内时胸廓被动升起；气囊挤压间歇期，胸廓弹性复原，因活瓣的单向作用，患者"呼"出的气体不会回到囊内。使用时一手将面罩紧扣于患者口鼻部,另一手以一定频率挤压气囊即可。呼吸气囊上附有供氧入口,可以连接氧气源,以提高患者吸入气体的含氧浓度。②呼吸机:如果需要持续人工通气,应使用呼吸机进行机械辅助通气,通气方式根据患者的呼吸障碍情况而定,有肺水肿征兆时,可加用呼气末正压通气(PEEP)模式。

3. 维持有效循环

(1)心电监测:心电监测可以明确心搏骤停的类型和心律失常的性质,为治疗提供依据。

(2)建立静脉通路:迅速建立2条以上静脉通路,既可以补充血容量,又可以进行药物治疗。在心脏停搏的情况下,周围静脉穿刺不易成功,可以果断地做锁骨下静脉等中心静脉穿刺置管,以保证输液通畅和药物治疗。

(3)药物治疗:心脏停搏复苏时药物治疗非常重要,其目的是:①激发心脏复跳,增强心脏收缩力,防治心律失常;增加心肌血灌流量(MBF)、脑血流量和提高脑灌注压(CPP)、心肌灌注压(MPP)。②提高室颤阈值和心肌张力,为电除颤创造条件。③纠正水、电质和酸碱平衡失调,使其他心血管药物更能发挥作用。

1)给药途径:①静脉给药:静脉给药安全、可靠,作为首选的给药途径;应该经上腔静脉系统给药;复苏时静脉穿刺困难,可以采用中心静脉插管的方法;如果经周围静脉给药,应该在注完药液后,再注入生理盐水,以便把药物冲入中心静脉,有利于发挥药物的作用。②气管内给药:开放静脉有困难时,可以采用气管内给药或经环甲膜穿刺给药。气管内给药的效果不佳,因为药物经气管吸收入血液的浓度很低,而且会产生不良反应。③心室内给药:不良反应较多,如注药需中断CPR,有造成气胸、血胸、心包积血、心肌或冠状动脉撕裂等,目前已不主张使用;但是在其他措施无效或在基层医疗单位可以选择使用;方法是选取10cm长的穿刺针,抽取药液后在胸骨左侧第4肋间,距胸1.5～2.0cm处垂直进针;刺入心室有落空感,回抽活塞有回血后将药物注入。④另外亦可经骨髓内给药。

2)给药的时机:心脏停搏时,复苏药物应在脉搏检查后、除颤器充电时或除颤后尽早给药,给药时不应中断CPR。抢救人员应该在下一次检查脉搏前准备下一剂药物,以便在脉搏检查后尽快使用,这些都需要有效地组织和配合。

3)主要急救药物:适应证及使用剂量。研究表明,肾上腺素与加压素在药效上没有明显的差别,可应用于无脉室性心动过速(VT)、VF、心脏停搏、无脉心电活动(PEA)。抗心律失常处理室性心动过速(VF)首选胺碘酮,较多研究证明胺碘酮比利多卡因更有效;抗心率迟缓药用阿托品;抗室上性心动过速的药物是腺苷。

# 第四章　心血管疾病管理与健康教育

## 第一节　高血压病管理与健康教育

高血压是以体循环动脉压增高为主的临床综合征。高血压早期并无明显的临床症状，人们往往在不知不觉中患了高血压，如果不采取任何防治措施，久而久之即导致全身各重要脏器的功能损害。高血压是严重的心血管疾病状态，是脑卒中、心力衰竭、心肌梗死、肾功能不全等严重终末期疾病最重要的危险因素。也是心血管疾病的主要死亡原因之一。因此，普及高血压防控知识，加强血压的监测，意义十分重大。

（一）发病机制

1. 原发性高血压　原发性高血压以体循环动脉血压升高为主要表现的临床综合征，患者在未服抗高血压药的情况下，收缩压（SBP）≥ 140mmHg（18.7kPa）和舒张压（DBP）≥ 90mmHg（12kPa）时，将被认定为高血压。高血压是多种心、脑血管疾病的重要病因和危险因素，影响重要器官如心、脑、肾的结构和功能，最终导致这些器官的功能衰竭，迄今是心血管病死亡的主要原因之一。

（1）原发性高血压主要分型

1）青少年代谢性高血压：近年来，青少年高血压的患病率迅速升高，主要原因是热量摄入过多或不健康的食品添加物摄入过多，以及体力、体育活动过少等原因，导致各种类型的代谢紊乱，比如最常见的肥胖、代谢综合征、高尿酸血症等。对这部分患者，必须尽可能明确导致血压升高的体内机制与体外原因，纠正体内紊乱，祛除体外原因，有效控制血压，使这些青少年能够健康成长。

2）中青年交感神经过度激活高血压：由于生活节奏快，工作与生活的压力加大，加上吸烟、饮酒、睡眠不足等不健康的生活方式，中青年人群高血压的患病率上升也十分明显。这个年龄的高血压患者，往往因为这些外部因素导致交感神经过度激活，使血压升高。

3）非肾动脉主干显著狭窄的缺血性肾病高血压：各种原因导致的肾动脉主干狭窄通常都会导致高血压。其他类型的肾脏血管病变所导致的肾脏缺血性病变，也可能导致高血压。

（2）发病机制：原发性高血压的发病机制尚未完全阐明，与以下几种因素有关。

1）血压的调节：正常的血压调节是一个复杂的过程，主要取决于心排出量和外周血管阻力。自身调节机制对血压的调节和高血压的维持有极其重要的作用。

2）肾素 - 血管紧张素系统：肾素由肾小球旁细胞分泌，将血管紧张素原水解为血管紧张素 I，后经酶的作用生成血管紧张素 II，其最主要的作用为：外周血管阻力增加，醛固酮分泌增加，导致体内水、钠潴留。

3）中枢神经和交感神经系统：当大脑皮质神经失调，去甲肾上腺素分泌增加，引起外周阻力增高和血压上升，因此就会出现过度的情绪波动引起血压上升。

4）血管内皮功能异常：内皮细胞生成舒张和收缩物质，通过代谢等方式对血液循环和心血管功能进行调节。

5）胰岛素抵抗：由于遗传、环境因素的影响，出现胰岛素抵抗，导致高胰岛血症，引起肾小管钠再吸收增加，易发生动脉粥样硬化。

（3）危险因素：国际上确定的高血压发病危险因素主要包括体重超重、膳食高盐和中度以上饮酒。我国原发性高血压的流行病学调查充分证明了这三大因素与高血压的发病显著相关。

1）体重超重与肥胖：我国人群平均体重指数（body mass index，BMI）中年男性为 $21 \sim 24.5 \mathrm{kg/m^2}$，中年女性为 $21 \sim 25 \mathrm{kg/m^2}$。调查表明，基线时体重指数每增加 1，5 年内确定高血压 [ SBP $\geq$ 160mmHg（21.3kPa）或 DBP $\geq$ 95mmHg（12.7kPa）] 的危险上升 9%。女性的血压增高随 BMI 增高的趋势比男性更为突出。

2）饮酒：我国中年男性人群饮酒率（每周至少饮酒 1 次）为 30% $\sim$ 66%，女性为 2% $\sim$ 7%，持续饮酒的男性 4 年内发生的高血压危险增加 40%。

3）高钠摄入：钠盐摄入量与血压水平显著相关，中国人平均摄入的钠盐量地区差异颇大，北方 12 $\sim$ 18g/d，南方 8 $\sim$ 12g/d，大都超过 WHO 每天钠盐摄入量不超过 10g 的要求。如果钠盐摄入每天增加 2g，SBP 与 DBP 分别上升 2.0mmHg（0.27kPa）。由于摄入钠盐过多而诱发的血压增高称盐敏感性高血压，我国的盐敏感性高血压占高血压的 28% $\sim$ 74%，老年人更多见。

4）膳食因素：低钾、低钙与低动物蛋白质，它们都加重或促发了血压增高。

我国高血压所致的靶器官危害首推脑卒中，SBP 每增高 10mmHg（1.3kPa），脑卒中的危险增高 49%（缺血性脑卒中增高 47%，出血性脑卒中增高 54%）。DBP 每增高 5mmHg（0.67kPa），脑卒中危险增高 46%。高血压对我国冠心病的发病影响虽不及西方，但也是冠心病的独立危险因素。高血压还增加心力衰竭与肾脏病的危险性。老年人单纯收缩期高血压发脉压增大为特征，其对心血管疾病的影响超过了舒张压的增高。

（4）病理生理：高血压早期无明显改变，长期高血压会引起全身小动脉病变，表现为小动脉管壁增厚，管腔狭窄，导致重要靶器官如心、脑、肾组织缺血。

2. 继发性高血压　指由某些确定的疾病或病因引的血压升高，约占所有高血压的5%。继发性高血压尽管所占比例不高，但绝对人数仍相当多，不少于继发性高血压（如原发性醛固酮增多症、嗜铬细胞瘤、肾素分泌瘤等）可通过手术或其他方法得到根治或病情明显改善。及早明确诊断可以提高治愈率和防止病情发展。

（二）临床表现

1. 原发性高血压　大多起病隐匿、缓慢，症状常不突出。常见症状有头痛、疲乏、眩晕、心悸、气短、耳鸣、视物模糊、颈项板紧等，呈轻度持续性，在紧张或劳累后加重，不一定与血压水平有关，多数症状可自行缓解。部分患者可无明显不适而体检中偶然发现高血压。

血压随季节、昼夜、情绪等因素有较大波动。冬季血压较高，夏季较低；血压有明显的昼夜波动，一般夜间血压较低，清晨起床活动后血压迅速升高，形成清晨血压高峰。患者在家中的自测血压值往往低于诊所血压值。体检听诊可闻及主动脉瓣第二心音亢进、主动脉瓣区收缩期杂音和收缩早期喀喇音。如伴有心肌肥厚及舒张功能障碍，可出现第四心音。当合并有收缩功能障碍时，可出现交替脉及舒张期奔马律。

2. 继发性高血压

（1）大动脉炎：大动脉炎是一种慢性、进行性、全层性、非特异性动脉炎性疾病，受累动脉壁增厚并可伴血栓形成，导致动脉管腔狭窄、闭塞或扩张，偶有瘤样改变。发病机制至今仍不明确。临床表现早期：有全身系统性疾病的非特异性表现，如发热、心悸、盗汗、食欲缺乏、恶心、呕吐、体重减轻、关节酸痛等症状；血管病变活动期：主要表现为动脉管腔狭窄、闭塞或扩张，因受累的动脉部位、程度不同，临床表现也不尽相同。

（2）肾血管性高血压：肾血管性高血压是一种较为常见的继发性高血压。是一侧或双侧肾动脉及分支狭窄引起的高血压。其临床特点：一是多见于30岁前或50岁后突然起病，女性多见；二是血压明显增高，常 > 200/110mmHg（26.7/14.7kPa），并持续增高；三是病程短，进展快，一般不超过2年；四是患者会有全身动脉粥样硬化的表现，在上腹部听到血管杂音，且上下肢的收缩压压差 > 10mmHg（1.33kPa）。

（3）原发性醛固酮增多症：是肾上腺皮质肿瘤或增生分泌过多醛固酮所致，以长期高血压伴低血钾为特征。由于电解质代谢障碍，绝大多数患者存在低血钾而致的肌肉、心脏及肾脏改变。表现为四肢无力，周期性麻痹。常有心悸，可出现不同形式的心律失常。长期低血钾，可引起肾小管细胞变性，影响肾小管功能，出现夜尿增多及口渴等症状。

（4）嗜铬细胞瘤：多生长在肾上腺上的一种良性肿瘤，可持续或间断释放大量的儿茶酚胺，引起持续或间断的血压升高。血压波动性升高是嗜铬细胞最常见、最重要的表现。一般有两种类型。其一阵发性高血压为嗜铬细胞瘤特征性表现。平时血压不高，发作时血压骤升，常伴有剧烈头痛、头晕、面色苍白、全身无力、恶心、呕吐、视力模糊等症状。严重时可发生心力衰竭、脑出血、肺水肿等。有时转为持续性高血压伴阵发性加剧。其二持续性高血压型患者酷似高血压病，发展快者更似急进型高血压病。临床上患者主要表现畏寒、多汗、低热、心动过速、心律失常、头痛、烦躁、焦虑、逐渐消瘦。部分儿童或少年患者，病程发展迅速，呈急进型高血压经过，眼底损害严重，短期内可出现视盘水肿，视神经萎缩以致失明。

（5）皮质醇增多症：皮质醇增多症又称库欣综合征，主要是由于促肾上腺皮质激素分泌过多导致肾上腺皮质增生或肾上腺皮质腺瘤，引起糖皮质激素过多所致。80%患者有高血压，同时伴向心性肥胖、满月脸、水牛背、皮肤紫纹、毛发增多、血糖增高的表现。

（6）主动脉缩窄：主动脉缩窄多数为先天性，少数是多发性大动脉炎所致。临床表现为上臂血压增高，而下肢血压不高或降低。在肩胛间区、胸骨旁、腋部有侧支循环的动脉搏动和杂音；腹部听诊有血管杂音。胸部 X 线检查可见肋骨受侧支动脉侵蚀造成的切迹。

（三）实验室及辅助检查

对于血压超过正常范围者，应进行血压随访，必要时做动态血压监测。为进一步明确病因及了解靶器官损害的程度，有必要行下列检查：

1. 常规项目　血、尿常规，肾功能、电解质、血糖、血尿酸、血胆固醇、血三酯甘油和心电图。上述检查有助于发现相关危险因素和靶器官损害。部分患者根据需要和条件可以进一步检查眼底、超声心动图、低密度脂蛋白胆固醇与高密度脂蛋白胆固醇。

2. 特殊检查　为了进一步了解高血压患者病理生理状况和靶器官结构与功能变化，可以有目的选择相关的特殊检查，如 24h 动态血压监测（ABPM）、心率变异、颈动脉内膜中层厚度（IMT）、踝/臂血压比值、动脉弹性功能测定、血浆肾素活性（PRA）等。24h 动态血压监测可以了解血压的平均值及昼夜波动，客观地反应血压的实际水平；判断高血压的严重程度和预后；指导降压治疗和评价降压药物的疗效。

（四）并发症的临床特点

1. 恶性高血压　临床特点为：①发病急骤，多见于中、青年；②血压显著升高，舒张压常高于 130mmHg（17.29kPa）；③主要症状为头痛、视力障碍；④眼底检查可发现眼底出血、渗出、视盘水肿；⑤肾病变表现为持续性蛋白尿、血尿、管型尿及肾损害；⑥病程进展迅速，如不予及时治疗可发展为肾衰竭、脑卒中、心力衰竭，预后不良。

2. 高血压危象　因紧张、疲劳、寒冷、嗜铬细胞瘤阵发性高血压发作、突然停服降压药等诱因，小动脉发生强烈痉挛，血压急剧上升，影响重要脏器血液供应而产生的危急症状。在高血压早期与晚期均可发生。表现为头痛、烦躁、眩晕、恶心、呕吐、心悸、胸闷、气急、视力模糊等，伴靶器官损害时可发生心绞痛、肺水肿或高血压脑病。

3. 高血压脑病　发生在重症高血压患者，由于过高的血压突破了脑血流自身调节范围，脑灌注过多，液体渗入脑血管周围组织引起脑水肿。临床表现以脑病症状为特点，表现为弥漫性严重头痛、呕吐、烦躁、意识模糊，甚至抽搐及昏迷。

4. 脑血管病　如脑出血、短暂性脑缺血发作、脑血栓形成、腔隙性脑梗死等。

5. 心力衰竭　高血压是心力衰竭的主要病因。其临床表现除少数为急性左心衰竭外，大多数均为慢性心功能不全。

6. 肾损害　高血压所致肾脏损害的临床表现分为良性小动脉性肾硬化症与恶性小动脉性硬化症。前者的发生与高血压程度及持续时间密切相关，男性与老年人多见。后者多见于中、重度高血压患者。

7. 主动脉夹层　本症因血液渗入主动脉壁中层形成的夹层血肿，并沿着主动脉壁延伸剥离的严重心血管急症，也是猝死的病因之一。高血压是导致本病的重要因素。突发剧烈胸痛常易被误诊为急性心肌梗死，疼痛发作时心动过速，血压升高，可迅速出现夹层破裂（如破入心包引起急性心脏压塞）或压迫主动脉大分支的各种不同表现。

（五）诊断标准

1. 高血压分类与分层　2010 年修订版《中国高血压防治指南》指出，高血压的危害性除与患者的血压水平相关外，还取决于同时存在的其他心血管病危险因素、靶器官损伤以及合并的其他疾病的情况。因此在高血压的定义与分类中，除仍将高血压的诊断标准定在收缩压 ≥ 140mmHg 和 / 或舒张压 ≥ 90mmHg，根据血压水平分为正常、正常高值血压和 1、2、3 级高血压之外，还应根据危险因素、靶器官损伤和同时合并的其他疾病进行危险分层。危险分层将高血压按危险因素、靶器官损伤及临床疾患综合评估，划分为低危、中危、高危及很高危，并依此指导医生确定治疗时机、策略与估计预后。治疗高血压的主要目的是最大限度地降低心血管发病和死亡的总危险，因此要求医生在治疗高血压的同时，干预患者所有的可逆性心血管危险因素、靶器官损伤和合并存在的临床疾病。对于一般高血压患者降压目标是 140/90mmHg 以下，对于合并糖尿病或肾病等高危患者，血压应在患者能耐受的情况下酌情降至更低水平。

2. 按血压水平分类　目前我国采用正常血压（收缩压＜120mmHg 和舒张压＜80mmHg）、正常高值（收缩压 120～139mmHg 和 / 或舒张压 80～89mmHg）和高血压（收缩压≥140mmHg 和 / 或舒张压≥90mmHg）进行血压水平分类。以上分类适用于男、女性，18 岁以上任何年龄的成人。

将血压水平 120～139/80～89mmHg 定为正常高值，是根据我国流行病学调查研究数据的结果确定。血压水平 120～139/80～89mmHg 的人群，10 年后心血管风险比血压水平 110/75mmHg 的人群增加 1 倍以上；血压 120～129/80～84mmHg 和 130～139/85～89mmHg 的中年人群，10 年后分别有 45% 和 64% 成为高血压患者。

人群中诊室血压水平呈连续正态分布，血压升高的划分并无明确界线，因此高血压的临床诊断标准是根据流行病学数据来确定的。高血压定义为：在未使用降压药物的情况下，非同日 3 次测量血压，收缩压≥140mmHg 和 / 或舒张压≥90mmHg。收缩压≥140mmHg 和舒张压＜90mmHg 为单纯性收缩期高血压。患者既往有高血压史，目前正在使用降压药物，血压虽然低于 140/90mmHg，也诊断为高血压。根据血压升高水平，又进一步将高血压分为 1 级、2 级和 3 级。

3. 按心血管风险分层　脑卒中、心肌梗死等严重心脑血管事件是否发生、何时发生难以预测，但发生心脑血管事件的风险水平不仅可以评估，也应该评估。高血压及血压水平是影响心血管事件发生和预后的独立危险因素，但是并非唯一决定因素。大部分高血压患者还有血压升高以外的心血管危险因素。因此，高血压患者的诊断和治疗不能只根据血压水平，必须对患者进行心血管风险的评估并分层。高血压患者的心血管风险分层，有利于确定启动降压治疗的时机，有利于采用优化的降压治疗方案，有利于确立合适的血压控制目标，有利于实施危险因素的综合管理。

（六）治疗原则

1. 原发性高血压

（1）改善生活行为：适用于所有高血压患者，包括使用降压药物治疗的患者。①减少钠盐摄。②补充钙和钾。③减轻体重。④劳逸结合，保证充分的睡眠及良好的休息，避免过度用脑。⑤保持良好、乐观的心态对待生活，减少紧张与恐惧。⑥改正不良习惯，戒烟、忌酒，消除危险因素。⑦增加运动。

（2）药物治疗：常用降压药包括钙通道阻滞剂、血管紧张素转换酶抑制剂（ACEI）、血管紧张素受体阻滞剂（ARB）、利尿剂和受体阻滞剂5类。

1）药物治疗原则：从低剂量开始；合理的联合用药，增强疗效，减少不良反应；使用长效制剂，争取24h平稳降压；长期治疗。

2）高血压患者的降压目标：在患者能耐受的情况下，逐步降压达标。一般高血压患者，应将血压（收缩压/舒张压）降至140/90mmHg以下；65岁及以上的老年人的收缩压应控制在150mmHg以下，如能耐受还可进一步降低；伴有肾脏疾病、糖尿病或病情稳定的冠心病的高血压患者治疗更宜个体化，一般可以将血压降至130/80mmHg以下，脑卒中后的高血压患者一般血压目标为<140/90mmHg。处于急性期的冠心病或脑卒中患者，应按照相关指南进行血压管理。舒张压低于60mmHg的冠心病患者，应在密切监测血压的情况下逐渐实现降压达标。

3）降压药治疗对象：高血压2级或2级以上患者（≥160/100mmHg）；高血压合并糖尿病或者已经有心、脑、肾靶器官损害和并发症者；凡血压持续升高6个月以上，改善生活方式后血压仍未获得有效控制者。从心血管危险分层的角度，高危和极危患者必须使用降压药物强化治疗。

2. 继发性高血压　继发性高血压的病因一旦明确，就应尽早进行有效的病因治疗。如肾动脉狭窄可行经皮球囊扩张支架置入术，亦可行外科手术治疗。原发性醛固酮增多症、嗜铬细胞瘤等应及时手术切除。对于肾炎、慢性肾盂肾炎，应进行原发病的治疗及降压治疗，但病因常不能去除，预后较差。

（七）急救及监护

1. 密切观察生命体征　①将患者安排在CCU接受治疗，绝对卧床休息，保持病室安静，室内光线柔和，减少探视。②密切观察患者神志、心率、呼吸、血压及尿量的变化，发现异常情况及时报告与处理。③管理与健康教育操作应尽可能集中进行，以免过多打扰患者。

2. 吸氧　根据病情调节氧流量，如急性左侧心力衰竭时，给予湿化瓶内加入30%～50%乙醇；伴有心绞痛者，给予高流量4～6L/min吸氧。

3. 用药的监测　进行心电、血压监测并记录。建立静脉通道，护士在静脉滴注降压药时前30min内，每5min监测血压1次，使血压控制在理想范围内。遵医嘱给予快速降压药物，如硝普钠静脉滴注，注意避光，现用现配，防止见光变质。药物降压应防止血压降低过快和过度，因过快、过度将超过靶器官自我调节血流的能力，其所致的急性血压降低可导致心、脑、肾的损害。

4. 高血压脑病的管理与健康教育　高血压脑病是指高血压病程中发生急性血液循环障碍，引起脑水肿和颅内压增高而产生的一系列临床表现。管理与健康教育重点是防治患者抽搐和并发症的发生。①抽搐时给予静脉推注地西泮或 10% 水合氯醛保留灌肠。②保持呼吸道通畅，解开患者衣领，除去义齿，于上、下齿之间置牙垫，防止舌咬伤。③保持患者大便通畅，排便时勿用力，防止过度用力造成颅内压增高。④当患者发生脑水肿时，给予 20% 甘露醇 250ml 快速静脉滴注，呋塞米 40 ～ 80mg 静脉推注。

5. 心理管理与健康教育　由于高血压脑病发病急、症状重，患者多有紧张、恐惧心理，应做好心理疏导、安慰解释工作，稳定患者情绪。待病情稳定后，告知患者遵医嘱坚持服药，注意生活规律，低脂、低盐饮食，注意劳逸结合，保持身心愉快，严格控制血压在正常范围之内。

（八）管理与健康教育

1. 心理管理与健康教育　因长期精神压力过大和心理障碍既是高血压的诱因又是危险因素。因此，对于高血压患者心理障碍的了解和管理与健康教育已成为护士必须掌握的基本知识。高血压患者心理障碍以抑郁和焦虑为主要表现。①及时掌握患者心理活动，主动与患者交流，保持良好的心理平衡，鼓励其说出内心感受，提供必要的心理、社会支持；②主动介绍疾病特点、治疗方法，并说明不良情绪影响本病的治疗效果；③鼓励家属陪护与探视，对患者应充分理解、宽容和安慰，给予情感支持和心理上的慰藉，消除患者的不良情绪；④指导患者掌握必要的放松疗法和在医生的指导下应用抗抑郁或抗焦虑的药物。

2. 舒适管理与健康教育　保持病室清洁安静，温度适宜，光线柔和。嘱患者卧床休息，减少探视，操作处置应尽可能集中进行，以免过多打扰患者，影响休息。

3. 遵医嘱用药　遵医嘱给予降压药，观察用药后血压变化，以判断用药效果，并注意药物的不良反应，尤其防止低血压的发生。定时为患者测血压并做好记录，测血压应定测量部位、定测量体位、定测量时间、定血压计。

4. 病情观察　注意观察患者有无剧烈头痛、恶心、呕吐、大汗、视物模糊等表现，定期监测患者血压，当血压有增高趋势时，应及时报告医生，并加强监测。

5. 加强基础管理与健康教育　高血压患者同时合并心血管疾病，易影响脑血流灌注及氧供应，使患者突然发生脑功能失调，出现意识丧失，导致跌倒；而心血管疾病患者常用药物如抗高血压药、抗心律失常药、利尿药、扩血管药等，可通过影响神志、精神、视觉、步态、平衡、血压等，增加跌倒的风险（尤其是老年人）。及时对患者进行跌倒风险评估及安全告知，详细介绍病区环境，提示容易发生跌倒的危险场所，如洗漱间、卫生间、楼梯等，在病区走廊贴挂防跌倒安全提示语，随时提醒患者重视；告知患者应避免容易引起跌倒的危险行为，如较长时间卧床和久蹲大便后突然改变体位，热水洗澡时间过长，憋尿、用力排便等；提示患者生活起居应缓慢改变体位，夜间或晨起床应做到 3 个 30s，即醒后 30s 再起床，坐起后 30s 再站立，站立 30s 后再行走。患者头晕严重时，应指导在床上排尿、排便；对伴有恶心、呕吐的患者，应将盛接呕吐物的容器放在患者伸手可及处，以免因起床、下地呕吐而摔倒。必要时加床护栏。

6. 饮食指导 重点注意饮食结构的合理搭配，遵守低盐、低脂、低热量的原则。①减少钠摄入：因摄入过多的钠会使血压升高，人群中高血压的患病率与平均每日的食盐呈线性正相关。一个人如果每日摄盐量少于 6g，收缩压下降范围 2 ～ 8mmHg。②增加钾的摄入：每日摄钾量与高血压的发生呈显著负相关，增加膳食中钾的主要来源是多食新鲜蔬菜、水果、豆类。营养学家建议，成人每月吃蔬菜 12kg（相当于每日 400g），水果每月 1kg（相当于每日 33g）。③增加钙的摄入：膳食中低钙与高血压的发生也存在一定关系，每日摄钙 450 ～ 500mg 的人，患高血压的危险是每日摄钙 1 400 ～ 1 500mg 者的 2 倍，牛奶、豆类中含钙丰富，每 1ml 牛奶中含钙约 1mg，每日补充 250ml 牛奶即可满足机体的需要。油菜、芹菜、萝卜缨、蘑菇、木耳、虾皮、紫菜等含钙较高，是补充钙的食物。

（九）健康教育

1. 指导患者正确认识高血压病，增强自我保健意识 高血压病虽然是一种常见疾病，但大多数人对此缺乏正确认识。有的患者把高血压病看成不治之症，精神紧张，情绪低落；有的患者对高血压病麻痹大意，不顾医护人员劝告；有的患者经过一段治疗后血压降至正常，自认为治愈而擅自停止治疗，造成治疗失败，甚至发生不良后果。医护人员应加强卫生知识宣教，帮助患者认识高血压病对健康的危害，使患者做好长期治疗、终身服药的心理准备。使患者主动积极配合治疗。

2. 教育患者掌握科学用药原则及用药注意事项 对患者进行高血压病有关知识和服用降压药物注意事项的指导，提高自我保护意识，让高血压患者能重视并自觉坚持正规合理服药。

（1）规范用药时间：应根据药代动力学原理、最大药效时间科学合理用药，充分发挥药物的药效。如果用短效药降压，则根据人体对去甲肾上腺素的升压反应曲线，将传统的服药时间改为 6：00、14：00、22：00。可在峰时左右发挥药效，适时降压，始终保持药物在血液的有效浓度，保持降压效果的稳定。长效制剂 6：00 服用较 8：00 服用效果好，6：00 服药可尽快补充体内有效的药理作用，在血压升高时同步降压，可减少血压升高后对靶器官的损害，减少心脏做功，降低心肌耗氧量。

（2）了解特殊用药原则：一般降压药为口服，在特殊情况下如血压高、头晕、恶心采用舌下含服的方法，使药物迅速起效，达到紧急降压的目的。对于一些长效制剂，如胶囊类，则应整片吞服，不至于破坏其 24h 缓慢释放和平稳降压的作用。

（3）教会患者观察和简单处理药物不良反应：了解药物的作用、不良反应及药物使用注意事项。告诉患者服用降压药的目的不仅是降压，也是为了预防靶器官的损害。对使用后可能引起直立性低血压的降压药如钙通道阻滞剂的患者，应向其说明在体位变换时，动作尽量缓慢，特别在夜间起床小便时更应注意，以免动作过快致血压骤降引起晕厥而发生意外。如利尿剂类抗高血压药物会致低血钾症、血尿酸增高等不良反应，指导进食含钾丰富、低嘌呤的食物；使用血管紧张素转换酶抑制药的患者应注意观察有无干咳、咳嗽剧烈，影响睡眠及生活质量时应寻求医护人员的帮助。

（4）提高患者服药依从性：据文献报道，一些高血压患者服药依从性不理想。因此，对高血压患者进行相关知识的健康教育如遵医嘱合理用药的重要性，告知患者要遵医嘱长期坚持用药，擅自停药，随意增减剂量、换药等不遵医嘱服药行为可能导致严重后果。

3. 介绍复查的重要意义　高血压患者多数在平时没有明显增加的症状，第 1 次测量血压发现不正常，需引起重视，进行血压跟踪。坚持定时、定量服用降压药，保护靶器官免受损害。

4. 控制体重，增加体力活动　超重或肥胖是血压升高的重要危险因素，一般采用体重指数来衡量，高血压患者尽量将体重控制在 < 25kg/m$^2$。超重者中至少有 60% 的人发生高血压，肥胖者高血压的患病率是同年龄、同体重而体重正常者的 2 ～ 3 倍。经常坚持体力活动可预防和控制高血压。降低体重的措施是限制饮食、低盐低脂、少食多餐，不吃甜食，食用含钾丰富食物如香菇、木耳等和含维生素 E 和亚油酸的素油。同时增加有氧运动训练，如快走、慢跑、骑自行车、游泳、滑雪、打太极拳、健身操等。运动强度可根据 Karvonen 公式计算：

最大心率储备 =（最大心率 – 休息时的心率）× 靶心率的百分比 + 休息时的心率

最大心率 =220 – 年龄，低强度 =60% 最大心率，中等强度 = 60% ～ 70% 最大心率，高强度 75% ～ 90% 最大心率。

5. 教育患者减轻精神压力，保持乐观情志　长期精神压力、心情抑郁、情绪激动等是引起高血压和其他慢性疾病的重要原因之一。应激和焦虑可以激活肾素 - 血管紧张素系统，焦虑和愤怒人格的人容易发生高血压。指导患者保持心理平衡，对能引起不良情绪的事件采取回避的应对方式，家属对患者应充分理解、宽容及安慰，使其树立战胜疾病的信心。

6. 指导患者改善生活方式，消除不良的行为和习惯 ①作息时间需定时，早起早睡，生活有规律，有利于血压平稳。②居住环境空气要新鲜，尽量避免噪声干扰；注意保暖，穿着要宽松；保持充足的睡眠，有利于高血压的恢复。③改进膳食结构，多吃水果和蔬菜，限制饮酒、戒烟。三餐要节制，做到"食欲有节"。④劳逸结合。高血压患者应避免过于劳累，体力劳动后应注意充分休息；脑力劳动后应注意放松精神。⑤保持大便通畅，养成良好排便习惯，必要时给予缓泻药。

7. 教会患者自测血压 指导教会患者及家属正确测量血压，告知测量血压的注意事项，测量前要求患者坐位安静休息 5min 后开始测量。测量坐位时的上臂血压，上臂应置于心脏水平。测量中尽可能做到"四定"即定时间、定部位、定体位、定血压计，减少外在因素对血压读数的影响。明白血压一年四季及一天当中的变化规律及波动范围。首诊时要测量双上臂血压，以后通常测量较高读数一侧的上臂血压。对疑似有直立性低血压，应测量直立位后血压，测量血压的同时，应测脉率。

8. 教会患者掌握高血压急症的表现及应急处理方法 ①出现血压升高明显，伴剧烈头痛、头晕、恶心、呕吐、烦躁、抽搐、失语、感觉异常或障碍时应立即卧床休息，舌下含服硝苯地平 10 ～ 20mg 等迅速降压，与此同时应请医务人员的帮助，安全就诊；②出现心前区闷痛、紧缩、压榨感，立即平卧休息，安抚患者情绪，舌下含服硝酸甘油或异山梨酯，若不能缓解应及时就诊；③出现呼吸困难、咳嗽，甚至咳粉红色泡沫痰，尿少等时，应立即取半卧位，双腿下垂，吸入氧气，保持情绪稳定，病情平稳后立即送医院诊治。

# 第二节　心力衰竭管理与健康教育

心力衰竭是指由不同原因引起的心肌机械收缩力减弱，心室舒张功能不全、心脏各部舒张活动失调、心脏前后负荷过重或异常，引起心功能失代偿，即使在有足够静脉回流的情况下，由于心脏泵血功能减退，其排血量不足以满足机体组织代谢需要，同时伴有运动耐量减低所产生的临床病理生理综合征。较新观点认为心功能不全可以分为无症状与有症状两个阶段。严格地讲，心力衰竭不是一种独立的心脏疾病，而是冠心病、扩张型心肌病、风湿性心瓣膜病及高血压病等各种心脏病发展到严重阶段的一种复杂的临床症状群，其中冠心病越来越成为心力衰竭的首要病因。

## 一、概述

1. 心功能分级　将心脏病患者按心功能状况分级可大体上反映病情严重程度，对治疗措施的选择、劳动能力的评定、预后的判断等有实用价值。目前通用的是美国纽约心脏病协会（NYHA）1928年提出的一项分级方案，主要是根据患者自觉的活动能力划分为4级：

Ⅰ级：体力活动不受限制，日常活动不引起乏力、心悸、呼吸困难或心绞痛；

Ⅱ级：体力活动轻度受限、休息时无症状，日常活动可引起上述症状；

Ⅲ级：体力活动明显受限，休息时无症状，日常活动可引起上述症状；

Ⅳ级：不能从事任何体力活动，休息时可有症状，体力活动后加重。

这种分级方案的优点是简便易行。但其缺点是仅凭患者的主观陈述，有时症状与检查有很大差距，同时患者个体之间的差异也较大。1994年美国心脏病学会（AHA）对NYHA的心功能分级方案再次进行修订时，采用并行的两种分级方案。第一种即上述的4级方案；第二种是客观评估，即根据客观的检查手段如心电图、负荷试验、X线检查、超声心动图等来评估心脏病变的严重程度，分为A、B、C、D 4级。

A级：无心血管疾病的客观依据。

B级：客观检查示有轻度心血管疾病。

C级：有中度心血管疾病的客观证据。

D级：有严重心血管疾病的表现。

2. 临床类型

（1）根据发病急缓可分为急性心力衰竭和慢性心力衰竭，以慢性居多。

（2）根据发生部位可分为左侧心力衰竭、右侧心力衰竭和全心衰竭。

（3）根据有无舒缩功能障碍可分为收缩性心力衰竭和舒张性心力衰竭。

（4）对已有心功能不全、射血分数降至正常以下而无临床症状者称为无症状性心力衰竭。

3. 临床分期　2001年，ACC/AHA的成人心力衰竭指南中提出了心力衰竭分期概念，在2005年更新版中仍然强调了这一概念，具体分期如下。

A期：心力衰竭高危期，尚无器质性心脏（心肌）病或心力衰竭症状，如患者有高血压、心绞痛代谢综合征、使用心肌毒性药物等可发展为心脏病的高危因素。

B期：已有器质性心脏病变，如左心室肥厚、LVEF降低，但无心力衰竭症状。

C期：器质性心肌病，既往或目前心力衰竭症状。

D 期：需要特殊干预治疗的难治性心力衰竭。

为此，只有在 A 期对各种高危因素进行有效治疗，在 B 期进行有效干预，才能有效减少或延缓进入有症状的临床心力衰竭。

**二、急性心力衰竭**

急性心力衰竭是指由于急性心脏病变引起左心排血量急剧减少，而右心排血量正常，导致肺严重淤血。临床常有 4 种不同表现：晕厥、休克、急性左侧心力衰竭、心脏停搏。最常见的是急性左心衰竭所引起的急性肺水肿，严重者可导致心源性休克或心搏骤停，是常见的心脏病急重症。

（一）病因

心脏解剖或功能的突发异常，使心排血量急剧降低，肺静脉压骤然升高，从而发生急性左侧心力衰竭。

1. 急性心肌病变　如高血压危象，冠心病，急性广泛前壁心肌梗死、急性心肌炎等，引起心肌收缩无力。

2. 急性心脏容量负荷加重　如严重的瓣膜狭窄、流出道梗阻；感染性心内膜炎，瓣膜穿孔、腱索断裂所致瓣膜急性反流；补液过快、过多等。

3. 严重心律失常　各种严重快速或缓慢性心律失常。

（二）病理生理

心脏收缩力突然严重减弱，心排血量急剧减少或左心室瓣膜急性反流，使左心室舒张末期压力迅速升高，肺静脉回流受阻而压力快速升高，引起肺毛细血管压力升高而使血管内液体渗入到肺间质和肺泡内形成急性肺水肿。

（三）临床表现

急性左侧心力衰竭主要表现为急性肺水肿。患者表现突发严重呼吸困难，呼吸频率常达 30 ～ 40 次 /min，吸气时肋间隙和锁骨上窝内陷，同时频繁咳嗽，咳大量白色或粉红色泡沫状痰。患者常取坐位，两腿下垂，极度烦躁不安、大汗淋漓、皮肤湿冷、面色灰白，极重者可因脑缺氧而致神志模糊。急性心肌梗死引起心力衰竭者常有剧烈胸痛。

急性肺水肿早期可因交感神经激活，血压可一度升高，随着病情进展，血压常下降，严重者可出现心源性休克。听诊时，两肺布满湿性啰音和哮鸣音，心尖部第一心音减弱，心率增快，同时有舒张早期奔马律，肺动脉瓣第二心音亢进。

（四）治疗原则

急性左侧心力衰竭是危重急症，应积极而迅速地抢救。

1. 给氧　对神志清醒有自主呼吸的急性肺水肿或低氧血症的患者给予面罩持续气道正压呼吸或无创正压通气（CPAP/NIPPV），持续血氧饱和度在正常范围（95%～98%）。如果经药物及 CPAP/NIPPV 治疗仍有低氧血症，神志不清或心搏停止的患者，采用气管插管机械通气。

2. 吗啡　是治疗急性肺水肿极为有效的药物。吗啡可减弱中枢交感冲动，使外周静脉和小动脉扩张而减轻心脏负荷。其镇静作用又可减轻患者躁动所带来的额外心脏负担。5～10mg 静脉缓慢推注，于 3min 内推完，必要时每间隔 15min 重复1 次，共 2～3 次。应用时随时准备好吗啡拮抗药。肺水肿伴颅内出血、意识障碍及慢性肺部疾病者禁用吗啡，年老体弱者应酌情减量或改为皮下或肌内注射。

3. 快速利尿　对存在液体潴留、肺淤血或肺水肿的患者，首选袢利尿剂。呋塞米 20～40mg 静脉注射，于 2min 内推完，4h 后可重复 1 次，可减少血容量，扩张静脉，缓解肺水肿。必要时两种或多种利尿剂合用。以上方法无效时可考虑超滤。应注意观察并准确记录尿量，必要时行导尿。密切监测血电解质和肾功能，补充钾镁的丢失。

4. 血管扩张药　适用于 SBP ≥ 90mmHg，且无禁忌证者。硝酸酯类或硝普钠等（见心血管用药管理与健康教育）。

5. 洋地黄类药物　一般选用毛花苷 C 或毒毛花苷 K。应先利尿，后强心，避免左、右心室排血量不均衡而加重肺淤血和肺水肿。

6. 氨茶碱　可解除支气管痉挛，并有一定的正性肌力及扩血管利尿作用，可起辅助作用。

（五）管理与健康教育

1. 心理管理与健康教育　急性心力衰竭时患者往往会产生濒死感，有些患者会因此失去信心，拒绝与医护人员合作。管理与健康教育人员应态度和蔼，技术娴熟，从容镇定，积极给予患者安慰、鼓励，增强信任感。允许并倾听患者表达对死亡的恐惧，劝说家属保持冷静，以免给患者造成不良刺激，减轻焦虑与恐惧。对于过度紧张、焦虑的患者，遵医嘱给予镇静药。

2. 体位　取坐位或半卧位，双腿下垂，也可用止血带四肢轮扎，以减少静脉回流。还可根据需要提供倚靠物如枕头等，以节省患者体力。同时加床档防止患者坠床。

3. 给氧　遵医嘱给予高流量 6～8L 次 /min 氧气吸入，湿化瓶内加入25%～50% 的乙醇，降低肺泡内泡沫表面张力，改善通气功能。必要时给予呼吸机加压给氧或双水平气道正压通气，但应注意观察患者的二氧化碳潴留情况。对已经出现严重低氧血症合并二氧化碳潴留时可以考虑行有创通气进行治疗。

4. 生命体征监测　对患者进行心电、呼吸、血压等监护，详细记录，测量脉率时注意脉律，同时测心率和心律，观察患者有无缺氧所致的意识障碍、思维紊乱，并做好用药管理与健康教育。判断呼吸困难程度，观察咳嗽情况，痰的量及颜色。观察患者皮肤颜色，并注意患者意识的变化。定时翻身、叩背，协助排痰。

5. 皮肤管理与健康教育　心衰患者多为被动体位，定时予以更换体位，观察皮肤情况，避免发生皮肤压伤等问题。

6. 其他　各项检查、治疗前向患者说明目的、意义，让患者明白医护人员正积极采取措施，使患者建立病情会好转的信念。

### 三、慢性心力衰竭

慢性心力衰竭也称慢性充血性心力衰竭，为一组复杂的临床综合征，是由各种心脏疾病或其他原因引起的心脏射血能力减退所致。主要表现是呼吸困难与乏力（运动耐量受到限制）和体液潴留（肺水肿和外周性水肿），影响患者的生活质量。心功能一旦失代偿，通常不断进展，增加猝死的发生率，并成为心力衰竭的最终结局。

（一）病因与诱因

1. 基本病因

（1）原发性心肌损害。①缺血性心肌损害。冠心病心肌缺血和心肌梗死是引起心力衰竭的最常见的原因之一。②心肌炎和心肌病。各种类型的心肌炎及心肌病均可导致心力衰竭，以病毒性心肌炎及原发性扩张型心肌病最为常见。③心肌代谢障碍性疾病。以糖尿病、心肌病最常见，其他如维生素 $B_1$ 缺乏及心肌淀粉样变性等均属罕见。

（2）心肌负荷过重：①压力负荷（后负荷）过重。见于高血压、主动脉瓣狭窄、肺动脉高压、肺动脉瓣狭窄等左心室、右心室收缩期射血阻力增加的疾病。为克服增高的阻力，心室肌代偿性肥厚以保证射血量，持久的负荷过重心肌必然发生结构和功能改变而终至失代偿，心脏排血量下降。②容量负荷（前负荷）过重。心脏瓣膜关闭不全，血液反流，如主动脉瓣关闭不全、二尖瓣关闭不全等。左、右或动静脉分流性先天性心血管病如间隔缺损、动脉导管未闭等。此外，伴有全身血容量增多或循环血容量增多的疾病，如甲状腺功能亢进症等，心脏的容量负荷也必然增加。容量负荷增加早期，心室腔代偿性扩大，以维持正常心排血量，但超过一定限度即出现失代偿表现。

2. 诱因　有基础心脏病的患者，其心力衰竭症状往往由一些增加心脏负荷的因素所诱发，常见的诱发心力衰竭的原因如下。

（1）感染：呼吸道感染最常见、最重要诱因。其次为心内膜炎，全身感染等。

（2）心律失常：心房颤动是器质性心脏病最常见的心律失常之一，也是诱发心力衰竭最重要的因素。其他各种类型的快速心律失常和严重的缓慢性心律失常均可诱发心力衰竭。

（3）心容量增加：摄入钠盐过多；静脉输入液体过多、过快等。

（4）过度体力劳累或情绪激动：如妊娠后期及分娩过程、情绪激动、暴怒等。

（5）治疗不当：如不恰当停用洋地黄类药物或降压药等。

（6）其他：原有心脏病变加重或并发其他疾病。

（二）病理生理

心力衰竭时的病理生理改变十分复杂，多种代偿机制可使心功能在一定的时间内维持在相对正常水平，但这些代偿机制也均有其负性效应，各种不同机制相互作用衍生出更多反应。其中最重要的有以下几方面。

1. 代偿机制　当心肌收缩力减弱时，为了保证正常的心排血量，机体通过以下机制进行代偿。

（1）Frank-Starling 机制：即回心血量增多使心脏有前负荷增加，心室舒张末期容积增加，从而增加心排血量及提高心脏做功量。而在心力衰竭时，这一代偿机制的能力降低，心室舒张末期容积增加，舒张期末压也增高，相应的心房压和静脉压也随之升高，待后者达到一定高度即出现肺循环淤血或体循环淤血。

（2）心肌肥厚：心脏后负荷增加时主要代偿机制为心肌肥厚。心肌肥厚时心肌细胞数量并不增多，以心肌细胞体积增大为主。由于心肌细胞体积的增大，使心肌能量不足，继续发展导致心肌细胞坏死。心肌肥厚时，心肌收缩力增强，克服后负荷阻力，使心排血量在相当长时间内维持正常，故患者可无心力衰竭症状。心肌肥厚使心肌顺应性下降，舒张功能降低，心室舒张末压升高，产生舒张功能不全性心力衰竭表现。

（3）神经体液的代偿机制：当心脏排血量不足，心房压力升高时，机体全面启动神经体液机制进行代偿，包括交感神经兴奋性增强，使心肌收缩力增强及心率增快，以提高心排血量；肾素 - 血管紧张素 - 醛固酮系统（RAS）激活，心排血量降低使肾血流量随之减少而激活 RAS。其有利的一面是心肌收缩力增强，周围血管收缩维持血压，调节血液的再分配，保证心、脑等重要脏器的血液供应。同时，促进醛固酮分泌，使水、钠潴留，增加血容量及心脏前负荷，对心力衰竭起一定的代偿作用。

2. 心力衰竭时各种体液因子的改变

（1）心房钠肽（心钠肽、ANP）：主要由心房肌细胞合成和分泌，具有很强的利尿作用。心力衰竭时由于心房压增高，ANP 分泌增加，如合并心房颤动则血浆中 ANP 的浓度更高。但当心力衰竭较严重且转向慢性时，血浆 ANP 反而下降，可能是由于储存的 ANP 逐渐被耗竭，心房肌细胞合成 ANP 的功能下降所致。

（2）血管升压素（抗利尿激素）：具有缩血管、抗利尿和增加血容量的作用。由下丘脑分泌。心力衰竭时心排血量降低，通过神经反射使血管升压素分泌增多，但过强的作用可导致稀释性低钠血症。

（3）缓激肽：心力衰竭时，缓激肽生成增多与 RAS 激活有关。缓激肽促使血管内皮细胞产生内皮依赖性舒张因子（EDRF）即 NO，NO 具有强大的扩血管作用，在心力衰竭时参与血管舒缩的调节。

3. 舒张功能不全　心脏舒张功能不全的机制，大体可分为两类，其一是主动舒张功能障碍，原因多为细胞质中的 $Ca^{2+}$ 不能及时被肌质回摄取及由钙泵泵出胞外，由于这两个过程均为耗能过程。故当能量供应不足时，心脏的主动舒张功能出现障碍，如心肌缺血时。其二舒张功能不全是由于心室顺应性减退而发生充盈障碍，主要见于心室肥厚时。

（三）临床表现

临床上以左心衰竭最常见。左心衰竭以肺循环淤血和心排血量降低为主要临床表现。

1. 症状

（1）程度不同的呼吸困难：①劳力性呼吸困难是左心衰竭最早出现的症状，因运动使回心血量增加开始，左心房压力升高，加重了肺淤血。发生在较重的体力活动，休息可缓解。②端坐呼吸。肺淤血达到一定程度时，患者不能平卧，因平卧时回心血量增多且膈肌上抬，呼吸更困难。高枕卧位、半卧位甚至端坐时方可使憋气好转。③夜间阵发性呼吸困难。患者入睡后因突然憋气而惊醒，被迫采取坐位，呼吸深、快，重者可有哮鸣音，称之为"心源性哮喘"。大多于端坐休息后可自行缓解。其发生机制除因睡眠平卧血液重新分配使肺血量增加外，夜间迷走神经张力增加、小支气管收缩、膈高位、肺活量减少等也是促发因素。④急性肺水肿是"心源性哮喘"的进一步发展，是左侧心力衰竭呼吸困难最严重的形式。

（2）咳嗽、咳痰、咯血：咳嗽发生较早，多发生在体力活动或夜间，坐立位可减轻或消失，痰多呈白色浆液泡沫状，偶有血丝，明显肺淤血或肺水肿时，咳粉红色泡沫痰。

（3）乏力、头晕、疲倦、心悸：是由心排血量降低，组织器官血液灌注不足所致。

（4）少尿及肾功能损害症状：严重的左侧心力衰竭血液进行再分配时，首先是肾的血液量明显减少，患者可出现少尿。长期慢性的肾血量减少可出现血尿素氮、肌酐升高并可有肾功能不全的相应症状。

（5）消化道症状：胃肠道及肝淤血引起食欲缺乏、腹胀、恶心、呕吐等是右侧心力衰竭最常见的症状。

2. 体征

（1）肺部湿性啰音：由于肺毛细血管压增高，液体可渗出到肺泡而出现湿性啰音。随着病情的加重，肺部啰音可从局限于肺底部直至全肺，患者如取侧卧位则下垂的一侧啰音较多。

（2）心脏体征：除基础心脏病的固有体征外，慢性左侧心力衰竭的患者一般均有心脏扩大（单纯舒张性心衰除外）、肺动脉瓣区第二心音亢进及舒张期奔马律。右侧心力衰竭时可因右心室显著扩大而出现三尖瓣关闭不全的反流性杂音。

（3）水肿：体静脉压力升高使皮肤等软组织出现水肿，其特征为首先出现于身体最低垂的部位，常为对称性可压陷性。胸腔积液也是因体静脉压力增高所致，因胸膜静脉还有一部分回流到肺静脉，所以胸腔积液更多见于全心衰竭时，以双侧多见，如单侧则以右侧更为多见，可能与右膈下肝淤血有关。

（4）颈静脉征：颈静脉搏动增加、充盈、怒张，是右侧心力衰竭时的主要体征，肝颈静脉反流征阳性则更具特征性。

（5）肝大：肝因淤血肿大常伴压痛，持续慢性右侧心力衰竭可致心源性肝硬化，晚期可出现黄疸及大量腹水。

（6）全心衰竭：右侧心力衰竭继发于左侧心力衰竭而形成的全心衰竭，当右侧心力衰竭出现之后，右心排血量减少，因此阵发性呼吸困难等肺淤血症状反而有所减轻。扩张型心肌病全心衰竭时，肺淤血常不明显，这时左侧心力衰竭主要表现为心尖舒张期奔马律及脉压缩小。

（四）治疗原则

治疗心力衰竭采取综合治疗措施，包括病因治疗、调节心力衰竭的代偿机制、减少其负效应（如拮抗神经体液因子的过分激活）等。除缓解症状外，还应提高运动耐量，改善生活质量；防止心肌损害进一步加重；降低死亡率。

1. 病因治疗

（1）基本病因治疗：大多数心力衰竭的病因都有针对病因的治疗方法，如控制高血压；改善冠心病心肌缺血；换瓣手术以及先天畸形的矫治手术等。

（2）消除诱因：常见的诱因为感染，特别是呼吸道感染，应积极选用适当的抗菌药物治疗。心律失常特别是心房颤动也是诱发心力衰竭的常见原因，对心室率很快的心房颤动，如不能及时复律应尽快控制心室率。

2. 药物治疗

（1）利尿药：能减轻或消除体、肺循环淤血或水肿，同时可以降低心脏前、后负荷，改善心脏功能。包括襻利尿药（呋塞米、托拉塞米）、噻嗪类利尿药（氢氯噻嗪）和保钾利尿药（螺内酯、氨苯蝶啶等）。在使用利尿药时应随时监测电解质，防止电解质紊乱。具体用法与用量见心血管病用药管理与健康教育。

（2）血管紧张素转换酶抑制药：血管紧张素转换酶抑制药在用于心力衰竭时，其主要机制为：①扩血管作用；②抑制醛固酮；③抑制交感神经兴奋；④可改善心室及血管的重构。其副作用较少，刺激性咳嗽可能是患者不能耐受治疗的一个原因，有肾功能不全者应慎用。首次剂量宜小，以免使血压过低。近年来国外已有不少大规模临床试验均证明即使是重度心力衰竭应用 ACEI 也可以明显改善远期预后，降低死亡率。

（3）正性肌力药物

1）洋地黄类药物：洋地黄类强心苷是目前治疗心力衰竭的主要药物，能直接加强心肌收缩力，增加心排血量，从而使心脏收缩末期残余血量减少，舒张末期压力下降，有利于缓解各器官的淤血，增加尿量，减慢心率。常用的洋地黄制剂为地高辛、洋地黄毒苷及毛花苷 C（西地兰）、毒毛花苷 K 等。

2）非洋地黄类正性肌力药：肾上腺能受体兴奋药。多巴胺及多巴酚丁胺是 20 世纪 70 年代中期研究出来应用于临床的药物，可用于心力衰竭的治疗。多巴酚丁胺是多巴胺的衍生物，可通过兴奋 β1 受体增强心肌收缩力，扩血管作用不如多巴胺明显，对加快心率的反应也比多巴胺小。磷酸二酯抑制药。其作用机制是抑制磷酸二酯酶活性，使细胞内的 cAMP 降解受阻，cAMP 浓度升高，进一步使细胞膜上的蛋白激酶活性增高，促进 $Ca^{2+}$ 通道膜蛋白磷酸化，$Ca^{2+}$ 通道激活使 $Ca^{2+}$ 内流增加，心肌收缩力增强。

（4）β受体拮抗药：从传统的观念来看 β 受体拮抗药以其负性肌力作用而禁用于心力衰竭。但现代的观点认为，心力衰竭时心脏的代偿机制虽然在早期能维持心脏排血功能，但在长期的发展过程中将对心肌产生有害的影响，加速患者的死亡。慢性 β 受体阻断可防止心肌病发展，而 β1 受体信号转导的致病性明显大于 β2 和 α1 受体，这就是应用 β 受体拮抗药治疗慢性心力衰竭的理论依据。

（五）管理与健康教育

1. 心理管理与健康教育　慢性心力衰竭患者因病程长，症状反复发作、活动受限等原因，患者易产生恐惧、紧张、焦虑、孤独和悲观失望的心理。加强与患者的沟通，耐心做好患者的解释工作，鼓励家属探视，提供亲情支持。耐心讲解心理因素与疾病的关系，指导患者自我心理调整，使患者能以积极乐观的精神状态面对疾病，增强战胜疾病的信心。

2. 基础管理与健康教育　保持病室安静、空气新鲜，维持适当的温度与湿度，以防呼吸道感染。协助患者取舒适的体位，一般患者取平卧位，对严重心功能有不全的患者应采取半卧位或端坐位，以减少心肌耗氧量。抬高床头，取半卧位借以加强呼吸肌的运动，减轻肺循环充血，增加肺通气量。对卧床时间长、水肿严重、营养不良的患者应加强皮肤管理与健康教育，保持皮肤清洁、干燥，定时按摩受压部位，以促进血液循环，防止压疮的发生。保持床单位清洁、干燥、无渣。有条件的可用气垫床。

3. 病情观察　注意观察患者的心率、心律、发绀、肺底湿啰音、颈静脉怒张、肝大、下肢水肿情况及尿量变化。在治疗及管理与健康教育后病情有否好转，有无新的病理征象，发现异常及时报告医生。准确记录出入量，并将其重要性告诉患者及家属，取得配合。病情轻者间断吸氧，病情重者给予持续低流量吸氧，氧流量为 2～4L/min，注意观察患者呼吸频率、节律、深度的改变，随时评估呼吸困难的改善情况并及时记录。

4. 饮食管理与健康教育　给予低盐、低脂、低热量、高蛋白、高维生素、高纤维素，清淡易消化食物。少食多餐、不易过饱，否则会加重心脏负担，诱发心力衰竭。告知低盐饮食的重要性，并监督患者每日进餐的情况。心功能Ⅰ～Ⅱ级患者，摄入食盐应 < 5g/d；心功能Ⅲ级患者 < 2.5～3g/d；心功能Ⅳ级患者 < 1g/d，适当限制水分每天在 500ml 左右，若患者食欲下降应调整口味，如给醋、葱、蒜、柠檬等。在应用利尿药的情况下，密切观察电解质变化，防止低氯、低钠血症的发生。

5. 活动指导　根据患者的心功能情况制订活动计划，对心功能Ⅰ级（即代偿期）患者，可不限制日常活动，但应避免过重的体力劳动；对心功能Ⅱ级者，可不限制日常活动，但应增加休息；心功能Ⅲ级的患者可遵循卧床休息 - 床边活动 - 室内活动 - 室外活动 - 上下楼梯的活动；心功能Ⅳ级患者，应绝对卧床休息，可进行简单技能活动，如床上洗脸、刷牙、床上活动肢体等。

6. 药物观察与指导

（1）遵医嘱正确给予洋地黄制剂：注意观察药物效果及有无副作用的发生。①严格遵医嘱按时间、按剂量给药，告诉患者由于洋地黄制剂的中毒量与治疗量接近，故在用药期间出现不适及时报告医护人员。教会患者服地高辛时应自测脉搏，当脉搏＜60次/min或节律不规则应禁止给药并报告医生。用毛花苷C或毒毛花苷K时务必稀释后缓慢静脉注射，并同时监测心率、心律及心电图变化。平时应注意监测地高辛的血药浓度；②患者服用地高辛时，若上一次药漏服，则下次服药时无须补服，以免剂量增加而致中毒；③注意观察洋地黄中毒的表现：最重要的反应是各类心律失常，最常见的为室性期前收缩，多表现为二联律、非阵发性交界区心动过速、房性期前收缩、心房颤动及房室传导阻滞。快速性心律失常又伴有传导阻滞是洋地黄中毒的特征性表现。洋地黄类药物可引起胃肠道反应如恶心、呕吐，以及中枢神经系统的症状，如视力模糊、黄/绿视、倦怠等。④洋地黄中毒的处理：立即停用所有地高辛类制剂及排钾利尿药，遵医嘱给予纠正心律失常的药物。

（2）应用利尿剂后的管理与健康教育：密切观察尿量，每日测体重，准确记录24h液体出入量，大量利尿者应测血压、脉搏和抽血查电解质，观察有无利尿过度引起的脱水、低血容量和电解质紊乱的表现，尤其是应用排钾利尿后有无乏力、恶心、呕吐、腹胀等低钾表现。对于利尿反应差者，应找出利尿不佳的原因，如了解肾脏功能情况，是否存在低血压、低血钾、低血镁或稀释性低钠血症，及用药是否合理等。

（3）使用扩血管药物的观察与管理与健康教育：在开始使用血管扩张药时，要密切观察病情和用药前后血压、心率的变化，慎防血管扩张过度，心脏充盈不足，血压下降，心率加快等不良反应。用血管扩张药注意从小剂量开始，用药前后对比心率、血压变化情况或床边监测血流动力学。根据具体情况，每5～10次/min测量1次血压，若用药后血压较用药前降低10～20mmHg（1.3～2.7kPa），应谨慎调整药物浓度或停用。如果心率低于50次/min时，应立即报告医生。

（六）健康教育

1. 告知患者诱发心力衰竭的各种因素，使患者对自己的疾病有正确的认知，掌握相关的医学知识，加强自我保健，增强遵医行为。

2. 根据患者病情适当安排其生活和劳动，尽量减轻心脏负荷。对于轻度心力衰竭患者，可以限制其体力活动，并保证充分的午休时间或较正常人多一些的夜间睡眠时间。较重的心力衰竭患者均应卧床休息。当心力衰竭表现有明显改善时，应鼓励患者逐渐恢复体力活动，如做体操、散步、爬楼梯等。如心功能已完全恢复正常或接近正常，则先步行活动，逐渐过渡到较大活动量的运动，如骑自行车、打太极拳、慢跑等。

3. 保持乐观的生活态度。同时注意天气变化，及时增减衣服，预防感冒。

4. 指导正确用药。严格按处方服用所有药物，指导患者掌握自己所用药物的方法、剂量、药物的副作用，与所服药物是否有协同作用等。教会患者自测脉搏、心率，若脉率增快、节律改变并出现厌食、色视，应警惕洋地黄毒性反应，立即停药及时就医；定期门诊随访。

5. 做好饮食指导，少量多餐、避免暴饮暴食。限制含盐量及含水量较高的食物，有条件的患者每日坚持测量体重；教会患者如何计算自己每日出入量，可以为患者提供食物含水量表。

## 第三节　心律失常管理与健康教育

正常心脏在窦房结控制下节律整齐地跳动，跳动频率随生理状况而变化。凡是各种原因所致的心脏跳动节律、频率、起源部位、传导速度与激动次序的异常即为心律失常。按其发生原理，分为激动起源异常和激动传异常两大类。

出现心律失常，应尽可能寻找原因进行治疗，其治疗包括心理、药物、电学治疗（起搏、电复律、射频消融等）及外科治疗。

### 一、心房颤动

心房颤动（简称"房颤"）是临床是最常见的一种心律失常。其主要发病机制是多个折返环发生在左房和右房的折返激动所致。根据房颤的发病持续时间，可分为阵发性、持续性和永久性。近年来对于正确处理房颤有了较大的进展，包括合理选用恢复和维持窦性心律的药物，明确抗凝血治疗对预防房颤患者发生脑卒中的重要性，试用新的介入治疗方法等。

（一）病因

多种心血管疾病都可引起房颤。器质性心脏病如冠心病、高血压病、心包炎、风湿性心瓣膜病（尤其是二尖瓣狭窄）；心脏和非心脏手术时可诱发房颤，如心脏手术后、先天性心脏病（尤其是房间隔缺损）、病态窦性房结综合征、药物所致如洋地黄、拟交感神经药、抗抑郁药；系统性疾病如甲状腺功能亢进或减退、严重感染、恶性肿瘤等。

（二）临床表现

心室率 100～160 次/min，心律绝对不齐，第一心音强弱不等，脉搏不规则，脉搏短绌（脉率＜心率）。患者有心悸、胸闷等症状。房颤有较高的发生体循环栓塞的危险，临床上以脑栓塞常见，是房颤患者致残、致死的重要原因之一。心电图示：P 波消失，代之以形态、间距、振幅不等的心房颤动波（f），频率 350～600 次/min；QRS 波群为室上性、振幅不等、R-P 间距绝对不齐；部分 QRS 波可因伴室内差异传导而显著增宽、畸形，应与室性期前收缩相鉴别；当连续出现时应与室性心动过速及预激综合征相鉴别。

（三）治疗与管理与健康教育

1. 控制心室率　静息状态下，心室率＞110 次 /min，应立即进行处理。房颤患者因心室率快伴发低血压和肺水肿，先静脉推注地尔硫䓬或维拉帕米，并做好电复律的准备。对于心室率并非很快但伴有轻度症状者，可采用口服药物治疗如美托洛尔等。心室率慢的房颤，一般心室率＜60 次 /min，不要应用延缓房室结传导的药物。部分患者在运动时心室率增快，可考虑预防性给药。对于症状性心室率过缓者，可能需要安置心脏起搏器。

2. 恢复窦性心律　30%～50% 新发生房颤在 48h 内可自发地恢复窦性心律。对于持续性房颤者，若左房直径＜45mm、房颤病程＜1 年、左房内无血栓，可考虑恢复窦性心律治疗。目前临床上应用的是同步电复律、药物复律、射频消融及外科迷宫手术、植入心房除颤器等。

3. 抗凝治疗　治疗窗窄，很小剂量的变化就能导致血栓或出血，应严密观察口腔、鼻腔和皮下有无出血，有无大便隐血及血尿，避免过度劳累和易致损伤的活动。增加富含维生素 K 食物的摄入。

4. 其他治疗　嘱患者安静、卧床休息，给予高流量氧气吸入，心电监护。建立静脉通道遵医嘱合理用药。

教会患者在安静状态下自数脉搏并判断是否规则，坚持每日记录脉搏。如脉搏＜60 次 /min，有黑矇症状，应与医生联系，做心电图。

## 二、室性心动过速

室性心动过速一种起源自希氏束分叉以下、左室或右室，至少连续 3 次，频率在 100～250 次 /min 的心动过速。为恶性心律失常之一，需要在短时间内予以控制，否则可导致休克、心力衰竭，甚至导致室颤而猝死。

（一）病因

大多数有器质性心脏病，如冠心病，特别是心肌梗死的患者、高血压心脏病、风湿性心脏病、心肌病等。其他病因包括缺氧、电解质紊乱（低镁、低钾）、药物中毒（如洋地黄、抗心律失常药、交感胺类、磷酸二酯酶抑制药、三环类抗抑郁药）。此外心脏插管、心血管造影、心脏手术过程中亦可出现室性心动过速。

（二）临床表现

伴有器质性心脏病者，常有心悸、气短、胸闷、头晕，严重者可发生昏厥、脑缺血、心力衰竭、心源性休克、心肌梗死，甚至发展为心室扑动、心室颤动。无器质性心脏病或短暂发作者症状较轻。心电图示：3 个或 3 个以上连续、快速的 QRS 波群宽大畸形，QRS 波群时限 ≥ 0.12s，心室率 > 100 次 /min，如见有 P 波与 QRS 波群分离或心室夺获，则室性心动过速可确诊。QRS 波群时间 > 0.14s，电轴左偏，胸前导联 QRS 波群同向。当 QRS 呈右束支传导阻滞（RBBB）形态时，$V_1$ 导联呈 qR、QR、RS（如呈 RSR 时 R′ > R′）、QRS 主波向下或为双向波；当 QRS 呈左束支传导阻滞（LBBB）时，$V_1$ 的 R 波 > 30ms，$V_6$ 呈 R 或 QS 波；心前导联 QRS 主波一致向上或向下，均有利于判断为室性心动过速。

（三）治疗与管理与健康教育

1. 终止室性心动过速

（1）药物：如胺碘酮、利多卡因、普鲁卡因胺、溴苄胺等（使用方法见心血管用药管理与健康教育）。

（2）同步电复律：如患者已发生晕厥、低血压、休克、心绞痛、心力衰竭时首选电复律，药物治疗无效的室性心动过速亦应电复律。一般首次给予 100 ～ 200J 同步电复律。如首次电复律无效，可逐渐增加能量。对洋地黄中毒引起的室性心动过速，不宜用电复律，应给予药物治疗。

（3）心脏程序电刺激：经食管心室调搏或经插入电极导管至右室，应用超速抑制法或程控期前收缩刺激法，使脉冲适时进入心室的折返环，从而终止折返性室性心动过速的发作。但有一定风险性，应具有除颤等抢救设备。

2. 控制室性心动过速 ①积极治疗原发病和诱发因素，如心肌劳损、心肌缺血、心力衰竭、低钾血症、电解质紊乱及缓慢心律失常。②置入式心脏复律除颤器（ICD）：对反复发作，药物治疗无效者，置入 ICD 可减少猝死危险性，提高生存率。③射频导管消融术：经心腔内电生理检查，明确室性心动过速的机制，可行导管射频消融以根治室性心动过速。④起搏治疗：通过起搏以提高心室率，可控制尖端扭转性室性心动过速的发作。起搏治疗也适用于发生在心动过缓基础上的室性心动过速，如房室传导阻滞、病态窦房结综合征等。

3. 其他治疗 应立即给予高流量氧气吸入和心电监护，建立静脉通路，遵医嘱合理用药。

## 三、室上性心动过速

室上性心动过速（简称"室上速"），是较常见的一组心律失常，多在青壮年时发病，一般表现为阵发性，其中绝大多数由折返机制引起，射频消融可以根治。

（一）病因

室上性心动过速发生机制有折返、自律性升高及触发活动 3 种。

1. 完成折返条件　可发生于房室结、窦房结、心房以及房室之间。其发生的条件是：①有首尾相连的两条传导途径；②单向阻滞：冲动在一条传导途径发生单向传导阻滞，但冲动可通过单向阻滞远端逆传；③传导减慢，在另一条传导途径缓慢传导，折返冲动的前方心肌恢复应激性，冲动得以下传，重复循环形成折返。

2. 自律性升高　在心房、房室交界区或心室有异位节奏点存在。当心肌缺血缺氧时，膜电位降低超过 $-60 \sim -50mV$，而自律性升高，由正常自律性转为异常自律性。

3. 触发活动　心肌后除极化引起心动过速，因后除极化由除极所触发，故称此机制为触发活动。目前认为某些多灶性房性心动过速是触发活动所致。

（二）临床表现

主要为阵发性心悸，突发突止，心动过速持续时间长时可有头晕、胸闷、气短等症状。脉搏、心率快，多在 $140 \sim 200$ 次 /min，但亦可慢至 90 次 /min，高达 260 次 /min，心律一般整齐。有的患者可出现低血压。心电图示：QRS 波群呈室上型，伴有室内差异性传导则 QRS 波群宽大畸形。P 波在 Ⅱ、Ⅲ、aVF 导联直立，室上速多为窦房结内折返、心房内折返和自律性房性心动过速；P 波在 Ⅱ、Ⅲ、aVF 导联倒置，且紧跟 QRS 波群，提示为房室结内折返性或房室折返性心动过速；无 P 波可见多为房室结内折返；P 波形态多变提示多源性房性心动过速。

（三）治疗管理与健康教育

1. 刺激迷走反射　刺激迷走神经方法使其终止，管理与健康教育上要注意心律的变化，如果突发心脏停搏，应立即停止刺激迷走神经，给予肾上腺素或阿托品。常用方法：①屏气法：令患者深吸一口气后屏气，再用力做呼气运动。②咽部刺激法：手指、筷子、压舌板刺激咽部，引起恶心、呕吐。③颈动脉窦按压法：患者取卧位，头稍向后仰并转向一侧，术者用示、中、环指并拢放在甲状软骨上缘水平胸锁乳突肌内缘，向颈椎方向轻轻按压颈动脉窦，每次 10s，休息片刻重复按压。切不可双侧同时按压，有脑血管病史者禁用。④眼球压迫法：患者平卧、闭目，嘱其眼球向下"看"。术者用拇指压迫眼眶下方眼球上部，每次 $10 \sim 20s$。不宜同时按压两侧，有青光眼者忌用。

2. 药物终止心动过速　如三磷酸腺苷、毛花苷 C 及维拉帕米、普罗帕酮等（使用方法见心血管用药管理与健康教育）。用药过程中需连续心电图及血压监测。

3. 同步电击复律　发作时如心率过快 ≥ 260 次 /min，或伴 QRS 波群增宽畸形，基础心脏病加重，伴有严重血流动力学障碍，如心力衰竭、心绞痛、晕厥或经过治疗无效者，应给予同步电击复律，50～100J。休克者于电击前先行升压治疗。

4. 经食管心房起搏终止心动过速　经食管插入电极导管接近心房位置，采用心脏刺激仪，用高于心动过速的频率发放电脉冲，通常可迅速终止心动过速。

5. 射频消融术　对反复发作或药物难以奏效或不能长期服药的房室结折返性心动过速，宜做射频消融术，以其根治。射频消融术安全、迅速、有效且能治愈。

6. 其他：给予高流量吸氧和心电监护，建立通畅的静脉通路，纠正低血压。

**四、房室传导阻滞**

房室传导阻滞是指房室交接区脱离了生理不应期后，冲动从心房传到心室的过程受阻而出现传导延长、部分或完全中断。根据其阻滞程度，可分为一度、二度、三度；根据其阻滞部位可分为心房 - 房室结、房室结、房室结 - 希氏束及束支水平。

（一）病因

房室传导阻滞多为病理性，如心肌缺血、心肌梗死、急性心肌炎、风湿热、手术后、药物中毒和高血钾症可引起急性短暂性房室传导阻滞。慢性房室传导阻滞可以呈间歇性或持续性，常见于冠心病、扩张型心肌病、传导系统纤维化和心肌浸润性疾病。

（二）临床表现

1. 患者有不同程度的脑、心、肾等脏器供血不足的临床表现，如记忆力减退、头痛、失眠、心悸、心绞痛，严重者可有黑矇甚至昏厥或阿 - 斯综合征，伴随基础心脏疾病。

2. 一度房室传导阻滞常无自觉症状或第一心音低钝。心电图示：P-R 间期延长至 0.20s；二度房室传导阻滞者可以心悸和心搏脱漏。可有头晕、乏力、胸闷、昏厥、抽搐和心功能不全。心电图示：P-R 间期逐渐延长直至 QRS 波脱漏，包含受阻 P 波的 P-R 间期是窦性周期的倍数。如连续 2 个或 2 个以上 P 波受阻，称为高度房室传导阻滞。三度房室传导阻滞者，多数患者休息时无症状，但当体力活动时出现心悸、头晕、乏力。如心室率过慢，特别是并发急性广泛心肌梗死或严重急性心肌炎者，症状较重，可出现心力衰竭或脑供血不足症状。如心室停顿时间短暂（3～5s）可出现头晕、眼前发黑和全身无力。停搏时间 5～10s 可引起晕厥，停搏时间持续 15s 以上可发生阿 - 斯综合征，严重者可致猝死。心电图示：心房可由窦性或其他室上性心律控制，而心室则由交界区或心室逸搏控制。窦性心律时，P 波与 QRS 波群无固定关系，P 波的频率大于 QRS 波群频率。如发生房颤，心室率慢而规则。

（三）治疗与管理与健康教育

1. 积极纠正病因　对急性心肌梗死、急性心肌炎或心脏直视手术损害引起的房室传导阻滞，可给予激素治疗；如由药物中毒所致，应立即停用有关药物。

2. 一度与二度Ⅰ型房室传导阻滞，多症状不明显，一般不需要特殊处理，定期复查心电图。二度Ⅱ型房室传导阻滞发作期应限制活动，卧床休息，给予心电监测。适时给予阿托品、异丙肾上腺素等药物。

3. 三度房室传导阻滞患者急性发作时，绝对卧床休息或限制活动范围，以减少心肌的耗氧量，改善心肌缺氧。并给予阿托品、异丙肾上腺素静脉滴注，持续心电监测，时刻警惕心源性脑缺氧综合征（阿 - 斯综合征）的发生。如心室率缓慢而影响血流动力学，药物治疗无效者，应安装临时心脏起搏器。渡过急性期后患者的房室传导阻滞可减轻或消失。如为慢性或持续性三度房室传导阻滞，伴有心、脑供血不足或有过阿 - 斯综合征发作者，安装永久性心脏起搏器是唯一长期可行的方法。

4. 安慰患者控制情绪，加强病房巡视，及时了解患者需要，耐心解答与疾病相关的管理与健康教育问题，消除患者紧张、焦虑、恐惧心理。

对伴发阿 - 斯综合征患者的抢救：阿 - 斯综合征发生时无任何先兆，也可因心室率突然减慢而感到胸部或心前区不适。发作持续时间长短与病情有关。当患者出现昏厥、抽搐、发绀、呼吸困难时，应立即行胸外心脏按压、人工呼吸、电复律。

**五、病态窦房结综合征**

病态窦房结综合征（简称"病窦综合征"）是因窦房结及其周围组织的器质性病变，导致窦房结自律性或传导功能低下，以心动过缓的临床表现为特征。病程一般较长且常反复发作。部分患者伴有快速室上性心律失常。

（一）病因

1. 可与冠心病、心肌病、风湿性心脏病、高血压病等常见器质性心脏病并存，但不一定有因果关系。任何累及心房、窦房结及窦房结动脉的心脏或全身疾病都可引起病窦综合征。

2. 少数患者由心脏手术损伤、结缔组织疾病或家族性疾病引起。

3. 迷走张力增高、药物，可逆性病变如急性缺血、感染等也可引起窦房结功能不全。因窦房结本身无固有的病变，所以称为功能性窦房结功能不全。

（二）临床表现

本病起病隐匿，进展缓慢，临床表现呈多样性，轻者可因无明显症状而漏诊，重者可发生猝死。病窦综合征主要以脑、心、肾等到重要脏器供血不足为主要症状。

脑供血不足症状如乏力、头晕、记忆力减退，严重者可有黑矇甚至昏厥、阿-斯综合征。还可表现全身酸痛、食欲缺乏，胃肠功能失调及少尿或无尿等。心电图示：为严重而持久的窦性心动过缓，常发作快速室上性心律失常如房性心动过速、心房扑动、房颤等。其窦性频率常低于 30 ～ 40 次 /min，并伴有窦房传导阻滞，导致窦性停搏，P 波脱落和较长时间的窦性静止。

（三）治疗管理与健康教育

1. 一般治疗　积极纠正病因，如纠正电解质紊乱，解除迷走张力；避免使用一切减慢心率的药物，如 β 受体拮抗药、钙通道阻滞剂，如维拉帕米、洋地黄、胺碘酮等。

2. 药物治疗　如阿托品、沙丁胺醇、异丙肾上腺素等，以提高心率，改善症状（用法与用量见心血管用药管理与健康教育）。

3. 抢救配合　准备好抢救药物和抗心律失常的药物，抢救仪器如心电监护仪、心电图机、除颤器、临时起搏器等，做好抢救准备。对于突然发生室扑或室颤的患者，紧急情况下没有医生在现场，护士也有权独立使用除颤器，立即为患者施行非同步直流电除颤。

4. 心脏起搏器治疗　病窦综合征药物治疗效果不理想，有下列情况之一者：慢性病窦综合征伴有阿-斯综合征发作或有明显头晕、气短、乏力症状或已发生晕厥者；心率持续＜ 50 次 /min 的窦性心动过缓而伴有心力衰竭或心绞痛发作者，应考虑安置永久起搏器。而对于因急性心肌梗死、急性心肌炎、药物及电解质紊乱引起的窦房结功能暂时障碍，可采用临时人工起搏器治疗。

## 六、恶性心律失常

当心律失常严重影响血流动力学或由于各种因素致心电不稳定，使某些原来并不影响血流动力学的心律失常进一步恶化，称之为恶性心律失常。一般指恶性室上性心律失常，是严重危害身体健康的疾病，其最严重的表现是猝死。恶性心律失常包括：①心室率＞ 230 次 /min 的单形性室性心动过速；②心室率逐渐加速的室性心动过速，有发展成心室扑动（室扑）、心室颤动（室颤）的趋势；③室性心动过速伴有严重的血流动力学障碍，多形性室性心动过速、特发性室扑或室颤，以阿-斯综合征发作为临床特征。

恶性室性心律失常通常发生于各种病因的器质性心脏病患者，其病因是不可逆的。因此，对有高危猝死概率的心脏病患者，宜加倍警惕。

（一）病因

发生心律失常的电生理机制尚不完全清楚，除与基础疾病、患者心功能状态、心肌缺血缺氧或梗死等因素直接相关外，还与交感兴奋和血浆儿茶酚胺浓度增加、自主神经张力变化、电解质和内环境紊乱、温度等多种因素有关。

（二）临床表现

低血压、休克、左心衰竭、昏厥、阿-斯综合征等。

（三）治疗原则

1. 治疗策略　恶性室性心律失常治疗首选埋置心脏复律除颤器（ICD），因为AVID结果提示ICD对于提高患者的生存率高于药物治疗，如果没有条件埋置ICD，由药物治疗也不失为有效的方法。建议使用Ⅲ类抗心律失常药物，如胺碘酮、索他洛尔。

2. 恶性室性心律失常的急诊治疗　①单形性室性心动过速：对于血流动力学不稳定的室性心动过速患者同步直流电复律。如果血流动力学稳定，可先考虑药物治疗，使用胺碘酮。②多形性室性心动过速：血流动力学不稳定，可蜕变为室颤。血流动力学稳定者应进一步鉴别是否有Q-T间期延长。Q-T间期延长可以是先天性的，先天性长Q-T间期综合征患者在交感神经张力增高时，如体力活动，精神紧张，受惊吓等情况下可发生尖端扭转型室性心动过速。纠正电解质紊乱，尽快终止尖端扭转型室性心动过速，采用超速起搏右心室的方法，静脉补钾和补镁。

3. 恶性室性心律失常的后续处理　①治疗原发疾病和诱因。②口服抗心律失常药物预防复发。③ICD置入。④经导管消融。

（四）健康教育

1. 疾病知识指导　向患者及家属讲解心律失常的常见病因及诱发因素，如情绪创伤、过度劳累、寒冷刺激、急性感染、不良生活习惯（吸烟饮酒、饮咖啡和浓茶）等。指导患者及家属保持心情舒畅，改变不良嗜好，尽量创造轻松的工作和生活环境，心静勿躁，避免由于精神紧张及压力过大诱发或加重心律失常。

2. 用药指导　说明按医嘱服抗心律失常药物的重要性，指导患者增加遵医行为，让患者认识到规律服药的重要性，说明所用药物的名称、剂量、用法用量、作用及不良反应，不可自行增减、停药或擅自改用其他药物，若发生不良反应及时就医。服用抗心律失常药物期间，按时测血压，尤其在最初服药及改变药物剂量时，服药前后要测血压，数脉搏和心率；定期复查心电图，掌握病情变化。

3. 生活指导　指导患者劳逸结合，养成良好的生活习惯。无器质性心脏病患者可参加一些体育锻炼和娱乐活动，调节自主神经功能。有器质性心脏病者可根据心功能情况适量活动，生活规律，保证充足的休息与睡眠。保持乐观稳定的情绪，戒烟酒，避免摄入刺激性食物如咖啡、浓茶等，避免饱餐。避免劳累、感染，防止诱发心律失常。心动过缓应避免屏气用力排便等兴奋迷走神经的动作，以免加重心律失常。

4. 饮食指导　指导患者选择清淡、低脂、富含维生素、纤维素的饮食，少量多餐，忌油腻、煎炸及刺激性大的食物，合并心力衰竭及应用利尿药时应限制钠盐摄入，多进食含钾丰富的食品，以减轻心脏负担和防止低血钾诱发心律失常。

5. 自我监测指导　教会患者及家属测量脉搏和心率的方法，每天至少 1 次，每次 1min。建议自购一台电子自动血压仪，对血压进行监测；告知患者和家属心律失常发作时的应对措施及心肺复苏技术，以便监测病情和自救。对安装心脏起搏器的患者，应告知自我监测及家庭管理与健康教育的方法。远离高压电及电磁场区域，不要接受电疗或磁疗，防止电池耗竭过快或起搏器失灵。每日自测脉搏，如发生下列情况应及时就诊：①脉搏＜ 60 次 /min，并有头晕、心悸等；②脉搏＞ 100 次 /min，休息不缓解者；③心律不齐，有漏搏，5 次 /min 以上者。

## 第四节　冠状动脉粥样硬化性心脏病管理与健康教育

冠状动脉粥样硬化是使血管腔狭窄或阻塞，或因冠状动脉功能性改变（痉挛）导致心肌缺血缺氧或坏死而引起的心脏病，统称冠状动脉粥样硬化性心脏病（简称冠心病），亦称缺血性心脏病。

### 一、概述

（一）危险因素

1. 高血压　高血压被认为是冠心病的重要危险因素。高血压患者动脉粥样硬化程度较血压正常者明显，且血压水平越高动脉硬化程度越重。

2. 血脂异常　主要为血 TC 及 LDL-C 的增高。HDL-C 降低和 TG 增高，也是近年来已经肯定的危险因素。

3. 肥胖　是一种多因素引起的慢性代谢性疾病，多伴有胰岛素抵抗，常与糖尿病、血脂异常、原发性高血压等集结表现。

4. 糖尿病　糖尿病可导致冠状动脉损害严重，受损冠状动脉病变广泛而弥漫，表现为出血、溃疡、栓塞和钙化；可使微血管病变和心肌损害，引起心肌间质纤维化、坏死，炎病细胞浸润，小血管壁内膜增厚等。

5. 吸烟　吸烟是动脉粥样硬化的一个独立的危险因素。吸烟引起 CHD 死亡率的增加主要是由于心肌梗死和冠心病猝死。

6. 其他 ①家族史，直系亲属发病年龄＜50 岁；②性别：男性高于女性；③年龄：男性 40 岁以上，女性围绝经期以后多发。

（二）临床分型

1. 世界卫生组织（WHO）分型 WHO 曾将缺血性心脏病概括为冠状动脉循环改变引起冠状动脉血流和心肌需求之间的不平衡而导致的心肌损伤，据此冠心病分型为：① 原发性心脏停搏；②心绞痛；③心肌梗死；④心力衰竭；⑤心律失常。

2. 国内标准 根据冠状动脉病变的部位、范围、血管阻塞的程度和心肌供血不足的发展速度和程度的不同，分为五种临床类型。

（1）无症状型冠心病（隐匿型）：无心绞痛等缺血症状，但静息或负荷试验后心电图有缺血性 ST-T 改变；病理学检查心肌无明显组织形态改变。

（2）心绞痛型冠心病：分为劳力性与自发性心绞痛。有发作性胸骨后疼痛，为一过性心肌供血不足引起。病理学检查心肌无组织形态改变或有纤维化改变。

（3）心肌梗死型冠心病：是最为严重的类型，由冠状动脉闭塞致心肌急性缺血性坏死所致。

（4）缺血性心肌病型冠心病：表现为心脏扩大，心功能不全或心律失常，为长期心肌缺血导致心肌纤维化引起。

（5）猝死型冠心病 由原发性心脏停搏而猝然死亡，多为缺血心肌局部发生电生理紊乱引起严重心律失常所致。

## 二、心绞痛与管理与健康教育

心绞痛系指冠状动脉供血不足，急性暂时性心肌缺血、缺氧而引起的临床综合征。包括稳定型心绞痛和不稳定型心绞痛。

（一）概述

绝大多数患者系冠状动脉粥样硬化致管腔狭窄大于冠脉直径 50% 以上，其次为冠状动脉痉挛伴或不伴冠状动脉粥样硬化，少数见于冠状动脉微血管病变，冠状动脉的炎症如梅毒、风湿性与先天性畸形；非冠状动脉病变如肥厚型心肌病、严重主动脉瓣狭窄、关闭不全、甲状腺功能亢进、严重贫血。无论其病因如何，心绞痛的发病机制均是由于心肌氧供与需求失衡，从而引起心肌缺血、缺氧。

（二）稳定型心绞痛

稳定型心绞痛是在冠状动脉狭窄的基础上，由于心肌负荷的增加引起的心肌急剧、暂时的缺血与缺氧的临床综合征。

1. 临床表现

（1）病史：有冠心病的易患因素，如高血压、高胆固醇血症、胰岛素抵抗、糖尿病、吸烟、肥胖及冠心病家族史等。

（2）诱因：发作常因体力劳动或情绪激动所激发，饱食、寒冷、吸烟、心动过速、休克等亦可诱发。

（3）症状：心绞痛以发作性胸痛为主要临床表现。

1）部位：典型的心绞痛部位是在胸骨后或左前胸，范围常不局限，可以放射到颈部、咽部、颌部、上腹部、肩背部、左臂及左手指侧，也可以放射至其他部位，心绞痛还可以发生在胸部以外如上腹部、咽部、颈部等。每次心绞痛发作部位往往是相似的。

2）性质：常呈紧缩感、绞榨感、压迫感、烧灼感、胸闷或有窒息感、沉重感，有的患者只述为胸部不适，主观感觉个体差异较大，但一般不会是针刺样疼痛，有的表现为乏力、气短。

3）持续时间：疼痛出现后常逐渐加重，呈阵发性发作，持续数分钟，一般不会超过 10min，也不会转瞬即逝或持续数小时。可数天或数星期发作一次，亦可 1 天内多次发作。

4）诱发因素及缓解方式：慢性稳定型心绞痛的发作与劳力或情绪激动有关，如走快路、爬坡时诱发，停下休息即可缓解，多发生在劳力当时而不是之后。舌下含服硝酸甘油可在 2 ~ 5min 内迅速缓解症状。

5）体征：心绞痛发作时可见血压增高，心率加快，焦虑不安，皮肤湿冷或大汗，有时出现第四心音或第三心音奔马律。可有暂时性心尖部收缩期杂音，是乳头肌缺血以至于功能失调引起二尖瓣关闭不全所致，第二心音可有逆分裂或出现交替脉。

2. 治疗原则

（1）发作时的治疗：①终止心绞痛发作：立即停止活动，一般患者休息后症状可立即缓解或减轻。②药物治疗：硝酸甘油舌下含化，2 ~ 5min 见效，作用持续 20 ~ 30min。硝酸异山梨酯舌下含化，2 ~ 5min 见效，作用维持 2 ~ 4h。

（2）缓解期的治疗：①避免各种诱发因素，调整工作量，减轻精神负担，调节饮食，忌烟酒；保持适当的体力活动，但以不致发生疼痛状症为度；一般不需要卧床休息。②药物治疗：目前减轻症状及改善缺血的药物主要包括三类：β 受体阻滞剂、硝酸酯类药物、钙通道阻滞剂。③介入治疗：经皮冠状动脉介入治疗（PCI）。④外科手术治疗：在体外循环下施行主动脉 - 冠状动脉旁路移植术（CABG）。⑤体外反搏：临床试验证实 EECP 能显著提高冠脉血流灌注压，增加心肌供血，促进冠状动脉侧支循环形成。⑥运动锻炼疗法：进行适宜的运动锻炼有助于促进侧支循环，提高机体活动的耐受量而改善症状。

（三）不稳定型心绞痛

冠心病中除上述典型的稳定型劳力性心绞痛之外，心肌缺血所引起的缺血性胸痛尚有各种不同的表现类型，但其中除变异型心绞痛具有短暂 ST 段抬高的特异的心电图变化而仍为临床留用，目前已趋向将劳力性心绞痛以外的缺血性胸痛统称为不稳定型心绞痛（UA）。

UA 是指介于稳定型心绞痛和急性心肌梗死（AMI）之间的一组临床心绞痛综合征，其中包括如下亚型：①初发劳力性心绞痛：病程在 2 个月内新发生的心绞痛（从无心绞痛或有心绞痛病史但在近半年内未发作过心绞痛）。②恶化劳力性心绞痛：病情突然加重，表现为胸痛发作次数增加，持续时间延长，诱发心绞痛的活动阈值明显减低，按加拿大心脏病学会劳力性心绞痛分级加重 1 级以上并至少达到Ⅲ级，硝酸甘油缓解症状的作用减弱，病程在 2 个月之内。③静息心绞痛：心绞痛发生在休息或安静状态，发作持续时间相对较长，含硝酸甘油效果欠佳，病程在 1 个月内。④梗死后心绞痛：指 AMI 发病 24h 后至 1 个月内发生的心绞痛。变异型心绞痛：⑤休息或一般活动时发生的心绞痛，发作时心电图显示 ST 段暂时性抬高。

1. 临床表现　不稳定型心绞痛胸部不适的性质与典型的劳力性心绞痛相似，通常程度更强些，经常被描述为疼痛，可持续长达 30min，偶尔将患者从睡眠中痛醒。

（1）疼痛性质：为压榨紧缩、压迫窒息、沉重闷胀性疼痛。少数患者可为烧灼感、紧张感或呼吸短促伴有咽喉或气管上方绞榨感。疼痛或不适感开始时较轻，逐渐加剧，发作时伴有新的相关特征如出汗、恶心、呕吐、心悸或呼吸困难。然后逐渐消失，很少为体位改变或深呼吸所影响。

（2）疼痛部位：胸痛放射至附近的或新的部位。主要在胸骨体上段或中段之后，可波及心前区，界限不很清楚，常放射至左肩、左臂内侧达环指和小指，或至颈、咽或下颌部，少数患者表现为上腹部不适、胸闷、背痛、牙痛等。

（3）疼痛时限：心绞痛发生频率、严重程度和持续时间增加，出现静息型或夜间型心绞痛。时限 1 ~ 5min，多数 3 ~ 5min，很少超过 15min，超过 30min 者应考虑急性心肌梗死的可能。

（4）诱发因素：以体力劳累为主，其次为情绪波动。诱发心绞痛的体力活动阈值突然的和持久的降低；暴露于寒冷环境、进冷饮、身体其他部位的疼痛，以及恐惧、紧张、发怒、烦恼等情绪变化都可诱发。体力活动再加情绪波动则更容易诱发。

（5）硝酸甘油效应：常用的静息方法和舌下含服硝酸甘油的治疗方法原来能控制

慢性稳定型心绞痛，而对于不稳定型心绞痛通常只能起暂时或不完全性的缓解作用。

（6）心电图表现：发作时心电图可见 ST 段压低，T 波平坦或倒置（变异型心绞痛者则相关导联 ST 段抬高），发作过后数分钟内逐渐恢复。

（7）其他：继发于贫血、感染、甲状腺功能亢进、心律失常等原因诱发的心绞痛称之为继发性不稳定型心绞痛。

2. 治疗原则

（1）对症处理：绝对卧床休息，给予持续心电监护。有呼吸困难、发绀者应给予氧气吸入，维持血氧饱和度达到 90% 以上。烦躁不安、剧烈疼痛者可给予吗啡皮下注射。

（2）缓解疼痛：本型心绞痛单次含化或喷雾吸入硝酸酯类制剂往往不能缓解症状，一般建议每隔 5min 1 次，连续使用 3 次，尔后再用硝酸甘油或硝酸异山梨酯持续静脉滴注或微泵输注，直至症状缓解或出现血压下降。

（3）抗血小板、抗凝治疗：阿司匹林、氯吡格雷及肝素是不稳定型心绞痛中的重要治疗措施，其目的在于防止血栓形成，阻止病情向心肌梗死方向发展。溶栓药物有促发心肌梗死的危险，不推荐应用。

（4）手术治疗：在有条件的医院行经皮腔内冠状动脉介入和冠状动脉内支架置入术、冠状动脉搭桥术、主动脉内气囊反搏术等。

（5）积极控制诱发因素：积极控制高血压，早期的血脂干预；控制饮食，减轻体重，病情允许时，适当增加体力活动。

3. 发作期急救措施

（1）严密观察生命体征：患者收入 CCU，保持室内安静，绝对卧床休息，谢绝探视。持续心电监测，迅速建立静脉通路，遵医嘱准确、按时给药。

（2）药物治疗：立即舌下含服硝酸酯类药物，如硝酸甘油等。

（3）吸氧：持续或间断给予 2 ～ 4L/min 氧气吸入。

（4）止痛：严重持续疼痛者，应给予止痛剂和镇静止痛。

（5）观察心电图变化：心绞痛发作时大多数患者可出现暂时性心肌缺血而引起ST-T 段改变，变异型心绞痛发作时心电图可见有关导联 ST 段的抬高，与之相对应的导联 ST 段压低，这是因冠状动脉突然痉挛所致，患者迟早会发生心肌梗死。因此，管理与健康教育中应严密观察，发现异常及时报告医生对症处理。

（6）做好急诊介入治疗术前准备。

4. 管理与健康教育

（1）心理管理与健康教育：心绞痛会引起患者心理应激反应，情绪紧张会加重心绞痛发作。护士应安抚患者，创造良好的休息环境，减少不必要的噪声。生活中给予合理的照顾，耐心交待病情、配合要点，树立战胜疾病的信心。

（2）病情观察：进行持续的心电监护，严密观察心率、心律、血压、血氧饱和度的变化。同时观察患者胸痛的性质、程度、部位、发作频率、持续时间及用药后的反应。注意是否有心律失常发生，尤其是室性心律失常。如发生缓慢性心律失常可给予阿托品 0.5～1mg 静脉注射。当为变异型心绞痛时，并发的心律失常较突出，管理与健康教育中应及时发现，立即报告医生对症处理。

（3）用药管理与健康教育：舌下含服硝酸甘油，吸氧，立即卧床休息。对于心绞痛频繁发作或服用硝酸甘油效果差的患者，遵医嘱静脉滴注硝酸甘油，但应控制滴速，以免造成低血压，并嘱家属及患者不可擅自调节滴速。由于此类药物能扩张头面部血管，有些患者使用后会出现颜面潮红、头痛等症状，应先向患者说明。用药后注意询问患者胸痛变化情况，同时监测 ECG，及时发现并处理各类心律失常。心绞痛多数为不稳定型心绞痛，其发病大多与动脉粥样硬化斑块破裂、血小板聚集、血栓形成有关。阿司匹林是预防冠心病（包括心绞痛）的基础药物，长期服用或大剂量服用可导致胃溃疡或胃出血，指导患者每天服用 100～300mg，饭后服用，既安全又有效。

（4）疼痛管理与健康教育：心绞痛剧烈疼痛可使交感神经过度兴奋，引起心率加快、血压升高和心排血量增加，从而增加心肌耗氧量。如患者疼痛不能缓解可遵医嘱给予镇静药，一般首选止痛药物为吗啡，用量为 3～5mg 静脉注射。在使用过程中，要密切观察患者胸痛缓解情况，是否有呼吸抑制及血压下降等情况的发生。

（5）饮食管理与健康教育：饱食或饱食不当是引起心绞痛发作的原因之一。这与餐后血脂、血黏稠度、血小板粘附性均增高有关。管理与健康教育中应嘱患者合理膳食，摄取清淡、易于消化、低盐低脂饮食，少食多餐，严禁暴饮暴食，控制体重。选择食用胆固醇含量低的食品，如蔬菜、豆制品、瘦肉、糙米等，富含维生素 C 和粗纤维的新鲜水果。禁烟限酒，限制甜食。对体重超标者，应在医生指导下逐步减轻体重。

（6）排便管理与健康教育：由于卧床、食量减少和应用镇痛药等易引起便秘，患者入院后遵医嘱给予适当的缓泻剂。对有便意但排便困难者给予开塞露肛注或丙三醇灌肠，保持大便通畅，避免用力排便。因为排便用力过度会增加心脏负荷，诱发心律失常导致心脏破裂甚至死亡。对病情尚未稳定的患者排便过程中应加强心电监测，以免发生意外。

5. 健康教育

（1）向患者介绍心绞痛时的应对方式：①立即停止工作或活动，就地休息。②立即舌下含服硝酸甘油（外出时随身携带保健盒，内有硝酸甘油、硝酸异山梨酯等常用急救药品）。③疼痛持续 15min 以上不缓解，或一段时间内反复多次发作，则有发生心肌梗死的可能，需即刻就医，注意患者需平卧，有条件的可给予氧气吸入。

（2）指导患者采取健康生活方式：①出院患者应逐渐增加活动量，选择适宜自己的体育锻炼，以有氧运动为主，如散步、慢跑等，但运动量以不引发心绞痛为宜，自我监测脉搏，以保证活动安全。②保持良好情志，尽量减少或控制不良刺激，进行自律训练，放松疗法等，并合理应用 β 受体拮抗药。A 型性格的人易发生应激，指导其经常告诫自己，注意减弱和避免不良应激，以便化解和消除危险。③教会患者自测体力活动耐力，调整日常活动及工作量，避免突然用力劳作。在较长时间休息后尤其应注意，起床后活动动作宜慢，必要时预防性服用硝酸甘油。④戒烟：尼古丁直接损伤冠状动脉血管内皮细胞，并可使低密度脂蛋白胆固醇升高，高密度脂蛋白胆固醇水平降低，促进血小板的聚集和凝血因子的活性增强，易诱发血栓形成，有时会使血压升高，心率加快，心肌耗氧量增加。研究表明，吸烟者发生心绞痛是非吸烟者的 2～3 倍。⑤少饮酒或不饮酒，饮酒可使血压升高，尤其是大量饮酒或酗酒则损害健康，使心血管病死率升高。

### 三、心肌梗死管理与健康教育

心肌梗死是心肌缺血性坏死。为在冠状动脉病变的基础上，发生冠状动脉血供急剧减少或中断，使相应的心肌严重而持久地急性缺血导致心肌坏死。

临床表现有持久的胸骨后剧烈疼痛、发热、白细胞计数和血清心肌坏死标记物增高以及心电图进行性改变；可发生心律失常、休克和心力衰竭，属急性冠脉综合征（ACS）的严重类型。

（一）病因

绝大多数的心肌梗死是在冠状动脉粥样硬化基础上血栓形成所致，也可有在冠状动脉粥样硬化基础上或在正常冠状动脉发生较持久的痉挛所致。精神与体力过劳、饱餐、严重心律失常、大出血、休克以及手术麻醉等常常导致血液黏稠度增加，心肌氧耗量增加，冠脉灌注锐减，从而促使粥样斑块内出血或破溃，血栓形成以及冠脉痉挛。一旦血供急剧减少或中断 20～30min，使心肌严重而持久地急性缺血达 1h 以上，即可发生心肌坏死。

（二）病理生理

主要出现左心室舒张和收缩功能障碍的一些血流动力学变化，其严重度和持续时间取决于梗死的部位、程度和范围。心脏收缩力减弱、顺应性减低、心肌收缩不协调，左心室压力曲线最大上升速度减低，左心室舒张末期压增高、舒张和收缩末期容量增多。射血分数减低，心排血量下降，心率增快或有心律失常，血压下降，动脉血氧含量降低。心肌重塑出现心脏扩大或心力衰竭，可发生心源性休克。右心室梗死在心肌梗死患者中少见，其主要病理生理是右心血流动力学变化，右心房压力增高，高于左心室舒张末期压，心排血量减低，血压下降。

急性心肌梗死引起的心力衰竭称为泵衰竭，心源性休克是泵衰竭的严重阶段。在心肌梗死急性期后的治疗中不应忽视对心室重塑的干预。

（三）临床表现

1. 先兆表现　部分患者在发病前数日有乏力、胸部不适，活动时心悸、气急、烦躁、心绞痛等前驱症状，其中以新发生心绞痛或原有心绞痛加重为最突出。心绞痛发作较以往频繁、性质较剧、持续较久、硝酸甘油疗效差、诱发因素不明显。同时心电图示 ST 段一时性明显抬高或压低，T 波倒置或增高即前述不稳定型心绞痛情况。

2. 症状和体征

（1）疼痛：是最先出现的症状，多发生于清晨，疼痛和性质与心绞痛相同，但诱因多不明显，且常发生于安静时，程度较重，持续时间较长，可达数小时或更长，休息和含硝酸甘油多不能缓解。患者常烦躁不安、出汗、恐惧，或有濒死感。少数患者无疼痛，一开始即表现为休克或急性心力衰竭。部分患者疼痛位于上腹部，被误认为胃穿孔、急性胰腺炎等急腹症；部分患者疼痛放射至下颌、颈部、背部上方，被误认为骨关节痛。

（2）全身症状：有发热、心动过速、白细胞增高和红细胞沉降率增快等，由坏死物质吸收所引起。一般在疼痛发生后 24～48h 出现，程度与梗死范围常呈正相关，体温一般在 38℃ 左右，很少超过 39℃，持续约 1 周。

（3）胃肠道症状：疼痛剧烈时常伴有频繁的恶心、呕吐和上腹胀痛，与迷走神经受坏死心肌刺激和心排血量降低组织灌注不足等有关。肠胀气亦不少见。重症者可发生呃逆。

（4）心律失常：见于 75%～95% 的患者，多发生在起病 1～2d，而以 24h 内最多见，可伴乏力、头晕、晕厥等症状。各种心律失常中以室性心律失常最多，尤其是室性期前收缩。

（5）低血压和休克：疼痛期中血压下降常见，未必是休克。如疼痛缓解而收缩压仍低于 80mmHg（10.7kPa），有烦躁不安、面色苍白、皮肤湿冷、脉细而快、大汗淋漓、尿量减少（＜20m/h），神志迟钝，甚至晕厥者，则为休克表现。休克多在起病后数小时至数日内发生。

（6）心力衰竭：主要是急性左侧心力衰竭，可在起病最初几天内发生，或在疼痛、休克好转阶段出现，为梗死后心脏收缩力显著减弱或不协调所致，发生率约为32%～48%。出现呼吸困难、咳嗽、发绀、烦躁等症状，严重者可发生肺水肿，随后可发生颈静脉怒张、肝大、水肿等右侧心力衰竭表现。右心室心肌梗死者可一开始即出现右侧心力衰竭表现，伴血压下降。

3. 治疗　及早发现，及早就医，并加强院前就地处理。治疗原则是尽早使心肌血液再灌注（到达医院后30min内开始溶栓或90min内开始介入治疗）以挽救濒死的心肌，防止梗死面积扩大或缩小心肌缺血范围，保护和维持心脏功能，及时处理严重心律失常、泵衰竭和各种并发症，防止猝死，使患者不但能渡过急性期，且康复后还能保持尽可能多的功能的心肌。

（1）休息：急性期患者收入CCU，在未行再灌注治疗前，应绝对卧床休息，保持室内环境安静，减少不良刺激。

（2）心电监测：持续的心电图监护，必要时进行血流动力学监测。密切观察心律、心率、血压和心功能的变化，判断病情的发展，确定抢救及治疗方案。

（3）给氧治疗：即使无并发症的急性心肌梗死，部分患者起病初就有轻、中度缺氧，合并充血性心力衰竭的患者常伴有严重的低氧血症。缺氧严重时疼痛不易缓解，并且易并发心律失常。因此，急性心肌梗死1周内，应给予常规吸氧。一般患者可用双鼻孔导管低流量持续或间歇给氧。并发严重心力衰竭或肺水肿的患者，必要时可给予气管内插管机械通气。

（4）有效镇痛：①首选吗啡5～10mg皮下注射或哌替啶50～100mg肌内注射，必要时1～2h重复注射1次。为避免恶心、呕吐和心动过缓，可同时给予阿托品。②疼痛较轻者可肌内注射可待因或罂粟碱。也可用硝酸甘油5～10mg，溶解于500ml葡萄糖溶液中静脉滴注，观察血压和心率以调节滴速。

（5）心肌再灌注：起病3～6h最多在12h内，使闭塞的冠状动脉再通，心肌得到再灌注，濒死、坏死的缺血心肌，可能得以存活或使坏死范围缩小，减轻梗死后心肌重塑，降低死亡率，改善预后及提高生活质量。

1）常用溶栓方法：包括静脉内溶栓、冠状动脉内溶栓。

2）临床上常用的溶栓药物：①第一代溶栓药物：链激酶（SK）、尿激酶（UK）；②第2代溶栓药物如组织型纤溶酶原激活剂（rt-PA）等；③第三代溶栓药物，如rt-PA的变异体（r-PA、n-PA、TUK-tPA）。

3）溶栓治疗的管理与健康教育：①物品准备：心电监护仪、除颤器、临时起搏器、输液泵、主动脉气囊反搏装置、急救药品等。②患者准备：做好解释工作；

③迅速建立静脉输液通道，留置静脉套管针。完成溶栓前的各项检查及有关化验；嘱患者嚼服阿司匹林。④溶栓过程的监护：a.症状与体征：观察患者溶栓后胸痛有无减轻及减轻程度，皮肤、黏膜、咳痰、呕出物及尿有无出血倾向。b.血压的监测：溶栓开始后每10分钟测血压1次，血压稳定后可延长监测时间。c.心电监测：注意心率、心律变化，观察有无再灌注心律失常。d.观察药物反应及疼痛缓解的程度。e.凝血时间的监测及肝素的应用。酶学的检测。

4）溶栓再通的标准

冠状动脉造影：冠状动脉造影是判断溶栓治疗后血管开通的"金标准"。静脉溶栓开始后90min，梗死相关动脉的血流灌注为TIMI2～3级，判断为开通。分级标准：TIMI 0级表示无灌注或闭塞远端无血流；TIMI Ⅰ级表示造影剂部分通过闭塞部位，但远端不显影；TIMI Ⅱ级表示造影剂完全充盈冠脉远端，但速度较完全正常的冠状动脉要慢；TIMI Ⅲ级表示完全灌注，血流速度充盈远端血管快速而完全。

临床评价再通标准：开始溶栓后2h内心电图ST段抬高明显的导联迅速回降≥50%；胸痛自开始溶栓后2h内缓解或消失。自开始溶栓后2h内出现再灌注心律失常，如窦性心动过缓、窦房传导阻滞或停搏；血清CK-MB峰值提前。

（6）溶栓后处理：对于溶栓后患者，无论临床判断是否再通，均应早期（3～24h内）进行旨在介入治疗的冠状动脉造影；溶栓后PCI的最佳时机仍有待进一步研究。无冠状动脉造影和/或PCI条件的医院，在溶栓治疗后应将患者转运到有PCI条件的医院。

4. 介入治疗

（1）直接PTCA：指AMI不溶栓单纯行球囊扩张。

（2）直接支架：不接受溶栓的患者在球囊扩张后常规置入支架或不经预扩张直接置入支架。

（3）直接PCI：对不溶栓的患者行PCI，包括球囊扩张与支架。

5. 管理与健康教育

（1）心电监护：急性期，患者送入CCU进行连续的心电、血压、呼吸的监测，定期观察心率、心律、血压、呼吸等各项生命指标。及时检出可能作为恶性心动过速先兆的任何室性期前收缩以及室颤或完全性房室传导阻滞、严重的窦性心动过缓、房性心律失常等，及时予以诊治。

（2）病情观察：当出现心绞痛突然严重发作或原有心绞痛程度加重、发作频繁、时间延长或服硝酸甘油无效；心前区疼痛伴恶心、呕吐、大汗、心动过缓；中老年患者出现不明原因的急性左侧心力衰竭、休克、严重心律失常；心电图检查ST段上升或明显下降，T 波高尖或倒置等情况时，应考虑急性心肌梗死。

心电图示波出现室性早搏呈频发性、多源性、二联律或三联律、R 波落在前一搏动 T 波上等变化，有可能发展为室性心动过速或心室颤动，应立即给予利多卡因 50 ～ 100mg 稀释后静脉推注，当早搏消失或减少时，可继续给予 1 ～ 4mg/min 静脉滴注维持疗效。

当出现室性心动过速或室颤时，予以紧急电除颤复律。

如发现患者烦躁、脉搏细、呼吸加快、皮肤湿冷、收缩压下降至 80mgHg（10.7kPa）以下、脉压 20mmHg（2.7kPa）或原发高血压者，血压下降超过原有水平的 20% 以上时，应考虑低血压或休克。

尿量少于 30ml/h，提示肾血流灌注不足。

（3）血流动力学监测：预防泵衰竭的发生。血流动力学监测不仅能发现早期的左心功能不全，判断心功能不全的程度，鉴别低血容量性和心源性休克，而且可帮助判断预后，指导治疗。急性心肌梗死时心力衰竭是以左侧心力衰竭为主。若肺动脉楔压＞ 2kPa 以上，可选用血管扩张药硝普钠加入 50ml 葡萄糖注射液中静脉滴注，根据血流动力学的各种参数调整滴速和用量。并发休克时补充血容量或应用血管扩张药及儿茶酚胺类药物。在做血流动力学监测时，各种导管应定期用肝素稀释液冲洗，以保持通畅。最好用输液泵控制血管扩张剂的滴速，以保证疗效和防止血压下降。

（4）心理管理与健康教育：AMI 患者心理影响巨大，表现为惊恐、忧虑、抑郁、易激惹。进入 CCU 应限制探视、防止情绪波动。医护人员应以周到的服务，和蔼亲切的态度安慰患者，耐心倾听患者的主诉。讲解不让探视原因、监护仪器的使用及治疗方法和预后，指导缓解紧张的放松训练方法，如嘱患者舒适、自然、放松体位，抬高头部 45°～ 65°，两臂放于体侧，双腿稍分开，双目轻闭 - 默念"放松"，从头开始，逐步向下至足部，尽量使肌肉高度放松 - 深而慢地吸气，自然舒适屏气（约1min）- 舒畅自然的深呼气，同时配合自我暗示，使情绪进入安静状态。从而达到减慢心率，降低体循环血压和减弱心肌收缩力而降低心肌耗氧量。允许亲人探视后，避免不良的心理刺激，使患者树立战胜疾病的信心，积极配合治疗。

（5）休息与活动：急性期 12h 患者需要卧床休息，若病情稳定无并发症，24h 内应鼓励患者在床上行肢体活动，如进行腹式呼吸、关节被动与主动运动。若无低血压，第 3d 就可在病房内走动，梗死后第 4 ～ 5d 逐步增加活动直至每天 3 次步行 100 ～ 150m，逐渐过渡到室外活动，走廊散步、做医疗体操，试着上下一层楼梯等。若有并发症，则应适当延长卧床时间。恢复正常生活一般至少需要 2 ～ 3 个月时间。

（6）饮食管理与健康教育：由于患者心肌供血不足，心功能低下，心排出量减少，加上长时间卧床，胃肠蠕动减弱，消化功能不良，所以宜进低脂、低胆固醇、清淡易消化的流质或半流质饮食，避免食用辛辣食物、产气食物或发酵食物，以减少便秘与腹胀。进食不宜太快、过饱，以免加重心脏负担。

（7）保持大便通畅：无论急性期或恢复期的患者，均可因排便用力而诱发心律失常、心源性休克、心力衰竭等并发症，甚至还可发生心脏破裂。因此，心肌梗死患者应保持大便通畅，入院后常规给予缓泻剂，若2d无大便时需积极处理。排便时必须有专人看护，严密观察心电图的改变。饮食中适当增加纤维食物，避免用力排便，防止因腹内压急剧升高，反射性引起心率及冠状动脉血流量变化而发生意外。

（8）运动康复及日常生活指导：目的是帮助患者恢复体力及日常生活能力，出院时达到生活基本自理。早期运动康复计划因人而异，病情重、预后差的患者，运动康复的进展宜缓慢，反之可适度加快进程。开始进行康复训练时，应在心电、血压监护下进行，以方便医护人员监测。运动量宜控制在较静息心率增加20次/min左右，同时患者感觉不大费力。心率增加10～20次/min为正常反应。运动时心率增加<10次/min可加大运动量，进入高一阶段的训练。若运动时心率增加超过20次/min，或收缩压降低超过20mmHg（2.7kPa），出现心律失常或心电图ST段缺血型下降≥0.1mV或上升≥0.2mV，则应退回到前一个运动水平。出现下列情况时应减缓运动进程或停止运动：①胸痛、心悸、气喘、头晕、恶心、呕吐等；②心肌梗死3周内活动时，心率变化不宜超过20次/min或血压变化不超过20mmHg（2.7kPa）；③心肌梗死6周内活动时，心率变化不宜超过30次/min或血压变化不超过30mmHg（4kPa）。

6. 健康教育

（1）生活指导：急性心肌梗死后要有适当、合理的生活节奏，保证充足的睡眠和休息，避免过度劳累，尤其避免情绪激动。日常生活中还应保持大便通畅，以防排便用力加重病情。便秘时可适当使用缓泻剂如开塞露等，嘱患者养成按时排便的良好习惯。

（2）饮食指导：急性心肌梗死恢复后的所有患者均应采用饮食调节，可减少再发，即低饱和脂肪和低胆固醇饮食，要求饱和脂肪占总热量的7%以下，胆固醇<200mg/d。指导患者避免食用黄油、蛋黄、脂肪、动物内脏、坚果、猪油、巧克力、含酒精及咖啡因的饮料等。多食新鲜蔬菜、水果、豆制品、植物油。少食多餐，避免过饱。

（3）戒烟：戒烟是心肌梗死后的二级预防的重要措施，研究表明急性心肌梗死后继续吸烟再梗死和死亡危险增高22%～47%。向患者讲解吸烟对健康特别是心血管方面的危害，告知戒烟方法，帮助制订戒烟计划，同时争取家属的支持和督促。

每次随诊都必须了解并登记戒烟计划执行情况。

（4）心理指导：心肌梗死后患者焦虑情绪多来自于对今后工作能力和生活质量的担心，应予以充分理解并指导患者保持乐观、平和的心情，正确对待自己的病情。鼓励家属和同事对患者要给予理解和支持，工作、生活中避免对其施加压力，并创造一个良好的身心修养环境，使患者早日身心康复。

（5）康复指导

1）康复计划：建议出院后进行康复计划，适当运动可以提高患者的心理健康水平和生活质量，延长存活时间。进行康复训练时必须考虑患者的心理、社会、经济因素，体力活动量则必须考虑患者的年龄、心肌梗死前活动水平及体力状态等。运动中以达到患者最大心率的 60% ～ 65% 的低强度长期锻炼是安全有效的。运动方式包括步行、慢跑、太极拳、骑自行车、游泳、健美操等，每周运动 3 ～ 4d，开始时每次 10 ～ 15min，逐步延长至每天 30min 以上。避免剧烈活动、竞技性活动、活动时间过长。在有氧运动前后应分别进行 5 ～ 10min 的热身运动和整理运动。个人卫生清理、家务劳动、娱乐活动等也对患者有益。

2）恢复性生活：无并发症的患者心肌梗死后 6 ～ 8 周可恢复性生活，性生活应适度，若性生活后出现心率、呼吸增快、感觉胸痛，心悸持续 15min 或疲惫等情况，应节制性生活。

3）从事轻体力工作：经 2 ～ 4 个月的体力活动锻炼后，酌情恢复部分或轻体力工作，但对重体力劳动、驾驶员、高空作业及其他精神紧张或工作量过大的工种应予以更换。

4）用药指导：指导患者按医嘱按时、规律服药，告知药物的作用和不良反应，并教会患者自测脉搏方法，养成自我监测血压的习惯。若胸痛发作频繁、程度较重、时间较长，服用硝酸酯类疗效较差时，提示急性心血管事件，应及时就医。

5）强化急救意识：心肌梗死是心脏性猝死的高危因素，应教会家属心肺复苏的基本技术以备急用。正确判断猝死患者的先兆，在病发前的几天甚至几个月前，有可能会感到胸闷、心慌、乏力；发病前 1h，会忽然出现低血压、胸痛、头晕。家属应警惕。一旦出现心源性猝死，除要马上拨打"120"电话求救之外，首先将患者就地平卧，大声呼唤，如果发现患者没有意识和呼吸，要立即对准患者的前胸正中偏下部猛力击打 1 ～ 2 拳。然后进行胸部按压（按压部位两乳头连线中点），每分钟 100 ～ 120 次，每按压 30 次，口对口人工呼吸 2 次，一直坚持到急救人员到场。

# 第五章　冠状动脉旁路移植术管理与健康教育

冠状动脉性心脏病是指各种原因造成冠状动脉管腔狭窄，甚至完全闭塞，使冠状动脉血流不同程度地减少，心肌血氧供应失去平衡而导致的心脏病。临床实践证明，冠状动脉旁路移植术能有效地缓解或解除症状，改善心肌供血，避免心肌梗死的发生，提高生活质量和延长生命，已经是公认的治疗冠心病心肌缺血最有效的方法。

## 一、适应证和禁忌证

1. 适应证

（1）左主干病变（狭窄≥50%）或相当于左主干病变，即前降支和回旋支起始狭窄≥70%；

（2）不稳定心绞痛/无Q波心肌梗死，经内科系统治疗无效者；

（3）三支病变，狭窄≥70%；

（4）PTCA失败，PTCA或CABG术后再狭窄；

（5）心绞痛并发左心室壁瘤，或伴有室间隔缺损或瓣膜损害者。

2. 禁忌证

（1）心室功能低下者。心胸比值＞0.75、左心室射血分数＜20%，心室舒张末压＞20mmHg（2.66kPa）者；

（2）冠状动脉病变呈弥漫性，病变远端血管管腔小于1mm或不通畅者；

（3）重度肺动脉高压、右心衰竭或严重肝、肾功能不全者。

## 二、手术方法

1. 体外循环下冠状动脉旁路移植术（CABG）　在体外循环（CPB）辅助，心脏停搏或室颤下行冠状动脉旁路移植术，具有术野清晰，心脏及冠状动脉稳定的特点，为术者进行血管移植和吻合创造了良好条件。随着体外循环技术不断提高，其引起的心肌再灌注损伤、对人体免疫功能、重要脏器以及血液系统等造成一定损害的情况不断降低，但仍不可完全避免。

2. 非体外循环下冠状动脉旁路移植术（OPCABG）　非体外循环、心脏跳动下冠状动脉旁路移植术是一种微创心脏外科手术。对于不合并心内操作的患者，尤其是心功能较差的患者尤为适用，具有创伤小，出血少，疼痛轻，恢复快，并发症少的优点。缩短住院时间，降低医疗费用，但技术条件要求较高。现为外科广泛采用的基本方法。

3. 经血管内体外循环下微小切口冠状动脉旁路移植术　此术式包括左胸前外侧微小切口，经股动静脉插管建立血管内体外循环，主动脉内用球囊阻断血流，用导管输送心脏停搏液。其拓宽了微创冠状动脉旁路移植术的应用范围，手术适应证与常规体外循环 CABG 术相同，可完成心脏表面任何部位冠状动脉吻合，还可同时完成其他心内手术，已成为微创冠状动脉旁路移植术的一个重要发展方向。但此手术医疗费用较高，治疗效果及其优势还有待于进一步观察和论证。

### 三、管理与健康教育

1. 术前管理与健康教育

（1）管理与健康教育评估

1）高危因素评估：冠心病的病因较多，其高危因素包括年龄、性别、家族史、高血压、吸烟、高脂血症等，在这些因素中高血压、吸烟、高脂血症、糖尿病与冠心病的关系已比较明确。肥胖也应引起足够的重视，因为肥胖可致血压增高，甘油三酯、胆固醇水平增高，高密度脂蛋白水平降低，还能引起高胰岛素血症。通过对全身状况的评估判断是否存在有猝死风险。

2）辅助检查：术前需进行全面检查，其中包括心电图、冠状动脉及左心室造影、超声心动图、胸部 X 线片，四肢血管超声等。

（2）术前功能训练：指导患者学会手术后必须施行的活动，如练习有效的咳嗽、深呼吸、翻身及肢体的运动等以减少术后并发症。

1）深呼吸训练：手术后正确的呼吸方式是横膈 - 腹部的呼吸。指导患者经鼻慢慢吸气，使腹部膨起，然后从嘴慢慢吐气。其做法：患者取坐位或仰卧位，屈膝以放松腹部肌肉 - 双手放在腹部中的外侧 - 经鼻吸气使上腹部向外膨胀 - 由嘴呼气并收缩腹肌将气体排出。

2）咳嗽训练：患者取坐位或半卧位，上身稍向前倾，双手手指交叉按在胸壁伤口部位，咳嗽时以手支托伤口 - 令患者做一个深呼吸，张嘴将气呼出，连作 3 次短呼吸，干咳一声 - 嘴保持微张，快速深呼吸后用力的咳嗽 1～2 次。可将腹式呼吸和有效咳嗽的练习结合起来进行，先让患者练习腹式呼吸，在患者无不适的情况下，练习有效咳嗽，既节约患者时间，又增强训练效果。

3）活动训练：在床上的移动和翻身可预防肺部并发症和压疮的发生，并能刺激肠蠕动减少胀气痛。指导患者利用床挡翻身和由床上坐起，以减轻伤口受牵拉。翻身时，先转向一侧，上面的腿弯曲并在两腿之间垫以软枕支托。

4）床上排便练习：嘱患者半卧位，女性患者臀下垫坐便器，男性用便壶，练习排便，以免术后拔除尿管后因卧位不习惯而导致排尿困难或尿潴留。保持大便通畅，指导患者在床上对腹部进行顺时针按摩，同时做肛门收缩动作 10～20 次 /d。经过练习有利于消除患者的心理压力，消除排尿、排便困难的顾虑。

5）下肢肌训练：指导患者收缩小腿和大腿的肌肉，持续几秒后放松，重复 10 次，进行肌肉压缩运动训练；膝关节弯曲 90° 至足掌平踏床面上，再将小腿伸直置于床上，重复 5 次，进行股四头肌训练。

（3）饮食指导：许多患者合并有高血压、糖尿病。因此在饮食上应为低盐低脂，糖尿病患者则为糖尿病饮食。因为饱餐易诱发心绞痛，要求患者少量多餐，不能暴饮暴食。

（4）呼吸道准备：①术前要治愈和严格控制上呼吸道感染，以免引起肺部并发症。②术前要特别注意有慢性哮喘、咳嗽的中老年患者，即使无任何症状，也要实施预防性的抗生素治疗以及雾化吸入治疗。③术前戒烟，以减少术后肺部并发症的发生。

（5）备用血管的准备：冠状动脉搭桥术中常用的血管桥有乳内动脉、桡动脉、大隐静脉、小隐静脉等，因此要注意对备用血管的保护，避免损伤和炎性反应。备皮范围包括颈、胸、腋下、会阴和双下肢皮肤，如果取桡动脉为移植物，则前臂皮肤也应准备。尤其是大隐静脉将用作旁路移植时，禁忌下肢静脉注射，以保护血管。

（6）胃肠道准备：术前做好胃肠道准备，可减少麻醉时引起的呕吐和误吸以及术后肠道胀气。

1）灌肠：手术前一日晚 20：00 点给予复方甘油灌肠液 110ml 灌肠，灌肠后检查患者排便情况，了解灌肠的效果。

2）禁食水：晚 20：00 点灌肠后开始禁食 6～8h、禁水 4h，次日下午手术的患者，由于禁食水时间较长，根据情况给予适当补液。

（7）用药指导：①术前长期服用的抗凝药物如阿司匹林、华法林应在手术前一周停服，如果必须持续抗凝者（不稳定心绞痛）可改用肝素。②长期使用利尿剂者在术前数日停用，否则会影响血容量和血清钾的控制。③糖尿病患者术前 12h 停服的降糖药，手术中监测血糖变化，必要时经静脉给予胰岛素。④高血压患者降压药可用到术前，特别是对严重高血压者，不能轻易停药以免发生意外。⑤为保证患者充分休息和睡眠，术前晚需口服镇静药物，通常为地西泮 2.5～5mg。

（8）心理管理与健康教育：冠心病患者多为 A 型性格，易兴奋、激动，情绪不稳定。术前对患者采取良性的心理诱导，通过与患者和家属的交谈，了解患者的性格、习惯、住院的顾虑等，针对患者的这些特点进行耐心的思想工作，解释手术的必要性及术后如何配合，稳定患者情绪、消除其顾虑、增强战胜疾病的信心。同时必须向家属介绍手术的必要性及手术中、手术后可能有发生的危险情况，并签署手术同意书。

（9）手语训练：由于手术后患者上呼吸机，不能说话。可使用手语，如示大拇指意为大便；小指意为小便，食指意为有痰，握拳意为刀口痛，食指与拇指围成环形意为口渴，拍床意为呼叫护士。通过教会患者用手语的进行交流，解除其心理压力。

（10）术前访视：手术前 1 日 ICU 管理与健康教育组人员到病房，与患者面对面讲解 ICU 环境，人员配备，术后注意事项，如介绍患者身体将留置的各种管道（气管插管、动脉插管、胸腔引流管、胃管、尿管）不能随意拔掉；为了安全，会将约束带固定患者的双上肢，希望患者给予配合等相关事宜。

2. 术中管理与健康教育

（1）卧位：一般取仰卧位，一侧下肢外斜屈曲，膝下垫枕。患者上手术台后即给予安慰，消除其紧张恐惧情绪，并在背部垫以硝酸甘油贴片，以减少左心室充盈，并使冠状动脉扩张，改善心肌供血。麻醉前安置好 ECG 电极，连接氧饱和度的监测仪，并在局麻下行动静脉穿刺置管。

（2）器械准备：手术分两组进行，一组准备大隐静脉桥，另一组开胸建立体外循环。除常规准备体外循环器械外，尚需加冠状动脉特殊器械及冷光源头灯等。

（3）维持心肌供氧平衡：①注意观察心率与血压的变化，避免心率增快及血压增高。②麻醉应维持稳定，避免忽深忽浅。③如出现低血压，应寻找原因并积极处理。④维持 $PaCO_2$ 在正常范围内，防止过度通气，因为碱中毒可减少冠脉的血流量，同时还可使氧与血红蛋白结合牢固，使氧不易向组织释放。⑤增加吸入氧的浓度，以提高 $PaO_2$。

（4）术中配合：①处理心肌缺血。术中如出现心肌缺血，可通过调节麻醉深度，调整血容量，改善冠脉血运等方法给予及时处理。②取出大隐静脉后，于远端插入一橄榄形针头作为标记，并结扎固定，以防弄错方向造成血流运行受阻。禁止钳夹静脉，以免造成内膜损伤。向静脉内注入肝素液，随后放入含罂粟碱的生理盐水中备用。③密切观察病情变化，及时准确地计算出血量，并保持静脉通路的通畅。随时记录各项用药的时间及用量，备好各种抢救药品，积极配合处理各种紧急情况。

3. 术后管理与健康教育

（1）ICU 做好交接工作

1）做好接收准备：包括治疗与监测设备，如呼吸机、血压计、心电监测、引流袋及负压吸引装置；配备控制升压药或血管扩张药的输液泵、急救复苏的电除颤器、主动脉球囊反搏器、开胸包；急救、常规用药，常用的液体及冲管道的肝素液，各种观察记录表格等，使患者的各项指标监测不间断，一旦出现意外，能及时发现和得到处理。

2）搬运患者的管理与健康教育：患者由手术室送至 ICU 后，由平车移动至病床之前，要注意血压是否平稳，轻抬轻放，避免管道脱落；抬到病床上后，立即连接呼吸机、心电导线、血压计；观察并保持每条输液管道的通畅；监测各项生命指标并记录；抽取血化验标本；观察患者神志、末梢循环、肌紧张等表现。

3）详细了解术中情况：向护送麻醉师及护士了解麻醉过程是否平稳，术中所见冠状动脉病变程度、分布、冠脉血运重建的满意程度、体外循环时间、主动脉阻断时间，停机后血压情况，尿量是否满意，电解质和酸碱是否平衡，以及用药的反应及其用量，手术过程是否顺利，目前正在应用的药物及剂量等。

（2）心率和心律的监测

1）心率的监测：患者入 ICU 后立即给予连续心电监护，心率最好维持在 60～80 次/min。心率增快，心肌耗氧量也相应增加，而且使心脏舒张期缩短，影响每搏输出量和冠状动脉灌注血量。存在左心功能不全时，心率控制在 100 次/min 为宜；另外，体温增高（>38.5℃）、疼痛、水电解质平衡紊乱、低氧血症、低血容量、心肌缺血等均可使心率增快。当心率<60 次/min 时，应观察血流动力学情况，如出现循环不稳定时，及时报告医生给予药物治疗，如静脉推注阿托品或盐酸消旋山莨菪碱、静脉点滴异丙肾上腺素等。术中放置起搏导线者，可安装临时起搏器。

2）心肌缺血的观察：患者返回 ICU 后立即行全导心电图监测，并与术前对比。术后前 3d 每天做 2 次全导心电图，随时观察心电示波情况，如发现有 T 波和 ST 段改变等心肌缺血表现，应立即报告医生，有助于早发现手术期心肌梗死发生、冠状动脉血管痉挛以及心肌血运重建不完全等。

3）心律失常的监测：CABG 术后较为常见，以房颤、室上性心动过速、室性心律失常最为多见。术后体温过低、低血钾症、酸中毒、低氧血症以及心肌缺血均可导致室性早搏、室性心动过速或心室纤颤。所以，及时观察并纠正引起室性心律失常的病因非常重要。处理时首选利多卡因 1～2mg/kg 静脉推注，为维持疗效可持续静脉点滴（200～300mg/ml）。效果不佳时，及早应用胺碘酮。

（3）循环功能监测

1）血压的监测：患者维持有创动脉血压监测，术后15min记录1次，平稳后30min～1h记录1次。血压最好控制在100～140/60～90mmHg。术前合并高血压的患者，不宜将血压控制在正常低水平，因不利于脑和肾的灌注，血压应控制在120～140/80～90mmHg为宜。疼痛、吸痰等刺激均可引起患者血压升高，高血压增加左室射击血阻力，可导致心脏收缩期室壁张力增加，从而使心肌耗氧量增加；另外，高血压可能引起术后早期出血，进而使有效循环血量减少。所以，应采取恰当的镇静措施，遵医嘱应用血管扩张剂和钙通道阻滞剂。同时，护士应注意在进行吸痰等操作前告知患者，取得配合，降低其紧张情绪。

2）低心排的观察：CABG术后低心排血量的常见原因包括①术前严重左心功能不全（EF＜40%）：缺血性心肌病、巨大室壁瘤、室间隔穿孔合并严重的瓣膜病变。②术中心肌保护欠佳。③围术期心肌梗死：移植血管痉挛，再血管化不完全。④容量不足。⑤低血钙：老年人、体外循环、大量输入库存血等均可造成低血钙，从而导致血管阻力降低。⑥药物原因：鱼精蛋白、抑肽酶、抗生素过敏，扩血管药物使用不当。CABG术后血压降低，心肌灌注减少，心功能降低，处理原则：①病因处理：补充血容量、钙剂；纠正酸中毒；用动脉移植血管（如桡动脉），术后应立即开始静脉滴注解痉药物；必要时再次手术。②药物治疗：正性肌力药物如多巴胺、多巴酚丁胺、肾上腺素等，应选用单独的中心静脉通路泵入。③经皮主动脉球囊反搏（IABP）。

3）体温及末梢循环：保暖对于维持术后早期稳定的血流动力学状态非常重要。术后早期全身温度较低，末梢循环不良。而低体温、寒战又可导致$SvO_2$降低，出现低氧血症和代谢性酸中毒等，继而影响心肌供血。所以，及时采取保暖措施，维持正常体温，有利于改善末梢循环，使心肌耗氧量降低而稳定循环。当体温升高＞38℃时，应采取降温措施，头置冰袋、酒精擦浴或药物降温等。

4）引流量的观察：保持引流管通畅，防止弯折、扭曲。术后24h内每15～30min挤压心包及纵隔引流管一次并记录引流量。观察引流液的颜色、性质及量，引流液过多时，注意观察血压及中心静脉压的变化，应根据引流量及时补充血容量，以避免因血容量不足而引起的血压变化。如引流量连续3h＞200ml/h时，应及时通知医生采取外科措施。

（4）肾功能监测：①CABG术后发生肾功能不全的病理生理基础：a.动脉粥样硬化、高血压和长期糖尿病均可累及肾动脉，造成肾动脉狭窄和肾小球受损，从而导致肾储备功能减退。b.术中或术后动脉灌注不足所致肾缺血、缺氧。②合并高血压、糖尿病的患者，围术期应将灌注压保持在较高水平，是预防术后发生肾功能不全的关键措施。③监测每小时尿量，观察尿的颜色，测量尿比重、尿蛋白、血清钾、肌酐、尿素氮水平等反映肾功能的指标。④对肾功能不全的患者应慎重补钾，如钾大于6mmol/L，明显的氮质血症，应积极运用肾功能替代治疗措施。

（5）呼吸系统的管理与健康教育：①患者返回ICU后给予呼吸机辅助呼吸，根据年龄、体质、病情选择呼吸机的参数和适当呼吸方式。监测血气变化，保持pH在7.35～7.45之间，允许轻度呼吸性碱中毒，因轻度呼吸性碱中毒有助于改善冠状动脉血流量，并可降低复温过程中代谢性酸中毒的发生。②低氧血症的监测：正常混合静脉血氧饱和度是68%～77%，如<68%表示氧供减少或氧耗增加；<60%，心脏代偿；<50%机体发生无氧代谢，出现酸中毒。CABG术后患者需较长时间监测脉搏氧饱和度，定时检查血气。如患者有低$PaO_2$，应提高吸氧浓度；机械通气加用呼气末加压呼吸（PEEP）；保持呼吸道通畅，定时清除呼吸道分泌物；严格无菌操作，吸痰的动作要轻柔快捷，避免诱发和加重低氧血症。③高龄患者（年龄>70岁）肺储备功能均有不同程度地减退，术后易出现低氧血症和高碳酸血症，应充分镇静，延长呼吸机辅助时间，并适当增加氧浓度，给予PEEP 4～$5cmH_2O$，有利于改善低氧血症；对于EF<40%以及术后心电图有明显缺氧表现者，在采取适当限制液体入量，保持合适的胶体渗透压，有效利尿等措施的同时，亦应延迟拔管。④如患者循环功能稳定，自主呼吸恢复应尽早拔管，减少因气管插管及机械通气而增加肺部感染的机会。气管插管拔管后给予患者半卧位及鼻导管/鼻塞氧气吸入2～3L/min，或面罩吸氧4～6L/min，$SpO_2$应达到98%～100%。拔管1h后开始做体疗，教会患者做深呼吸，鼓励患者自己有效咳嗽，注意按压胸前手术切口，给予胸、背部叩击协助排痰。

（6）神志观察：①CABG术后发生脑部并发症的病理生理基础：a.冠心病患者同时合并脑血管硬化和颈动脉狭窄。b.术中或术后脑血管灌注压不足，造成脑细胞缺血缺氧。c.升主动脉严重粥样硬化甚至钙化，术中操作导致斑块脱落，也是重要原因之一。②脑部并发症可表现为：苏醒延迟、昏迷、脑血栓、意识障碍及精神症状等。术后定时观察神经症状，观察并记录瞳孔及对光反射情况，在患者完全清醒后观察肢体活动状况和运动能力。

（7）血糖的监测：因手术本身可引起应激性血糖升高，加之术后气管插管、呼吸机辅助呼吸，患者处于禁食水状态，均可导致糖代谢紊乱。因此，冠心病患者常合并糖尿病。CABG术后应使用快速血糖仪监测血糖变化。对以往糖尿病患者，术前应调整降糖药物或胰岛素的用量，将血糖控制在正常范围内（空腹血糖

4.4 ～ 6.7mmol/L；餐后血糖 6.7 ～ 8.3mmol/L ）。呼吸机辅助呼吸期间，可持续泵入胰岛素，并根据血糖水平，随时调整胰岛素的泵入剂量。同时，还应严密监测血清钾水平，根据化验结果补充氯化钾。

（8）患肢的管理与健康教育：注意观察并记录患肢的温度、颜色以及有无水肿、渗出等情况，防止深静脉栓塞，使用弹力绷带包扎切口，抬高患肢 15° ～ 30°，并置垫枕以预防水肿及静脉炎。制订个体详细的训练计划，轮流抬高、活动下肢，做好患侧脚掌、脚趾的锻炼，促进静脉回流，以免发生下肢深静脉血栓或血栓性静脉炎，有助于侧支血管的建立。保持局部清洁干燥，不要随意抓挠；禁止患肢穿刺或输液。

### 四、健康教育

1. 心理指导　冠状动脉旁路移植手术对患者来说是一次大手术，承担了很大的风险，不仅经历了身体上的痛苦，精神压力也很大，护士应指导患者术后建立健康的生活方式，保持良好的心态，稳定的情绪，不要大喜大悲，引导患者以积极乐观的态度对待疾病，家属应尽量给患者营造良好的生活环境。

2. 生活与饮食指导　保持良好的生活习惯，不宜过度劳累，避免酗酒吸烟。饮食上要少食多餐，避免过饱，不饮浓茶，含咖啡的饮料，要严格控制脂肪和胆固醇的摄入。尽量不要选用肥肉、动物油、巧克力等食物，多食蔬菜、水果、豆类制品等，维生素可减少胆固醇在肠内的吸收，有利于预防冠心病，还可以防治便秘。控制糖类食品的摄入，食盐 5g/d 以下，并切忌暴饮暴食。保持大便通畅，勿用力排便，必要时可使用缓泻药。

3. 运动指导　术后进行适当的运动有益于血管桥的通畅，增加心肌供血量，提高心肌供血和储备力。适当运动还可以减轻患者的抑郁症状，保持良好的心情。患者要根据个人的实际情况选择运动方式，以有氧运动为宜，如：慢跑、步行、太极拳、骑自行车等，时间一般为 20 ～ 30min，活动量由小至大，以不引起胸闷气急为宜。

4. 用药指导　积极治疗高血压、糖尿病等与冠心病有关的疾病。外出时随身携带硝酸甘油。遵医嘱按时服用阿司匹林。

5. 定期复查　术后要定期去医院复查，复查的内容包括心音听诊、胸片、心电图及血管超声。如有心悸、晕厥等不适应立即到医院就诊。

# 第六章　心内科疾病的护理

## 一、心源性呼吸困难的护理

由于各种心脏疾病发生左心功能不全时，患者自觉呼吸时空气不足，呼吸费力的状态，同时可有呼吸频率、节律和深度的异常，称为"心源性呼吸困难"。

1. 原因　主要为左心功能不全造成的呼吸困难，是由于肺淤血导致的肺循环毛细血管压升高，组织液聚集在肺泡和肺组织间隙中，而形成肺水肿。也可出现于右心衰竭、已有左心衰竭者又引发右心衰竭时可见，还有分流性先天性心脏病、心肌病、心包炎、心脏压塞时。

2. 临床表现　按严重程度分为：①劳力性呼吸困难：最早出现，也是最轻的呼吸困难，在体力活动时发生或加重，休息即缓解。②夜间阵发性呼吸困难：常发生在夜间，患者平卧时肺淤血加重，于睡眠中突然憋醒，被迫坐起。大多于端坐休息、下床、开窗通风后症状可自行缓解。部分患者可伴有咳嗽、咳泡沫样痰。亦可有患者呼吸深快，可闻及哮鸣音，称为"心源性哮喘"。重症者可咳粉红色泡沫痰，发展成急性肺水肿。③端坐呼吸：是心功能不全后期表现，患者不能平卧，被迫采取坐位或半卧位。

3. 护理问题

（1）活动无耐力：与氧的供需失调有关。

（2）气体交换受损：与肺淤血有关。

4. 护理措施

（1）观察病情：呼吸困难有无改善，皮肤发绀是否减轻，血气分析结果是否正常等。

（2）休息与体位：协助患者调整舒适的体位，根据病情取半卧位或端坐位。

（3）提高活动耐力：根据心功能情况，制订活动计划，给予必要的生活护理，减轻体力活动，以减轻心脏负担，使心肌耗氧量减少，呼吸困难减轻。

（4）遵医嘱给氧：根据缺氧程度调节氧流量。

（5）遵医嘱给予抗心力衰竭、抗感染等药物治疗，观察药物副作用。同时静脉输液时严格控制滴速，为每分钟 20～30 滴，防止急性肺水肿发生。

（6）心理护理：帮助患者树立战胜疾病的信心。

## 二、心前区疼痛护理

因各种理化因素刺激支配心脏、主动脉或肋间神经的传入纤维，引起的心前区或胸骨后疼痛，称为心前区疼痛。

1. 原因　心绞痛、心肌梗死是引起心前区疼痛最常见的原因，梗阻性肥厚型心肌病、急性主动脉夹层动脉瘤、心包炎、胸膜炎等均可引起疼痛，心血管神经官能症亦可引起心前区疼痛，但与精神刺激和环境因素密切相关。

2. 临床表现　心绞痛、急性心肌梗死患者典型疼痛位于胸骨后，呈阵发性压榨样痛，常伴有焦虑、濒死感。心绞痛常有活动或情绪激动等诱发因素，休息或含服硝酸甘油后可缓解；急性心肌梗死出现疼痛多无明显诱因，程度较重，持续时间较长，含服硝酸甘油多不能缓解；还可有冷汗、血压下降等现象；急性主动脉夹层动脉瘤患者可出现胸骨后或心前区撕裂样剧痛或烧灼痛，可向背部放射；急性心包炎、胸膜炎可伴有咳嗽、呼吸困难等症状，并常因此疼痛加剧，呈刺痛，持续时间较长；心脏神经官能症患者的主诉常与情绪变化有关，疼痛部位常不固定，与体力活动无关，且多在休息时发生，伴神经衰弱症状。

3. 护理问题

（1）疼痛：与动脉供血不足、炎症累及心包或胸膜壁层有关。

（2）恐惧：与疼痛有关。

4. 护理措施

（1）疼痛的观察，注意心前区疼痛的部位、性质、持续时间、有无诱发因素、伴随症状等。

（2）减轻疼痛，预防复发：给患者创建良好的休息环境，满足患者生活需要。遵医嘱给予镇静药、止痛药及病因治疗。有针对性地进行健康指导，如深呼吸、全身肌肉放松等。

（3）心理护理：针对不同病因进行解释，消除对疼痛的恐惧感。

## 三、心悸护理

心悸是指患者自觉心跳或心慌，可伴有心前区不适，自述心搏强而有力或心脏停搏感及心前区震动感。

1. 原因　各种原因引起心律失常、各种器质性心脏病、全身性疾病如甲状腺功能亢进症、严重贫血、高热、低血糖反应等，及心血管神经官能症都可引起心悸；

此外，健康人剧烈活动、精神高度紧张、过量吸烟、大量饮酒、饮浓茶和咖啡或使用某些药物如阿托品、咖啡因、氨茶碱、肾上腺素等也可引起心悸。

2. 护理问题

（1）心排血量减少：与各种心脏病和心律失常有关。

（2）焦虑：与心悸有关。

3. 护理措施

（1）注意心率、心律的变化。测脉搏、听心率，时间不少于1min，必要时心电、血压监护。

（2）严密观察病情。心功能不全时心悸可伴呼吸困难、发热、胸痛则有风湿热、心绞痛及心肌炎的可能；严重心律失常伴晕厥、抽搐时，应及时与医师联系。

（3）心理护理。向患者说明发病原因和对患者有何影响，减轻焦虑。

（4）增加休息时间，睡前可用小剂量镇静药以改善睡眠。指导患者不食刺激性食物和饮料及易引起心悸的药物。

**四、心源性水肿护理**

心源性水肿是由于充血性心力衰竭引起体循环系统静脉淤血等原因，使组织间隙积聚过多液体所致。

1. 原因　最常见的是右心衰竭或全心衰竭。也可见于渗液性心包炎或缩窄性心包炎。

2. 临床表现　心源性水肿的特点是水肿早期出现在身体低垂部位，卧床患者的水肿常发生在背、骶尾、会阴部及胫前、足踝部，逐渐延及全身，重者可出现胸腔积液、腹水。用指端加压水肿部位，局部可出现凹陷，称为压陷性水肿。水肿常在下午出现或加重，休息一夜后减轻或消失。患者常有手、脚肿，还会出现尿量减少、体重增加等症状，甚至可出现水、电解质紊乱。

3. 护理问题

（1）体液过多：与右心功能不全所致体循环静脉淤血有关。

（2）有皮肤完整性受损的危险：与水肿部位循环改变或躯体活动受限有关。

4. 护理措施

（1）休息与体位：嘱患者多卧床休息，下肢抬高，伴胸腔积液或腹水的患者宜采取半卧位。

（2）饮食护理：给予低盐、高蛋白、易消化饮食，少量多餐。根据病情适当限制液体摄入量。向患者及其家属说明限制钠盐的重要性。

（3）病情监测：定期测体重，记录24h出入液量。

（4）用药护理：遵医嘱使用利尿药，观察尿量、体重及水肿消长情况，监测血电解质变化。

（5）皮肤护理：严重水肿局部易破损和发生感染，应保持床单和患者内衣的清洁、干燥。如需使用热水袋取暖，水温不宜过高，以40～50℃为宜，以免烫伤。保持会阴部皮肤清洁、干燥，有阴囊水肿的男性患者可用托带支托阴囊，水肿液外渗局部要防止继发感染，注意观察有无压疮发生。

### 五、心源性晕厥护理

心源性晕厥是由于心排血量突然骤减、中断或严重低血压而引起一过性脑缺血、缺氧，表现为突发的可逆性意识丧失。

1. 原因　严重心律失常、主动脉瓣狭窄、急性心肌梗死、高血压脑病等。

2. 护理问题

（1）有受伤的危险：与晕厥发作有关。

（2）心排血量减少：与严重心律失常、心肌收缩力减弱、主动脉瓣狭窄有关。

3. 护理措施

（1）了解病史：晕厥发作前有无恐惧、紧张等诱因，有无头晕、眼花、恶心、呕吐等先兆表现；晕厥发生的时间、体位、历时长短以及缓解方式；发作时是否有心率增快、血压下降等伴随症状。

（2）避免诱因：嘱患者避免过度疲劳、情绪激动或紧张、突然改变体位等情况，一旦有头晕、黑矇等先兆时立即平卧，以免摔伤。

（3）发作时处理：将患者置于通风处，头低足高位，领口解松，及时清除口、咽中的分泌物，以防窒息。

（4）积极治疗相关疾病。

### 六、慢性心力衰竭

1. 病因与发病机制　心力衰竭（心衰）是指在静脉回流正常的情况下，由于原发性的心脏损害引起心排血量减少，不能维持机体代谢需要的一组临床综合征。按发生的部位可位为左心、右心和全心衰竭；按发展速度可分为急性心衰和慢性心衰，以慢性居多。

（1）基本病因

1）原发性心肌损害：见于冠心病心肌缺血、糖尿病、心肌病等；

2）心脏负荷过重：①容量负荷（前负荷）过重，见于瓣膜关闭不全、间隔缺损、动脉导管未闭、甲状腺功能亢进症等；②压力负荷（后负荷）过重，见于高血压、主动脉瓣狭窄、肺动脉高压等。

（2）诱因：①感染。呼吸道感染是最常见、最重要的诱因。②心律失常。心房颤动是诱发心力衰竭的重要因素。③血容量增加。摄入钠盐过多、输液过快过多。④妊娠和分娩。⑤生理或心理压力过大。情绪激动、过度劳累。⑥其他，如药物使用不当等。

（3）发病机制：慢性心力衰竭的发病机制十分复杂，这些机制可使心功能在一定时间内维持在相对正常的水平，但也有负性效应，久之发生失代偿：① Frank-Starling 机制；②神经体液的代偿机制；③心肌损害与心室重塑。

2. 临床表现

（1）左心衰竭：以肺淤血和心排血量降低表现为主。

1）症状：①呼吸困难。最早出现劳力性呼吸困难，最典型的是夜间阵发性呼吸困难。②咳嗽、咳痰、咯血。咳嗽、咳痰早期出现，是肺泡和支气管黏膜淤血所致，痰呈白色泡沫样状。③倦怠、乏力，头晕、心悸。由于心排血量降低所致。④少尿及肾功能损害。

2）体征：心率加快、肺动脉瓣区第二心音亢进、心尖区舒张期奔马律，交替脉是左心衰竭的特征性体征。双肺下部可闻及湿啰音，慢性左心衰竭可有心脏扩大。

（2）右心衰竭：以体循环淤血表现为主。

1）症状：食欲缺乏、腹胀、恶心、呕吐、少尿等。

2）体征：①水肿。早期在身体下垂部位出现凹陷性水肿。②颈静脉征。颈静脉搏动增强、充盈、怒张是右心衰竭的最主要体征，最可靠的体征是肝 - 颈静脉回流征阳性。③肝大伴压痛。④发绀。由于体循环静脉淤血，血流缓慢使血液中还原血红蛋白增多所致。

（3）全心衰竭：左、右心衰竭同时出现。因有右心衰竭，右心排血量的减少，可使呼吸困难减轻，但发绀加重。

3. 心功能分级　目前通用的是 1928 年纽约心脏病学会（NYHA）提出的一项分级方案，主要是根据患者的自觉活动能力将心功能分为 4 级。Ⅰ级：体力活动不受限制，日常活动不引起乏力、心悸、气急；Ⅱ级：体力活动轻度受限，休息时无症状，日常活动可引起乏力、心悸、气急；Ⅲ级：体力活动明显受限，休息时无症状，轻度日常活动即可引起上述症状；Ⅳ级：体力活动重度受限，休息时也有症状，活动后加重。

4. 辅助检查

（1）X线检查：①心影大小及外形。为心脏病的病因诊断提供重要依据，根据心脏扩大的程度和动态改变还可间接反映心功能状态。②肺淤血征象。肺淤血的有无及其程度能直接反映心功能状态。

（2）超声心动图：①比X线检查更能准确地提供各心腔大小变化及心瓣膜结构情况；②估计心脏功能。

（3）有创性血流动力学检查。

（4）放射性核素检查。

5. 治疗要点

（1）治疗病因和去除诱因。

（2）减轻心脏负担：①合理安排休息，限制体力活动，避免精神紧张，减轻心脏负荷。②饮食，限制钠盐的摄入，水肿明显时应限制水的摄入量。③吸氧。给予持续氧气吸入，流量2～4L/min。④利尿药应用。利尿药是心力衰竭治疗中最常用的药物，通过排钠、排水减轻液体潴留，减轻心脏前负荷。利尿药分为排钾和保钾两大类，排钾利尿药常用氢氯噻嗪、呋塞米；保钾利尿药常用螺内酯、氨苯蝶啶。⑤血管扩张药应用。通过扩张小动脉，减轻心脏后负荷；通过扩张小静脉，减轻心脏前负荷。常用制剂有硝普钠、硝酸甘油等。

（3）增强心肌收缩力：①洋地黄制剂。可增强心肌收缩力，抑制心脏传导系统，对迷走神经系统的直接兴奋作用是其一个独特优点，代表药物如地高辛、毛花苷C（西地兰）等；②非洋地黄制剂，有多巴胺、米力农等。

近来国外已有不少大规模临床试验证明即使重度心力衰竭应用ACEI可明显改善远期预后，降低死亡率，从心功能尚处于代偿期而无明显症状时，即开始给予ACEI的干预治疗是心力衰竭治疗方面的重要进展。

抗醛固酮制剂是螺内酯，能抑制心血管的重构，对改善慢性心力衰竭的远期预后有很好的作用。

β受体阻滞药，可对抗代偿机制中交感神经兴奋性增强这一效应，从而降低患者死亡率、住院率，提高其运动耐量。常用药物有卡维地洛、美托洛尔等。但β受体阻滞药有负性肌力作用，临床应用应十分慎重。仅小剂量应用于以舒张功能不全为特征的轻、中度心力衰竭的治疗。

6. 护理问题

（1）气体交换受损：与左心衰竭致肺循环淤血有关。

（2）活动无耐力：与心排血量下降有关。

（3）体液过多：与右心衰竭致体循环淤血、水钠潴留、低蛋白血症有关。

（4）潜在并发症：洋地黄中毒。

7. 护理措施

（1）休息与活动：根据患者心功能情况合理安排休息和活动。一般心功能Ⅰ级不限制一般的体力活动，但必须避免重体力劳动。心功能Ⅱ级应多卧床休息，中度限制一般的体力活动，避免比较强的活动。心功能Ⅲ级应卧床休息，严格限制一般的体力活动。心功能Ⅳ级应绝对卧床休息。

（2）给氧：根据缺氧的轻重程度调节氧流量。

（3）病情观察：注意观察水肿的消长情况，每日测量体重，准确记录出入量；监测患者呼吸困难的改善情况以及血气分析等变化；活动后心功能情况。

（4）输液的护理：控制输液量和速度，以防诱发急性肺水肿。

（5）饮食护理：给予高蛋白、高维生素、易消化饮食、少量多餐、避免过饱，限制钠盐摄入，每日食盐摄入量少于5g，禁食刺激性食物。

（6）用药护理

1）使用利尿药的护理：使用排钾利尿药时监测血钾及有无乏力、腹胀、肠鸣音减弱等低钾血症的表现，同时多补充含钾丰富的食物，如葡萄干、香蕉、马铃薯等，必要时遵医嘱补充钾盐。口服补钾宜在饭后或进餐时，以减轻胃肠道不适；静脉补钾时每500ml液体中氯化钾含量不宜超过1.5g。利尿药的应用时间选择早晨或日间为宜，避免夜间排尿过频而影响患者的休息。

2）使用洋地黄的护理：教会患者服地高辛时应自测脉搏，当脉搏少于60次/min或节律不规则应暂停服药并报告医师；同时监测心率、心律的变化，必要时监测血清地高辛浓度；应避免与奎尼丁、普罗帕酮（心律平）、维拉帕米（异搏定）、阿司匹林等药物合用，可增加药物毒性。洋地黄类药物毒性反应：①胃肠道表现，食欲下降、恶心、呕吐等；②神经系统表现，头晕、头痛、视物模糊、黄视绿视等；③心血管系统表现，常出现各种类型的心律失常，最常见的为室早二联律，其他如房室传导阻滞等，以及心房颤动转为规则心律，ST段改变呈鱼钩状。洋地黄类药物毒性反应的处理：立即停用洋地黄类药，低血钾者停用排钾利尿药，积极补充钾盐，纠正心律失常，快速性心律失常可用利多卡因，一般禁用电复律，因易致室颤，对缓慢心律失常，可使用阿托品0.5～1mg治疗或安置临时起搏器。

3）使用血管扩张药的护理：应用硝酸酯制剂应注意观察和预防副作用发生，如头晕、头胀感、头部跳动感、面红、心悸等不良反应，严格掌握滴速，监测血压变化，当患者起床时动作宜缓慢，以防直立性低血压。

（7）皮肤护理：预防压疮的发生。

### 七、急性心力衰竭

1. 病因与发病机制　急性心力衰竭是指由于急性心脏病变引起心排血量显著、急骤降低，导致组织器官灌注不足和急性淤血的综合征。

（1）病因：急性广泛心肌梗死、高血压危象、急性瓣膜反流、严重心律失常、输液过多过快等。

（2）发病机制：心脏收缩力突然严重减弱，心排血量急剧减少，或左心室瓣膜性急性反流，左心室舒张末压迅速升高，肺静脉回流不畅，导致肺静脉压快速升高，肺毛细血管压随之升高，使血管内液体渗入到肺间质和肺泡内，形成急性肺水肿。

2. 临床表现　患者呼吸困难，呼吸频率可达 30～40 次 /min，呈端坐呼吸，咳嗽，咳大量粉红色泡沫痰，烦躁不安、口唇青紫、面色苍白、大汗淋漓、血压降低等；查体可见心率和脉率增快，两肺满布湿啰音和哮鸣音，心尖部可闻及舒张期奔马律。

3. 治疗要点

（1）体位：置患者于坐位，两腿下垂，以减少静脉回流。

（2）吸氧：吸入高流量（6～8L/min）氧气，加入 30%～50% 乙醇湿化，降低肺泡内泡沫的表面张力，改善通气。

（3）遵医嘱用药：①镇静药，吗啡具有镇静作用和扩张静脉及小动脉作用，皮下或静脉注射吗啡 5～10mg 可减轻患者烦躁不安，降低心率，减轻心脏负担；②利尿药，静脉注射呋塞米 20～40mg，10min 内起效；③血管扩张药，硝普钠为动、静脉血管扩张药，硝酸甘油扩张小静脉，降低回心血量，酚妥拉明以扩张小动脉为主；④强心药，毛花苷 C 0.4mg 缓慢静脉注射，增强心肌收缩力；⑤平喘药，氨茶碱可缓解支气管痉挛，需缓慢静脉推注。

4. 护理问题

（1）气体交换受损：与急性肺淤血有关。

（2）恐惧：与呼吸困难有关。

（3）潜在并发症：心源性休克、呼吸道感染、下肢静脉血栓形成。

5. 护理措施

（1）一般护理：①休息与活动。限制体力活动，避免长期绝对卧床休息，以防发生静脉血栓、肺栓塞、压疮等问题。②饮食护理。限制钠盐摄入、给予高营养、高热量、少盐、易消化清淡饮食，少量多餐，避免进食产气食物。保持大便通畅。

③吸氧。根据缺氧程度调节氧流量，一般为 2 ～ 4L/min。④控制输液速度，一般为 20 ～ 30 滴 /min。

（2）病情监测：严密观察患者呼吸困难改善情况；监测血气分析结果；保持呼吸道通畅，观察患者的咳嗽情况、痰液的性质和量。控制静脉输液速度。

（3）心理护理：避免在患者面前讨论病情，以减少误解。给予患者精神安慰及心理支持，减轻焦虑和恐惧，以增加安全感。

（4）用药护理：应用吗啡时应注意观察患者有无呼吸抑制，伴颅内出血、神志障碍、慢性肺部疾病时禁用；应用利尿药时要注意记录 24h 尿量，监测水、电解质变化和酸碱平衡情况；用血管扩张药要注意调节输液速度、监测血压变化；应用硝普钠时现用现配、避光滴注，每 24h 更换溶液，用输液泵控制滴速；洋地黄制剂静脉使用时要稀释，推注速度宜缓慢，同时观察心电图变化。重度二尖瓣狭窄患者、急性心肌梗死患者 24h 内禁用洋地黄制剂。

**八、心律失常患者的护理**

1. 发病机制 心脏传导系统是由能够形成和传导心电冲动的特殊心肌组成，包括窦房结、结间束、房室结、希氏束、左右束支和浦肯野纤维。窦房结是心脏正常心律的起搏点。

（1）冲动形成异常

1）窦性心律失常：①窦性心动过速；②窦性心动过缓；③窦性心律不齐；④窦性停搏。

2）异位心律

被动性异位心律：①逸搏（房性、房室交界区性、室性）；②逸搏心律（房性、房室交界性、室性）。

主动性异位心律：①期前收缩（房性、房室交界区性、室性）；②阵发性心动过速（房性、房室交界区性、室性）；③心房扑动、心房颤动；④心室扑动、心室颤动。

（2）冲动传导异常

1）生理性：干扰和房室分离。

2）病理性：①窦房传导阻滞；②房内传导阻滞；③房室传导阻滞；④束支或分支阻滞（左、右束支及左束支分支传导阻滞）或室内阻滞。

（3）发病机制

1）冲动形成异常：①自律性增高；②触发活动。

2）冲动传导异常：折返是所有快速性心律失常中最常见的发病机制。

2. 窦性心律失常　心脏的正常起搏点位于窦房结，其冲动产生的频率是 60～100 次 /min，产生的心律称为窦性心律。窦性心律的频率因年龄、性别、体力活动等不同有显著的差异。心电图特征 P 波在 I、II、aVF 导联直立，aVR 导联倒置，P-R 间期 0.12～0.20s。

（1）窦性心动过速：成人窦性心律在 100～150 次 /min，偶有高达 200 次 /min，称窦性心动过速。窦性心动过速通常逐渐开始与终止。

1）病因：多数属生理现象，健康人常在吸烟，饮茶、咖啡、酒，剧烈运动或情绪激动等情况下发生。在某些疾病时也可发生，如发热、甲状腺功能亢进、贫血、心肌缺血、心力衰竭、休克等。

2）心电图特征：窦性 P 波规律出现，频率 > 100 次 /min，P-P 间隔 < 0.06s。

3）治疗原则：一般不需特殊治疗。去除诱发因素和针对原发病做相应处理即可，必要时可应用 β 受体阻滞药如美托洛尔，减慢心率。

（2）窦性心动过缓：成人窦性心律频率 < 60 次 /min，称窦性心动过缓。常同时伴发窦性心律不齐（不同 P-P 间期的差异 > 0.12s）。

1）病因：多见于健康的青年人、运动员、睡眠状态，为迷走神经张力增高所致。亦可见于颅内压增高、器质性心脏病、严重缺氧、甲状腺功能减退、阻塞性黄疸等。服用抗心律失常药物如 β 受体阻滞药、胺碘酮、钙通道阻滞药和洋地黄过量等也可发生。

2）心电图特征：窦性 P 波规律出现，频率 < 60 次 /min，P-P 间隔 > 1s。

3）临床表现：一般无自觉症状，当心率过分缓慢，出现心排血量不足，可出现胸闷、头晕，甚至晕厥等症状。

4）治疗原则：窦性心动过缓一般无症状也不需治疗；病理性心动过缓应针对病因采取相应治疗措施。如因心率过慢而出现症状者则可用阿托品、异丙肾上腺素等药物治疗，但不宜长期使用。症状不能缓解者可考虑心脏起搏治疗。

（3）窦性心律不齐：窦性心律频率在 60～100 次 /min，快慢不规则称之为窦性心律不齐。心电图特征：窦性 P 波 P-P 间隔长短不一，相差 0.12s 以上。

3. 期前收缩　是窦房结以外的异位起搏点兴奋性增高，过早发出冲动引起的心脏搏动，根据异位起搏点部位的不同，可分为房性期前收缩、房室交界区性期前收缩和室性期前收缩。期前收缩起源于一个异位起搏点，称为单源性，起源于多个异位起搏点，称为多源性。

临床上将偶尔出现期前收缩称偶发性期前收缩，但期前收缩 > 5 次 /min 称频发性期前收缩。如每一个窦性搏动后出现一个期前收缩，称为二联律；每两个窦性搏动后出现一个期前收缩，称为三联律；每一个窦性搏动后出现两个期前收缩，称为成对期前收缩。

（1）病因：健康人在过度劳累、情绪激动、大量吸烟和饮酒、饮浓茶、进食咖啡因等时可引起期前收缩。各种器质性心脏病如冠心病、心肌炎、心肌病、风湿性心脏病、二尖瓣脱垂等可引起期前收缩。另外，电解质紊乱、应用某些药物亦可引起期前收缩。

（2）心电图特征：①房性期前收缩。P波提早出现，其形态与窦性P波不同，P-P间期 < 0.12s，QRS波群形态与正常窦性心律的QRS波群相同，期前收缩后有不完全代偿间歇。②房室交界性期前收缩。提前出现的QRS波群，其形态与窦性心律相同；P波为逆行型（在Ⅱ、Ⅲ、aVF导联中倒置）出现在QRS波群前，P-P间期 < 0.12s。或出现在QRS波后，P-P间期 < 0.20s。也可出现在QRS波之中。期前收缩后大多有完全代偿间歇。③室性期前收缩。QRS波群提前出现，形态宽大畸形，QRS时限 > 12s，与前一个P波无相关；T波常与QRS波群的主波方向相反；期前收缩后有完全代偿间歇。

（3）临床表现：偶发期前收缩大多无症状，可有心悸或感到1次心跳加重或有心跳暂停感。频发期前收缩使心排血量降低，引起乏力、头晕、胸闷等。脉搏检查可有脉搏不齐，有时期前收缩本身的脉搏减弱。听诊呈心律不齐，期前收缩的第一心音常增强，第二心音相对减弱甚至消失。

（4）治疗原则：①积极治疗病因，消除诱因；②偶发期前收缩无重要临床意义，不需特殊治疗，亦可用小量镇静药或β受体阻滞药如普萘洛尔等；③对症状明显、呈联律的期前收缩需应用抗心律失常药物治疗，如频发房性、交界区性期前收缩常选用维拉帕米、β受体阻滞药等治疗；室性期前收缩常选用利多卡因、美西律、胺碘酮等治疗。洋地黄中毒引起的室性期前收缩应立即停用洋地黄，并给予钾盐和苯妥英钠治疗。

4. 颤动　当异位搏动的频率超过阵发性心动过速的范围时，形成的心律称为扑动或颤动。可分为心房颤动简称房颤、心室颤动简称室颤。

（1）心房颤动：心房内产生极快的冲动，心房内心肌纤维极不协调地乱颤，心房丧失有效的收缩，心排血量比窦性心律减少25%甚至更多。房颤是十分常见的心律失常。

1）病因：常发生于器质性心脏病患者，如风湿性心瓣膜病、冠心病、高血压心脏病、甲状腺功能亢进、心力衰竭、心肌病、感染性心内膜炎、肺源性心脏病等。健康人情绪激动、手术后、急性酒精中毒、运动后也可出现房颤。

2）临床表现：房颤心室率 < 150次/min，患者可有心悸、气促、心前区不适等

症状，心室率极快者 > 150 次 /min，可因心排血量降低而发生晕厥、急性肺水肿、心绞痛或休克。持久性房颤易形成左心房附壁血栓，若脱落可引起动脉栓塞。如脑栓塞、肢体动脉栓塞、视网膜动脉栓塞。心脏听诊第一心音强弱不一致，心律绝对不规则。脉搏表现为快慢不均，强弱不等，发生脉搏短绌现象。

3）心电图特征：为窦性 P 波消失，代之以大小形态及规律不一的 f 波，频率 350 ～ 600 次 /min，QRS 波群形态正常，R-R 间隔完全不规则，心室率极不规则，通常在 100 ～ 160 次 /min。

4）治疗原则：积极查出房颤的原发病及诱发原因，给予相应处理。急性期应首选电复律治疗。心室率不快，发作时间短暂者无须特殊治疗；如心率快，且发作时间长，可用洋地黄减慢心室率，维拉帕米、地尔硫䓬等药物终止房颤。对持续性房颤患者，如有恢复正常窦性心律指征时，可用同步直流电复律或药物复律。也可应用经导管射频消融进行治疗。

（2）心室颤动：心室内心肌纤维发生快而微弱的、不协调的乱颤，心室完全丧失射血能力，是最严重的心律失常，相当于心室停搏。

1）病因：常见于急性心肌梗死、洋地黄中毒、严重低血钾、心脏手术、电击伤，胺碘酮、奎尼丁中毒等也可引起。是器质性心脏病和其他疾病危重患者临终前发生的心律失常。

2）临床表现：室颤一旦发生，表现为迅速意识丧失、抽搐、发绀，继而呼吸停止，瞳孔散大甚至死亡。查体心音消失、脉搏触不到，血压测不到。

3）心电图特征：QRS 波群和 T 波消失，呈完全无规则的波浪状曲线，形状、频率、振幅高低各异。

4）治疗原则：室颤可致心搏骤停，一旦发生应立即做非同步直流电除颤，同时配合胸外心脏按压及人工呼吸，保持呼吸道通畅，迅速建立静脉通路，并采取经静脉注射复苏和抗心律失常药物等抢救措施。

5. 心律失常患者的护理问题

（1）焦虑：与严重心律失常导致的躯体及心理不适有关。

（2）活动无耐力：与严重心律失常引起的心排血量减少有关。

（3）有受伤的危险：与心律失常导致的晕厥有关。

（4）潜在并发症：心力衰竭、心搏骤停。

6. 心律失常患者的护理措施

（1）休息与活动：影响心脏排血功能的心律失常患者应绝对卧床休息，协助完成日常生活。功能性和轻度器质性心律失常血流动力学改变不大者，应注意劳逸结合，避免劳累及感染，可维持正常工作和生活，积极参加体育运动，改善自主神经功能。

（2）心理护理。

（3）饮食护理。宜选择低脂、易消化、营养丰富饮食，不宜饱食，少量多餐，避免吸烟、酗酒、刺激性或含咖啡因的饮料或饮食。

（4）病情观察：密切观察生命体征以及神志、面色等变化。严重心律失常患者应实行心电监护，注意有无引起猝死的危险征兆，如频发性、多源性、成联律、R-T室性期前收缩，阵发性室上性心动过速，心房颤动，第二度Ⅱ型房室传导阻滞等。随时有猝死危险的心律失常，如阵发性室性心动过速、心室颤动、第三度房室传导阻滞等。如发现上述情况，应列为紧急情况，立即报告医师进行处理。同时嘱患者卧床、吸氧，开放静脉通道，准备抗心律失常药物、除颤器、临时起搏器等。

（5）用药护理：正确、准确使用抗心律失常药物，观察药物不良反应。①应用利多卡因需注意注射不可过快、过量，以免导致传导阻滞、低血压、抽搐，甚至呼吸抑制和心脏停搏。②奎尼丁有较强的心脏毒性作用，使用前须测血压、心率，用药期间应经常监测血压、心电图，如有明显血压下降、心率减慢或不规则，心电图示Q-T间期延长时，须暂停给药，并报告医师处理。③胺碘酮心外毒性最严重的为肺纤维化，可致死亡，应严密观察患者的呼吸状况，及早发现肺损伤情况。

（6）心脏电复律护理

1）心脏电复律适应证：非同步电复律适用于室颤、持续性室性心动过速，功率300～350J。同步电复律适用于有R波存在的部分快速异位心律失常，如房颤、室性阵发性心动过速等，功率150～200J。

2）心脏电复律禁忌证：病史长、心脏明显扩大，同时伴二度Ⅱ型或三度房室传导阻滞的房颤和房扑病；洋地黄中毒或低血钾患者。

3）操作配合：准备用物，患者仰卧于绝缘床上，连接心电监护仪，建立静脉通路，静脉注射地西泮0.3～0.5mg/kg。放置电极板，电极板须用盐水纱布包裹或均匀涂上导电糊，并紧贴患者皮肤。放电过程中医护人员注意身体的任何部位均不要直接接触铁床及患者，以防电击意外。

4）电复律后护理：患者绝对卧床24h，严密观察生命体征：每半小时测量并记录1次直至平稳，并注意面色、神志、肢体活动情况。电击局部皮肤如有烧伤，应给予处理；遵医嘱给予抗心律失常药物维持窦性心律，观察药物副作用。

（7）心脏起搏器植入术后护理

1）术后可心电监护24h，注意起搏频率和心率是否一致，监测起搏器工作情况。

2）绝对卧床1～3d，取平卧位或半卧位，不要压迫植入侧。指导患者6周内限制体力活动，植入侧手臂、肩部应避免过度活动，避免剧烈咳嗽等以防电极移位或脱落。

3）遵医嘱给予抗生素治疗，同时注意伤口有无渗出和感染。

4.）做好患者的术后宣教，如何观察起搏器工作情况和故障、定期复查的必要、日常生活中要随身携带"心脏起搏器卡"等。

### 九、心脏瓣膜病患者的护理

1. 二尖瓣狭窄

（1）病理生理：轻者可表现为瓣膜交界处粘连和／或瓣膜本身增厚，重者则瓣膜极度增厚，腱索、乳头肌粘连缩短，使瓣膜活动显著受限，甚至整个瓣膜似一强直的漏斗，瓣口呈"鱼口"状，此时常伴明显的关闭不全。慢性二尖瓣狭窄可导致左心房扩大，左心房附壁血栓形成和肺血管床的闭塞性改变。

（2）临床表现：①失代偿期可有不同程度的呼吸困难，右心受累期可表现为食欲下降、恶心、腹胀、少尿、水肿等。②体征。重度二尖瓣狭窄常有"二尖瓣面容"，双颧绀红；心尖部可触及舒张期震颤，听诊心尖部可闻及第一心音亢进和开瓣音，提示瓣膜弹性及活动度尚好，心尖部可有低调的"隆隆"样舒张中晚期杂音，肺动脉瓣区可闻及亢进伴分裂。伴有心力衰竭时可有颈静脉怒张、肝大、下肢水肿等。

（3）辅助检查：①X线检查。轻度二尖瓣狭窄时，X线表现可正常。中、重度狭窄时，左心房增大，肺动脉段突出，心影呈梨形（二尖瓣型），有肺淤血征象，晚期右心室扩大。②心电图明显左心房扩大后可出现宽大而有切迹的P波，称"二尖瓣型P波"，QRS波群示电轴右偏和右心室肥厚。并可表现有各类心律失常，以心房颤动最常见。③超声心动图检查为明确和量化诊断二尖瓣狭窄的可靠方法。

2. 二尖瓣关闭不全

（1）病理生理：当左心室收缩时，由于二尖瓣关闭不全，左心室部分血液反流入左心房，左心房的容量负荷增加，左心房扩大。当不伴二尖瓣狭窄时，心室舒张期左心房仍可将过多的血液送至左心室，致使左心室扩大、肥厚。同时扩大的左心房和左心室在较长时间内适应容量负荷增加，使左心房压和左心室舒张末期压力不至于明显上升，故肺淤血不出现。但长期持续的严重过度负荷，终致左心室心肌功能衰竭，左心室舒张末期压力和左心房压明显升高，肺淤血出现，最终导致肺动脉高压和右心衰竭发生。

（2）临床表现：①轻度二尖瓣关闭不全可终身无症状，严重反流时有心排血量减少，首先出现的突出症状是疲乏无力，肺淤血的症状如呼吸困难出现较晚。②心尖冲动向左下移位，心脏向左下扩大。心尖部第一心音减弱，可闻及全收缩期粗糙的高调一贯型吹风样杂音，向左腋下、左肩胛下区传导。

（3）辅助检查：①X线检查。慢性重度反流常见左心房、左心室增大，左心衰竭时可见肺淤血征。②心电图主要表现为左心房增大，部分有左心室肥厚及非特异性 ST-T 改变，心房颤动常见。③超声心动图。④其他。放射性核素心室造影，通过左心室与右心室心排血量之比值评估反流程度，该比值＞2.5 提示严重反流；左心室造影，通过观察收缩期造影剂反流入左心房的量，为判定反流程度的"金标准"。

3. 主动脉瓣关闭不全

（1）病理生理：由于主动脉瓣关闭不全，主动脉内血液在舒张期反流入左心室，左心室同时接纳左心房的充盈血流，其代偿反应是左心室舒张末容量增加，使左心室扩张、离心性肥厚，久之心室收缩功能降低，发生左心衰竭。另由于舒张期血液反流回左心室，可引起外周动脉供血不足，导致主要脏器如脑、冠状动脉等灌注不足而出现相应的临床表现。

（2）临床表现：①早期可无症状，或仅有心悸、心前区不适、头部动脉搏动感等。病变严重时可出现劳累后呼吸困难等左心衰竭的表现。常有体位性头晕，心绞痛较主动脉瓣狭窄时少见，晕厥罕见。②体征。心尖冲动向左下移位，搏动弥散而有力。胸骨左缘第3与4肋间可闻及舒张期高调叹气样杂音，向心尖部传导，坐位前倾、深呼气时易听到。重度反流者，常在心尖区听到舒张中晚期隆隆样杂音，不伴第一心音亢进。收缩压升高，舒张压降低，脉压增大。外周血管征常见，包括随心脏搏动的点头征、颈动脉和桡动脉扪及水冲脉、毛细血管搏动征、股动脉枪击音等。

（3）辅助检查：①X线检查。心脏外形可呈靴形（主动脉型），即左心室增大伴升主动脉扩张、纡曲，主动脉弓突出，搏动明显。②心电图示左心室肥厚及继发性 ST-T 改变。③超声心动图检查。④放射性核素检查，心室造影可测定左心室收缩、舒张末容量和休息、运动射血分数，判断左心室功能。⑤主动脉造影。当无创技术不能确定反流程度，并考虑行外科治疗时，可行选择性主动脉造影确诊。

4. 主动脉瓣狭窄

（1）病理生理：主动脉瓣口狭窄使左心室射血受阻，后负荷增加，因而左心室进行性向心性肥厚，最终由于室壁应力增高、心肌缺血和纤维化等导致左心衰竭。因左心室射血受阻，左心室搏出量减少，使脑动脉、冠状动脉供血减少，临床出现相应症状。

（2）临床表现：①症状出现晚。呼吸困难、心绞痛和晕厥为主动脉狭窄典型的三联征。②心尖冲动相对局限、持续有力，主动脉瓣第一听诊区可触及收缩期震颤，并可闻及粗糙而响亮的喷射性收缩期吹风样杂音，向颈部、胸骨左下缘和心尖区传导。在晚期，收缩压和脉压均下降。

（3）辅助检查：①单纯主动脉瓣狭窄 X 线检查心影可正常或左心室轻度增大，主动脉根部常见狭窄后扩张。②心电图示重度狭窄者有左心室肥厚及继发性 ST-T 改变，可有心律失常。③超声心动图示左心室壁增厚，主动脉瓣开放幅度减低。多普勒超声可测出主动脉瓣口面积及跨瓣压差，为明确诊断和判定狭窄程度的重要方法。④心导管检查，可直接测出左心室与主动脉之间有明显的跨瓣压差。

5. 心脏瓣膜病的并发症

（1）二尖瓣狭窄：①充血性心力衰竭，是风湿性心瓣膜病首要潜在并发症，也是本病就诊及致死的主要原因。②心律失常，以心房颤动最常见，易有血栓形成。③栓塞。20% 的患者可发生体循环栓塞，以脑栓塞最多见，其次可见于下肢动脉、肠系膜动脉、视网膜中央动脉等。④亚急性感染性心内膜炎较少见。⑤肺部感染较常见，为诱发心力衰竭的主要原因之一。⑥急性肺水肿为重度二尖瓣狭窄的严重并发症。

（2）二尖瓣关闭不全：并发症与二尖瓣狭窄相似，但感染性心内膜炎发生率较二尖瓣狭窄高，而体循环栓塞较二尖瓣狭窄少见。

（3）主动脉瓣狭窄：10% 的患者可发生心房颤动；主动脉瓣钙化侵及传导系统可致房室阻滞，左心室肥厚、心内膜下心肌缺血或冠状动脉栓塞可致室性心律失常。感染性心内膜炎、体循环栓塞较少见。15% ～ 25% 的患者有胃肠道血管发育不良，可合并胃肠道出血。

（4）主动脉瓣关闭不全：左心衰竭为其主要并发症，并发亚急性感染性心内膜炎、室性心律失常亦较常见；心源性猝死较少见。

6. 心脏瓣膜病的治疗要点

（1）内科治疗：包括病因治疗，限制体力活动，预防风湿热复发，防止感染以及并发症的治疗。无症状者应定期随访。

（2）外科治疗：手术是根本性解决瓣膜病的手段。主要有人工瓣膜置换术，另外，二尖瓣狭窄者还可行闭式分离术或直视分离术。

（3）介入治疗：主要针对二尖瓣狭窄。肺动脉瓣狭窄、主动脉瓣狭窄者，可行经皮球囊瓣膜成形术。

7. 心脏瓣膜病的护理问题

（1）体温过高：与风湿活动或合并感染有关。

（2）潜在并发症：心力衰竭、栓塞、心房颤动、亚急性感染性心内膜炎、猝死等。

（3）有感染的危险：与机体抵抗力下降有关。

（4）疼痛：与肥厚心肌耗氧量增加，冠状动脉血液灌注量减少有关。

（5）家庭应对无效：与患者家属长期照顾导致体力、精神、经济上负担过重有关。

（6）焦虑：与担心疾病预后、工作、生活与前途有关。

8. 心脏瓣膜病的护理措施

（1）体温过高：与风湿活动或合并感染有关。①病情观察：观察有无风湿活动的表现，如皮肤环形红斑、皮下结节、关节红肿及疼痛不适等。②饮食与休息：给予高热量、高蛋白、高维生素易消化饮食，以促进机体恢复；卧床休息，限制活动量，协助生活护理，以减少机体消耗。待病情好转，实验室检查正常后再逐渐增加活动。③用药及降温护理：遵医嘱给予抗生素及抗风湿药物治疗，观察其疗效和副作用。体温超过 38.5℃ 时给予物理降温，半小时后测量体温并记录降温效果。④口腔与皮肤护理。

（2）潜在并发症：心力衰竭。①观察有无心力衰竭征象，监测生命体征，评估患者有无呼吸困难、乏力、食欲缺乏、尿少等症状，检查有无肺部湿啰音、肝大、下肢水肿等体征。②避免诱因。积极预防和控制感染，纠正心律失常，避免劳累和情绪激动，以免诱发心力衰竭。③当患者出现心力衰竭症状时，按心力衰竭患者护理。

（3）潜在并发症：栓塞。①评估栓塞的危险因素，阅读超声心动图报告，注意有无心房、心室扩大及附壁血栓，心电图有无异常（尤其是心房颤动）。②遵医嘱用药：如抗心律失常、抗血小板聚集的药物，预防附壁血栓形成和栓塞。③休息与活动：左心房内有巨大附壁血栓者应绝对卧床休息，以防血栓脱落造成其他部位栓塞。病情允许时应鼓励并协助患者翻身、活动下肢、按摩及用温水泡脚或下床活动，防止下肢深静脉血栓形成。④栓塞的观察与处理。密切观察有无栓塞征象，一旦发生，立即报告医师，给予溶栓、抗凝治疗，配合抢救。

## 十、冠状动脉粥样硬化性心脏病患者的护理

（一）心绞痛

1. 病因与发病机制　冠状动脉粥样硬化性心脏病是指冠状动脉粥样硬化后造成管腔狭窄或阻塞，导致心肌缺血、坏死的心脏病，简称冠心病。临床分 5 种类型：隐匿型、心绞痛型、心肌梗死型、心力衰竭和心律失常型、猝死型。本病病因不明，目前认为与下列危险因素有关：高血压、高血脂、高血糖、高体重、高年龄，此外与吸烟、缺少体力活动、饮食不当、遗传等也有关。

稳定型心绞痛是指冠状动脉供血不足，心肌急剧、暂时的缺血、缺氧所引起的临床综合征。

（1）病因：主要是冠状动脉粥样硬化，冠状动脉痉挛也可引起心绞痛。

（2）发病机制：当冠状动脉病变导致管腔狭窄或扩张性减弱时，限制了血流量

的增加，但心肌的供血量相对地比较固定。一旦心脏负荷突然增加，如体力活动、情绪激动使心肌氧耗量增加时，心肌对血液的需求量增加；或当冠状动脉发生痉挛时，其血流量减少；或在突然发生循环血流量减少的情况下，冠状动脉血液灌注量突降，其结果均导致心肌血液供求之间矛盾加深，心肌血液供给不足，引起心绞痛发作。

2. 临床表现

（1）症状：主要表现发作性胸痛。①疼痛部位：胸骨体中段或上段之后常见，其次为心前区，放射至左肩、左臂内侧达左手环指和小指，或至颈、咽、背、上腹部；②性质：常为压迫感、发闷感、紧缩感、烧灼感，偶可伴有濒死感；③持续时间：疼痛多于停止原来的活动后，或舌下含服硝酸甘油后 1～5min 缓解，不超过15min；④诱因：常由于体力劳动或情绪激动、饱餐、寒冷、吸烟等情况而诱发。

（2）体征：心率增快、面色苍白、冷汗、血压升高、心脏听诊可有第三或第四心音奔马律。

（3）临床分型

1）劳力性心绞痛：①稳定型心绞痛；②初发型心绞痛；③恶化型心绞痛。

2）自发性心绞痛：①卧位型心绞痛；②变异型心绞痛；③急性冠状动脉功能不全；④梗死后心绞痛。

3）混合性心绞痛。

3. 心绞痛的辅助检查

（1）心电图检查：正常或心肌缺血表现，即 ST 段压低，T 波低平或倒置。

（2）心电图运动负荷试验。

（3）冠状动脉造影：管腔直径减少 70%～75% 会严重影响冠状动脉血供。

4. 治疗要点

（1）心绞痛发作期治疗：①立刻休息；②硝酸酯类药物是最有效、作用最快终止心绞痛发作的药物，可扩张冠状动脉，增加冠状动脉血流量，同时扩张外周血管，减轻心脏负担而缓解心绞痛。如舌下含化硝酸甘油 0.3～0.6mg，1～2min 开始起效，作用持续 30min 左右。

（2）缓解期治疗：①一般治疗。避免诱因，积极治疗冠心病的危险因素，如高血压、高脂血症、糖尿病等。②硝酸酯制剂，如硝酸甘油、异山梨酯。③β 受体阻滞药，可减慢心率、降低心肌收缩力、减少心肌耗氧，如美托洛尔。本药与硝酸酯类药物有协同作用，易引起低血压；支气管哮喘、低血压及心动过缓的患者禁用；应逐渐减量停药，以免诱发心肌梗死。④钙通道阻滞药，可减少心肌氧耗、解除冠状动脉痉挛、减轻心脏负荷、改善心肌的微循环，如硝苯地平缓释片，停用本药时宜逐渐减量直至停服，以免发生冠状动脉痉挛。⑤抑制血小板聚集药物，可防止血栓形成，如小剂量阿司匹林。

（3）其他治疗：经皮腔内冠状动脉成形术、主动脉-冠状动脉旁路移植手术。

5. 护理问题

（1）疼痛：与心肌缺血、缺氧有关。

（2）活动无耐力：与氧的供需失调有关。

（3）知识缺乏：对心绞痛的疾病过程、治疗和危险因素不了解。

（4）潜在并发症：心肌梗死。

（5）焦虑：与突然发生的剧烈胸痛有关。

6. 心绞痛的护理措施

（1）一般护理：心绞痛发作时立即停止活动，舌下含服硝酸甘油，注意硝酸甘油需避光保存，药瓶开封后6个月更换1次。保持情绪稳定。给予氧气吸入。鼓励患者戒烟、酒。指导患者减少或避免诱因。

（2）病情观察：发作时疼痛的部位、性质、持续时间、缓解方式、伴随症状等。如疼痛频繁发作、程度加剧、持续时间延长、休息或药物不能缓解或休息时发作等情况，应警惕急性心肌梗死的先兆表现，及时通知医师。

（3）观察药物不良反应：应用硝酸甘油时，舌下含服，含药后应平卧，以防止直立性低血压的发生。服用硝酸酯类药物后常有头胀、面红、头晕、心悸等血管扩张的表现。青光眼、低血压患者忌用硝酸酯类药物。

（4）饮食护理：给予低脂、低胆固醇、少糖、少盐、适量蛋白质、纤维素丰富的饮食，少食多餐，不宜过饱，不饮浓茶、咖啡，避免辛辣、刺激性食物。

（二）急性心肌梗死

1. 病因与发病机制　急性心肌梗死是指冠状动脉血供急剧减少或中断，使相应心肌发生持久的缺血导致心肌坏死。

（1）病因及发病机制：基本病因为冠状动脉粥样硬化（偶为冠状动脉栓塞、炎症、先天性畸形、痉挛和冠状动脉口堵塞所致），当患者的一支或多支冠状动脉管腔狭窄超过75%，一旦狭窄部血管粥样斑块增大、破溃、出血，局部血栓形成、栓塞或出现血管持续痉挛，使管腔完全闭塞，而侧支循环未完全建立；或由于休克、脱水、大量出血、外科手术或严重心律失常导致心排血量下降，冠状动脉血流量锐减；以及重体力活动、情绪过分激动或血压剧升等使心肌耗氧量剧增，以致使心肌严重而持久地急性缺血达1h以上，均可发生心肌梗死。

（2）诱因：休克、脱水、大量出血、外科手术或严重心律失常导致心排血量下降，冠状动脉血流量锐减；重体力活动、饱餐特别是进食高脂肪餐后、情绪过分激动或血压剧升，心肌耗氧量剧增，冠状动脉供血明显不足；晨起6～12时交感神经活性增加，机体应激反应增强，冠状动脉张力增高。

2. 临床表现

（1）先兆表现：半数患者发病数日或数周前有胸闷、心悸、乏力、恶心、大汗、烦躁、血压波动、心律失常、心绞痛等前驱症状。

（2）症状：①疼痛。多于早晨发生，心前区剧烈疼痛为最早出现的症状，其性质和部位与心绞痛相似，但程度更剧烈，伴有烦躁、大汗、濒死感。一般无明显诱因，疼痛可持续数小时或数天，经休息和含服硝酸甘油无效。②全身症状。疼痛发生后24～48h有发热，由心肌坏死组织吸收引起。还有的患者24～48h出现白细胞增高和血沉加快等。③胃肠道症状，恶心、呕吐（因刺激迷走神经）。④休克。主要为心源性休克，于心肌梗死后数小时至1周内发生。患者因休克出现面色苍白、嗜睡、发绀。⑤心律失常。24h内发生，是急性心肌梗死患者死亡的主要原因，以室性心律失常最多见。尤其出现多源性室性期前收缩需紧急处理。⑥心力衰竭。主要为急性左心衰竭。患者因急性左心衰竭而出现呼吸困难、咳嗽，随后因右心衰竭出现颈静脉怒张等表现。

（3）体征：心率增快或变慢；心尖部第一心音减弱，可闻及第四心音奔马律。

（4）并发症：栓塞、乳头肌功能不全、心室膨胀瘤、心脏破裂等。

3. 辅助检查

（1）心电图：是急性心肌梗死最有意义的辅助检查。①心电图特征性改变：病理性的Q波，S-T段呈弓背向上抬高，T波倒置。②心电图动态性改变：抬高S-T段可在数日至2周内逐渐回到基线水平，T波倒置加深呈冠状T，逐渐变浅、平坦，部分可恢复直立；2d内出现病理性Q波，病理性Q波永久遗留。③定位诊断：V1、V2、V3导联示前间壁心肌梗死；V1～V5导联示广泛前壁心肌梗死；Ⅰ、aVL导联示高侧壁心肌梗死；Ⅱ、Ⅲ、aVF导联示下壁心肌梗死。

（2）实验室检查：①血清心肌酶测定。特点为血清心肌酶和标志物升高，如肌酸磷酸激酶、谷草转氨酶、乳酸脱氢酶升高，其中肌酸磷酸激酶是出现最早、恢复最早的酶。②血清肌钙蛋白Ⅰ或T的出现和增高是反映急性心肌梗死更具敏感性和特异性的生化指标。③血液检查：发病24～48h后可有反应性白细胞增高，中性粒细胞增多，嗜酸性粒细胞减少；红细胞沉降率增快；C反应蛋白增高。

4. 治疗要点

（1）一般治疗：①休息。急性期绝对卧床休息1周。②监测。急性期进行心电、血压、呼吸监护 3 ～ 5d。③吸氧。间断或持续吸氧 2 ～ 3d。

（2）解除疼痛：哌替啶 50 ～ 100mg 肌内注射或吗啡 5 ～ 10mg 皮下注射。硝酸甘油静脉滴注。

（3）心肌再灌注：最佳治疗时间为 6h 内，包括溶栓疗法，常用药物为尿激酶等，及行经皮腔内冠状动脉成形术等。

（4）心律失常：24h 内出现，室性心律失常应立即给予利多卡因静脉注射，室颤时立即行非同步电除颤，房室传导阻滞可用阿托品、异丙肾上腺素静脉滴注，严重者安装人工心脏起搏器。

（5）控制休克：治疗应采用升压药及血管扩张药，补充血容量。

（6）心力衰竭：主要是急性左心衰竭，使用吗啡、呋塞米、强心药、血管扩张药。急性心肌梗死 24h 以内禁止使用洋地黄制剂。

（7）其他：促进心肌代谢药物、抗凝疗法、极化液等。

5. 护理问题

（1）疼痛：与心肌坏死有关。

（2）恐惧：与剧烈疼痛造成的濒死感有关。

（3）自理缺陷：与医疗性限制有关。

（4）有便秘的危险：与长时间卧床和排便习惯改变有关。

（5）潜在并发症：心律失常、心源性休克、猝死、血栓形成。

（6）活动无耐力：与心功能下降有关。

6. 护理措施

（1）一般护理：①休息。急性期 1 ～ 3d 绝对卧床休息；第 4 ～ 7d 卧床休息；做深呼吸及伸屈腿几次，如无并发症，可坐起；第 2 周床边活动：第 3 周陪同离床活动，协助患者满足生活需要。②氧气吸入，流量为 2 ～ 4L/min 持续或间断吸氧，改善心肌缺氧，减轻疼痛。③严密监护，监测心电、心率、心律、血压、呼吸及血流动力学的变化。④镇静止痛，吗啡 5 ～ 10mg 皮下注射，注意有无呼吸抑制。硝酸甘油静脉滴注，注意监测血压。

（2）饮食护理：给予低热量、低脂、低胆固醇饮食，少量多餐，避免过饱，多食含纤维素的食物，保证大便通畅。避免食用刺激性食品。

（3）心理护理。

（4）用药护理：观察药物作用、不良反应。应用抗凝药物，如阿司匹林、肝素，使用过程中应严密观察有无出血倾向。应用溶栓治疗时应严密监测出凝血时间和纤溶酶原，注意观察有无牙龈、皮肤、穿刺点、胃黏膜等浅表小量出血。

（5）便秘的护理：保持大便通畅，防止因大便用力而发生猝死。指导患者进食清淡易消化含纤维素丰富的食物；清晨给予蜂蜜 20ml 加适量温开水同饮；腹部按摩（按顺时针方向）以促进肠蠕动；必要时给予缓泻药或低压肥皂水灌肠。

（6）心律失常的护理：严密心电监测，备好除颤器及起搏器。

（7）心力衰竭的护理：严密监测患者有无心力衰竭的表现。

（8）经皮腔内冠状动脉成形术后护理：观察足背动脉搏动情况、术区有无出血、血肿。

**十一、病毒性心肌炎患者的护理**

1. 病因与发病机制　病毒性心肌炎是病毒感染引起的心肌炎症性病变。以儿童、青少年多见。各种病毒都可以引起心肌炎，以肠道和呼吸道病毒感染较常见。尤其是柯萨奇病毒 B。当机体处于细菌感染、营养不良、劳累、寒冷等情况下，机体抵抗力下降，更易导致病毒感染而发病。急性病毒性心肌炎的组织学特征为心肌细胞的溶解、间质水肿、炎性细胞浸润等。

2. 临床表现

（1）症状：病前 1～3 周患者常有发热、疲倦、呕吐、腹泻等呼吸道或肠道感染病史。轻者可无症状，多数患者可有疲乏、胸闷、心悸、心前区隐痛等心肌受累的表现。重症者可发生严重心律失常、心力衰竭、心源性休克，甚至猝死。

（2）体征：可有与体温不成比例的心动过速、各种心律失常。听诊可闻第一心音低钝，心尖区可闻及舒张期奔马律，有交替脉。也可有水肿、颈静脉怒张、可闻及肺部湿啰音、心脏扩大等。重症出现心源性休克体征。

3. 辅助检查

（1）实验室检查：血清心肌酶增高；病毒中和抗体效价测定恢复期较急性期增高 4 倍；白细胞增高、红细胞沉降率增快、C 反应蛋白增高。

（2）心电图检查：各种心律失常均可出现，特别是房室传导阻滞、室性期前收缩。可有 ST-T 改变，R 波降低，病理性 Q 波出现。

（3）X 线检查：心影扩大或正常。

4. 治疗要点

（1）急性期卧床休息，注意补充营养。

（2）使用改善心肌营养与代谢的药物：如大剂量维生素 C 及三磷腺苷、辅酶 A、极化液、复方丹参等。

（3）治疗并发症：心力衰竭者给予利尿药、血管扩张药、血管紧张素转换酶抑制药，由于心肌本身坏死易导致洋地黄中毒，洋地黄用量应偏小。频发室性期前收缩或快速性心律失常者，可选用抗心律失常药物；出现完全性房室传导阻滞或二度Ⅱ型房室传导阻滞，并反复发生阿-斯综合征者应及时安装临时人工心脏起搏器。目前不主张早期使用糖皮质激素。

（4）抗病毒治疗：应用利巴韦林、阿昔洛韦、黄芪、干扰素等。

5. 护理问题

（1）活动无耐力：与心肌细胞受损有关。

（2）疼痛：与心肌受损有关。

（3）潜在并发症：心律失常、心力衰竭。

6. 护理措施

（1）创造良好的休养环境：保持环境安静，保证患者充分的休息和睡眠。

（2）休息与活动：急性期需卧床休息1个月，急性期后患者常需卧床休息数周至2～3个月。出现频发期前收缩、房室传导阻滞等心律失常时，应延长卧床休息时间。直至症状消失，血清心肌酶等恢复正常后方可逐渐增加活动量。

（3）活动中监测：病情稳定后，制订活动计划，严密监测活动时心率、心律、血压变化，若活动后出现胸闷、心悸、呼吸困难、心律失常等，应停止活动。

（4）饮食护理：给予易消化、富含蛋白质和维生素的食物，多吃新鲜蔬菜和水果。禁烟、酒，禁饮浓茶、咖啡，出现心功能不全时，应给予低热量饮食和低盐饮食。

（5）避免诱发因素病毒：急性心肌炎患者可发生心力衰竭，应指导患者尽量避免呼吸道感染等诱发因素。密切观察生命体征，注意有无呼吸困难等心力衰竭的表现。

（6）注意心律失常：病毒性心肌炎患者半数以上可出现各种类型的心律失常，故急性期应进行心电监护，注意心率、心律、心电图变化，同时准备好抢救仪器及药物。

**十二、原发性高血压患者的护理**

1. 病因与发病机制　原发性高血压系指病因未明的、以体循环动脉血压升高为主要表现的临床综合征。我国采用国际上统一的诊断标准，即在非药物状态下，收缩压≥140mmHg和/或舒张压≥90mmHg。

（1）病因：目前认为原发性高血压是在一定的遗传背景下由于多种后天环境因素作用，使正常血压调节机制失代偿所致。

（2）发病机制：①神经精神学说，人在长期精神紧张、压力、焦虑或长期在环境噪声、视觉刺激下可引起高血压；②遗传学说，原发性高血压有群集于某些家族的倾向；③肾素-血管紧张素系统（RAS）；④钠与高血压，流行病学和临床观察均显示食盐摄入量与高血压的发生密切相关；⑤血管内皮功能异常；⑥胰岛素抵抗；⑦其他，流行病学调查提示，肥胖、吸烟、过量饮酒等也可能与高血压的发生有关。

2. 临床表现

（1）原发性高血压：通常起病缓慢，早期多无症状，偶于体检时发现血压升高，少数患者则在出现心、脑、肾等并发症后才被发现。高血压患者可有头痛、头晕、心悸、耳鸣、失眠、疲劳等症状，但并不一定与血压水平相关。

（2）体征：体检时可闻及主动脉瓣区第二心音亢进，长期持续高血压可有左心室肥厚并可闻及第四心音。

（3）恶性或急进型高血压：发病急骤，血压急剧升高，舒张压可持续高于130mmHg，伴头痛，视物模糊。肾损害突出，病情进展迅速，预后差。

（4）并发症：随病程进展，血压持久升高可导致心、脑、肾、血管等靶器官受损的表现。常见并发症有：①高血压危象。患者表现为头痛、烦躁、眩晕、心悸、气急、恶心、呕吐、视物模糊等严重症状，以及伴有动脉痉挛累及到靶器官缺血症状；②高血压脑病。血压极度升高突破了脑血流自动调节范围，出现以脑病的症状与体征为特点的临床表现，如严重头痛、呕吐及不同程度的意识障碍、昏迷或惊厥，血压降低即可逆转；③脑血管病，包括脑出血、脑血栓形成、腔隙性脑梗死、短暂性脑缺血发作；④心力衰竭；⑤慢性肾衰竭；⑥主动脉夹层。

（5）临床类型

1）恶性高血压：①发病较急骤，多见于中、青年人；②舒张压持续 ≥ 17.3kPa（130mmHg）；③头痛、视物模糊、眼底出血、渗出或视盘水肿；④肾脏损害突出，表现为持续蛋白尿、血尿、管型尿，并可伴肾功能不全；⑤病情进展迅速，如不给予及时治疗，预后不佳，可死于肾衰竭、脑卒中或心力衰竭。

2）高血压危重症：①高血压危象。在高血压病程中，血压显著升高，以收缩压升高为主。出现头痛、烦躁、眩晕、心悸、气急、恶心、呕吐、视物模糊等症状。②高血压脑病。表现为血压极度升高的同时伴有严重头痛、呕吐、神志改变，轻者可仅有烦躁、意识模糊，重者可发生抽搐、昏迷。

3）老年人高血压：年龄超过60岁而达高血压诊断标准者即为老年人高血压。临床特点：①半数以上以收缩压升高为主，即单纯收缩期高血压；②部分是由中年原发性高血压延续而来，属收缩压和舒张压均增高的混合型；③老年人高血压心、脑、肾等器官并发症较为常见；④易造成血压波动及直立性低血压。

3. 辅助检查

（1）心电图：可见左心室肥大、劳损。

（2）X线检查：可见主动脉弓纤曲延长、左心室增大。

（3）眼底检查：有助于对高血压严重程度的了解，目前采用 Keith-Wagener 分级法，其分级标准如下。Ⅰ级：视网膜动脉变细，反光增强；Ⅱ级：视网膜动脉狭窄，动静脉交叉压迫；Ⅲ级：眼底出血或棉絮状渗出；Ⅳ级：视盘水肿。

（4）动态血压监测：用小型便携式血压记录仪自动定时测量血压，连续24h或更长时间。可用于：①诊断"白大衣性高血压"，即在诊所内血压升高，而诊所外血压正常；②判断高血压的严重程度，了解其血压变异性和血压昼夜节律；③指导降压治疗和评价降压药物疗效；④诊断发作性高血压或低血压。

（5）实验室检查：血常规、尿常规，肾功能、血糖，血脂分析等可有相应变化。

（6）定期而正确的血压测量：这是诊断高血压的关键，以非药物状态下2次或2次以上非同日血压测定所得平均值为依据或通过动态血压监测。对可疑者应重复多次测量。偶然测得3次血压增高不能诊断为高血压。同时，必须排除继发性高血压。

4. 治疗要点

（1）治疗目标：使血压降至正常范围；防止和减少心脑血管及肾脏并发症，降低病死率和病残率。

（2）治疗：包括非药物治疗及药物治疗两大类。

1）非药物治疗：适合于各级高血压患者，第1级高血压如无糖尿病、靶器官损害即以此为主要治疗。

合理膳食：限制钠盐摄入，一般每天摄入食盐量以不超过5g为宜；减少膳食脂肪，补充适量蛋白质，多吃蔬菜及水果，摄入足量钾、镁、钙；限制饮酒。

减轻体重：可通过降低每日热量的摄入、加强体育活动等方法达到减轻体重的目的。

适当运动：运动不仅有利于血压下降，且对减轻体重、增强体力、降低胰岛素抵抗有利。运动频度一般每周3～5次，每次持续20～60min。

生物行为疗法。

其他：保持健康心态、减少精神压力、戒烟等均十分重要。

2）药物治疗

降压药物种类：目前常用降压药物分6类，即利尿药、血管紧张素转换酶抑制药、β受体拮抗药、钙通道阻滞药、血管紧张素Ⅱ受体阻滞药、α受体拮抗药。

降压药物应用方案：从小剂量开始，逐步递增剂量，达到满意血压水平所需药物的种类与剂量后进行长期降压治疗。

高血压急症的治疗：高血压急症是指短时期内（数小时或数天）血压重度升高，舒张压＞130mmHg和/或收缩压＞200mmHg，伴有重要器官组织如心、脑、肾、眼底、大动脉的严重功能障碍或不可逆损害。迅速降低血压，采取逐步控制性降压的方式将血压逐步降到正常水平，硝普钠通常为首选药物；有高血压脑病时已给予脱水药；伴烦躁、抽搐者应用镇静类药物；脑出血急性期原则上实施血压监控与管理，只有在血压＞200/130mmHg时，才考虑在严密监测血压的情况下将血压控制在不低于160/100mmHg的水平；急性冠脉综合征患者血压控制目标是疼痛消失，舒张压＜100mmHg。

（3）高血压危重症的治疗：应迅速使血压下降，同时也应对靶器官的损害和功能障碍予以处理。①快速降压：首选硝普钠静脉滴注，根据血压情况逐渐加量，直至血压降至安全范围；②有高血压脑病时宜给予脱水药如甘露醇；亦可用快速利尿药如呋塞米20～40mg，静脉注射；③有烦躁、抽搐者则予地西泮、巴比妥类药物肌内注射或水合氯醛保留灌肠。

5. 护理问题与护理措施

（1）疼痛：头痛与血压升高有关。①评估患者头痛情况如疼痛程度，持续时间，是否伴有头晕、耳鸣、恶心、呕吐等症状；②减少易引起或加重头痛的因素；③指导患者使用放松技术，如心理训练、音乐治疗、缓慢呼吸等；④用药护理，遵医嘱予降压药物治疗，测量用药后的血压以判断疗效，并观察药物副作用。

（2）有受伤的危险。与头晕、急性低血压反应、视物模糊或意识改变有关。①警惕急性低血压反应。②避免受伤。患者有头晕、眼花、耳鸣等症状时应卧床休息，上厕所或外出时有人陪伴，若头晕严重，应协助在床上大小便。伴恶心、呕吐的患者，应将痰盂放在患者伸手可及处，呼叫器也应放在患者手边，防止取物时摔倒。③避免潜在的危险因素，如剧烈运动、迅速改变体位、活动场所光线暗、病室内有障碍物、地面滑、厕所无扶手等，必要时病床加用床档。

（3）潜在并发症：高血压危重症。①避免危险因素。②病情监测：定期监测血压、发现血压急剧升高、剧烈头痛、呕吐、大汗、视物模糊、面色及神志改变、肢体运动障碍等症状，立即通知医师。③高血压危重症的护理：绝对卧床休息，抬高床头，避免一切不良刺激和不必要的活动，协助生活护理。保持呼吸道通畅，吸氧。安定患者情绪，必要时用镇静药。连接好心电、血压、呼吸监护。迅速建立静脉通道，遵医嘱尽早准确给药，硝普钠静脉滴注过程中应避光，调整给药速度，严密监测血压；脱水药滴速宜快等。

（4）知识缺乏：缺乏原发性高血压饮食、药物治疗有关知识。

（5）焦虑：与血压控制不满意，已发生并发症有关。

（6）营养失调：高于机体需要量与摄入过多、缺少运动有关。

# 第七章　抗高血压药物管理

## 第一节　抗高血压药与用药原则

抗高血压药又称降压药，是用于治疗高血压的一类药物。世界卫生组织规定：未应用抗高血压药者的血压≥140/90mmHg（18.7/12.0kPa）即可诊断为高血压。临床上将发病原因清楚，继发于其他疾病（如肾动脉狭窄、嗜酪细胞瘤等）的高血压称为继发性高血压；发病原因不明的高血压称为原发性高血压（占高血压患者的90%以上），也称为高血压病。高血压已被证实是致残、致死率极高的疾病，是中国人群心血管病的第一位危险因素，合理应用抗高血压药物，能有效控制血压，减少或防止心、脑、肾等并发症，从而降低发病率及死亡率，延长患者寿命。

### 一、　抗高血压药的分类

目前高血压的发病机制还未完全阐明，而心排血量和外周阻力作为影响动脉血压形成的基本因素却很明确，前者主要受心脏功能、回心血量及血容量的影响，后者主要受小动脉紧张度的影响，但血压的生理调节极为复杂，涉及交感神经系统、肾素-血管紧张素系统等。抗高血压药物通过直接作用于这些基本因素和影响这些系统而发挥降压效应。根据药物的作用部位，将抗高血压药物分成以下几类：

1. 利尿药　如氢氯噻嗪等。

2. 交感神经抑制药

（1）中枢性降压药：如可乐定等。

（2）神经节阻断药：如樟磺咪芬等。

（3）去甲肾上腺素能神经末梢阻滞药：如利血平等。

（4）肾上腺素受体阻断药：α受体拮抗药，如哌唑嗪；β受体拮抗药，如普萘洛尔；α和β受体拮抗药，如拉贝洛尔等。

3. 肾素-血管紧张素系统抑制药

（1）血管紧张素转化酶抑制药：如卡托普利等。

（2）血管紧张素Ⅱ受体阻断药：如氯沙坦等。

4. 钙通道阻滞药　如硝苯地平等。

5. 血管扩张药

（1）直接舒张血管平滑肌药：如硝普钠等。

（2）钾通道开放药：如吡那地尔等。

目前利尿药、钙通道阻滞药、β受体拮抗药、ACEI及AT1受体阻断药因其降压疗效确切，不良反应少，临床应用较多，被推荐为一线抗高血压药物。

**二、常用抗高血压药**

（一）利尿药

限制钠盐的摄入是治疗高血压早期的手段之一，而利尿药通过排钠利尿，既可减少体内过多摄入的钠，又可降低血压，并可增强其他降压药的作用，故常作为基础降压药应用。临床治疗高血压以噻嗪类利尿药为主，其中氢氯噻嗪最为常用。优点是口服有效、降压作用温和、长期应用很少产生耐受性等。

1. 氢氯噻嗪　可单用或与其他降压药合用治疗各型高血压。单用特别适合轻度患者，对老年人高血压、单纯性收缩期高血压和高血压合并心功能不全者降压效果良好。但长期使用易降低血钾，应合并使用留钾利尿药或合用ACEI；还易致高血脂、高血糖及高尿酸血症等；对合并氮质血症或尿毒症的患者可选用高效利尿药如呋塞米；伴有高脂血症者可选用吲达帕胺。

2. 吲达帕胺　吲达帕胺为新型长效的利尿降压药，一天服药一次即可，利尿作用较弱，有明显的扩血管作用，长期应用可逆转心室重塑，临床用于轻、中度高血压患者。不良反应少，对血糖和血脂代谢无明显影响。

（二）钙通道阻滞药

1. 硝苯地平　硝苯地平，又名心痛定。是最早用于临床的钙通道阻滞药。

（1）对各型高血压患者均有降压作用，但对血压正常者无效。由于起效快（口服10min起效）作用强，降压时可反射性交感活性增加，导致心率加快和心搏出量增加，也增高血浆肾素活性，合用β受体拮抗药可避免此反应。

（2）可用于治疗轻、中、重度高血压，可单用或与利尿药、β受体拮抗药合用。也可用于合并心绞痛、高脂血症、糖尿病、肾脏疾病、哮喘的高血压及恶性高血压患者。目前多推荐使用缓释片剂，以减轻迅速降压造成的反射性交感活性增加。

（3）主要是低血压。反应短暂而较多见的是踝、足、与小腿肿胀，合用利尿药可消退。长期用药注意头痛、面部潮红、恶心、眩晕等。少数患者偶见呼吸困难、咳嗽、哮喘和心跳加快。

2. 尼群地平　尼群地平作用与硝苯地平相似，选择性作用于血管平滑肌，扩血管作用较硝苯地平强，对冠状动脉的选择性更高，能降低心肌耗氧量，对缺血心肌有保护作用。降压作用温和而持久，适用于各型高血压。每日口服 1～2 次。不良反应与硝苯地平相似，肝功能不良者宜慎用或减量。与地高辛合用可增加地高辛血药浓度。

3. 氨氯地平　氨氯地平选择性舒张血管平滑肌，降低外周阻力，对心脏的传导性和收缩力均无影响。口服起效缓慢，$t_{1/2}$ 长达 35～50h，不需要使用缓释或控释剂型，每日服用一次，24h 可平稳控制血压。长期应用不引起肾血流量减少，无直立性低血压、无水钠潴留。为目前常用的抗高血压药。不良反应轻，主要为水肿、颜面潮红和疲劳。肝功能不良者慎用。

（三）β受体拮抗药

β受体拮抗药是治疗高血压的常用药物。长期应用一般不引起水钠潴留，也无明显的耐受性，不伴有反射性心动过速。常用的有普萘洛尔、阿替洛尔、拉贝洛尔、卡维地洛等。

1. 普萘洛尔　作为一线抗高血压药广泛用于治疗各型高血压，可单用也可与其他抗高血压药合用。对高血压伴心绞痛者还可减少发作。对伴有心排血量及肾素活性偏高者、伴脑血管病变者疗效较好。

2. 阿替洛尔　是选择性 β1 受体拮抗药，作用优于普萘洛尔，在低剂量时主要作用于心脏，而对支气管的影响小，对伴有阻塞性肺疾患者相对安全。口服用于各型高血压。作用持续较久，每日用 1 次。副作用较轻。

3. 拉贝洛尔　具有选择性 α1 和非选择性 β 受体拮抗作用，两种作用均有降压效应。用于各型高血压，可与其他降压药或利尿药合用。静脉注射用于高血压急症；可用于嗜铬细胞瘤的降压治疗，但偶有反常性血压增高现象。

4. 卡维地洛　卡维地洛为非选择性肾上腺受体拮抗药，除拮抗 β 受体外，还通过拮抗血管突触后膜 α 受体，扩张外周血管，降低血压。不良反应与普萘洛尔相似，但不影响血脂代谢。主要用于轻中度高血压或伴有肾功能不全、糖尿病的高血压患者。单用或与其他降压药合用。

（四）血管紧张素转化酶抑制药

血管紧张素转化酶抑制药能抑制 ACE 活性，使血管紧张素 Ⅱ 的生成减少，并使缓激肽的降解减少，扩张血管，降低血压。此类药物还对高血压患者的并发症及一些伴发疾病（如心功能不全和缺血性心脏病等）具有良好作用。ACEI 可作为伴有糖尿病、左室肥厚、左心功能障碍及急性心肌梗死高血压患者的首选药物。目前临床应用的 ACEI 有十余种，如卡托普利、依那普利、雷米普利、赖诺普利及培哚普利等。

1. 卡托普利

（1）药理作用：卡托普利具有轻至中等强度的降压作用，与其他降压药相比，有以下特点：①在降压的同时，不伴有反射性心率加快，可能是取消了血管紧张素Ⅱ对交感神经传递的易化作用所致；②能防止和逆转心肌和主动脉壁的重构；③增加肾的血流量，保护肾脏；④增加机体对胰岛素的敏感性，不引起脂质代谢障碍和电解质紊乱。

（2）临床应用

1）各型高血压　可单用，也可与其他降压药合用，是抗高血压的一线药物。

2）充血性心力衰竭　可单独应用或与强心药、利尿药合用，能降低病死率。

3）心肌梗死　对缺血心肌具有保护作用，能减轻缺血再灌注损伤和由此引起的心律失常，早期应用可改善心功能并降低病死率。

4）糖尿病性肾病　对肾脏具有保护作用，并可增加胰岛素抵抗患者的胰岛素敏感性。

（3）不良反应：毒性小。主要不良反应如下：

1）刺激性干咳　发生率为 5% ~ 20%，女性多见，往往须停药才能终止咳嗽，与肺血管床内的激肽及前列腺素等物质的聚积有关。

2）低血压　多见于开始剂量过大时，应从小量开始应用。

3）高血钾、血管神经性水肿、肾功能受损，对肾血管狭窄者更甚。

4）久用可致血锌降低而引起皮疹，味觉、嗅觉缺损，脱发等，补锌可克服。

（4）用药管理与健康教育

1）肾血管狭窄、肾功能减退者禁用。孕妇和哺乳期妇女慎用，因其可通过胎盘，持续应用，可引起羊水减少；且可排入乳汁。

2）合用利尿药可增强降压效果，但与留钾利尿药合用可引起血钾过高。

3）抗酸药可降低本药的生物利用度；吲哚美辛可减弱其降压效果；与地高辛合用，可增高地高辛的血浆浓度等。

2. 依那普利　依那普利为不含 -SH 的长效、高效 ACE 抑制剂。作用较缓慢，对血糖和脂质代谢影响小，口服易吸收，不受食物影响。可用于治疗高血压及充血性心力衰竭。不良反应与用药管理与健康教育同卡托普利。

（五）血管紧张素Ⅱ受体阻断药

血管紧张素Ⅱ受体阻断药可选择性阻断 AT1 受体，抑制血管紧张素Ⅱ使血管收缩和促进醛固酮分泌的效应，降低血压；还能逆转肥大的心血管细胞，防治心血管的重构。其降压作用与 ACEI 相似，也能通过减轻心脏的前后负荷，治疗充血性心力衰竭。与 ACEI 相比，优点是：①RAS 被充分完全地抑制；②作用选择性更强，不影响 ACEI 介导的缓激肽的降解，不引起刺激性干咳；③对血钾影响小；④良好的耐受性。缺点是：①缺乏 ACEI 的缓激肽—NO 途径的心血管保护作用；②无增敏胰岛素的作用。因此推测二者合用，可以取长补短，增强疗效。常用的药物有氯沙坦、缬沙坦、厄贝沙坦、替米沙坦、坎地沙坦等。

氯沙坦：氯沙坦竞争性阻断 AT1 受体，为第一个用于临床的非肽类 AT1 受体阻断药。其口服吸收迅速，降压作用可持续 24h。氯沙坦与 AT1 受体选择性地结合，对抗 Ang Ⅱ 的绝大多数药理作用，从而产生降压作用。临床可用于各型高血压。

### 三、用药原则

（一）有效治疗与终身治疗

确实有效的降压治疗可以大幅度地减少并发症的发生。临床试验结果提示：高血压患者 5 年积极降压治疗使收缩压降低 12～14mmHg 及舒张压下降 5～6mmHg，可使卒中的风险下降 34%、冠心病的风险降低 19%、血管病的死亡率下降 23%。所谓有效的治疗，就是将血压控制在 140/90mmHg 以下，高血压理想治疗研究结果指出，抗高血压治疗的目标血压是 138/83mmHg。目前我国高血压有效控制率极低，全国只有 3% 左右的高血压患者的血压得到良好的控制，因此，必须加强宣传工作，纠正不规范的用药，强调终身有效治疗。

（二）保护靶器官

高血压的靶器官损伤包括心肌肥厚、肾小球硬化和小动脉重构等，在抗高血压治疗中必须考虑逆转或阻止靶器官损伤，通常降低血压即能减少靶器官损伤，但并非所有的药物均如此，如肼屈嗪虽能降压，但对靶器官损伤无保护作用。目前的临床试验结果支持 ACEI、ABR 及长效钙通道阻滞药有一定程度逆转心血管重构，有较好的靶器官保护作用。

（三）平稳降压

国内外的研究证明血压波动性过大可导致靶器官损伤，血压存在昼夜的自发性波动，这种自发性波动被称为血压波动性（blood pressure variability，BPV），在血压水平相同的高血压患者中，BPV 高者，靶器官损伤严重。使用短效的降压药常使血压波动增大，建议使用长效制剂或联合用药可以有效降低 BPV，稳定血压。

（四）个体化治疗

血压发病机制复杂，患者的个人机制也各有不同，且在血压升高时常伴有其他危险因素、不同靶器官的损害、相关疾病的发生；而临床上抗高血压药种类繁多、各有特点，因此在临床上要根据患者的年龄、性别、并发症以及其他疾病等情况制订治疗方案。所选用的药物、剂量在各个患者之间都可能不同。

（五）联合用药

当单一药物疗效不佳时不主张盲目增加剂量以免增加不良反应，而更多选择药物联合用药以使高血压患者的血压达标。在目前常用的药物中，任何两类药物联用都是可行的。不同作用机制的药物联合应用多数能起协同作用，可使两种药物的用量均减少，副作用减少，而且，有些药物的联用可以相互抵消某些副作用。

# 第二节　其他抗高血压药

## 一、中枢性降压药

（一）可乐定

1. 药理作用　降压作用中等偏强。抑制交感神经活性，降压时伴有心率减慢、心排血量减少。它还能抑制胃肠道的分泌和运动，故适用于兼患溃疡病的高血压患者。

作用机制：①激动延髓嘴部腹外侧咪唑啉受体，降低外周交感张力，外周阻力下降，血压降低。②激动延髓孤束核突触后膜的 α2 受体，抑制交感神经中枢的传出冲动，使外周血管扩张，血压下降。而其激动中枢 α2 受体还引起镇静等副作用，剂量过大可兴奋外周血管平滑肌上的 α 受体，使血管收缩，降压作用减弱。

2. 临床应用　①适于中度高血压，但不作一线用药，常于其他药无效时应用，且适于兼患溃疡病的高血压患者。与利尿药合用作用协同，可用于重度高血压。②偏头痛。③可作为吗啡类镇痛药成瘾者的戒毒药。

3. 不良反应　常见不良反应有口干和便秘，为其作用于胆碱能神经末梢上的 α2 受体，减少 ACh 的释放和唾液的分泌所致；久用使水、钠潴留而下肢浮肿，是降压后肾小球滤过率减少的结果，合用利尿药可克服；还有镇静、嗜睡、头痛、腮腺痛、阳痿等，停药后能自行消失。

（二）莫索尼定

莫索尼定为第二代中枢性降压药。对咪唑啉受体选择性比可乐定高。降压效能略低于可乐定。由于选择性高，不良反应少，无明显镇静作用，也无反跳现象，长期应用还可逆转高血压患者的心肌肥厚。适合于治疗轻、中度高血压。

### 二、α1 受体阻断药——哌唑嗪

1. 药理作用　哌唑嗪选择性地阻断突触后膜 α1 受体，扩张血管，降低血压。能舒张静脉及小动脉，发挥中等偏强的降压作用。降压时并不加快心率，也不明显增加血浆肾素活性。最大优点是对代谢影响小，对脂代谢能增加血中高密度脂蛋白（HDL）的浓度，减轻冠脉病变。

2. 临床应用　适用于各型高血压，单用治疗轻、中度高血压，合用 β 受体拮抗药及利尿药可增强降压效果，用于重度高血压。对前列腺肥大患者可改善尿潴留症状。

3. 不良反应　主要是"首剂现象"，即首次给药可致严重的直立性低血压，晕厥、心悸等。在直立体位，饥饿、低盐时较易发生。将首次用量减为 0.5mg，并在临睡前服用可避免发生。

### 三、血管扩张药——硝普钠

血管扩张药直接松弛血管平滑肌，降低外周血管阻力，产生降压作用，用于治疗重度高血压。降压时反射性兴奋交感神经，使心率加快，心排血量增加；伴有肾素活性增高，使水钠潴留，从而减弱其降压作用。由于血管扩张药不良反应较多，一般不单独使用，常与 β 受体拮抗药、利尿药合用提高疗效、减少不良反应。

1. 药理作用　硝普钠属硝基扩张血管药，类似于硝酸酯类，在血管平滑肌内产生 NO，增加 cGMP 水平而扩张血管。口服不吸收，需静脉滴注给药，起效快，约 1min，维持时间短，停药 5min 内血压回升。

2. 临床应用　用于高血压危象，特别对伴有急性心肌梗死者或急性心力衰竭的严重高血压患者。由于该药能扩张动、静脉，降低前、后负荷而改善心功能，也用于急性心力衰竭。

3. 用药管理与健康教育

（1）用药期间需监测血压，观察有呕吐、出汗、头痛、心悸等过度降压症状，以防止过度降压。

（2）需新鲜配制和避光保存，因硝普钠遇光易被破坏。

（3）长期和大剂量应用时防止氰化物蓄积中毒：连用数日后，宜监护血浆氰化物浓度，若超过 20mg/100ml 时，应停药或减量。

## 四、去甲肾上腺素能神经末梢阻滞药

此类药主要通过影响儿茶酚胺的储存及释放产生降压作用，有利血平（reserpine）和胍乙啶（guanethidine）。但不良反应较多，现已少用。

## 五、神经节阻断药

神经节阻断药对交感神经节和副交感神经节均有阻断作用。本类药物有樟磺米芬（trimetaphan）、美卡拉明（美加明，mecamylamine）、六甲溴铵（hexamethonium bromide）等。但由于副作用较多，降压作用过强过快，仅用于高血压危象、主动脉夹层动脉瘤和外科手术中的控制性降压。

## 六、钾通道开放药

为一类新型抗高血压药物，降压机制是通过激活 ATP 敏感性的钾通道，促进钾外流，使细胞膜超极化，$Ca^{2+}$ 通道失活，$Ca^{2+}$ 内流减少，血管平滑肌舒张，外周血管阻力降低，血压下降。有米诺地尔（minoxidil）、吡那地尔（pinacidil）、二氮嗪（diazoxide）等。

# 第八章  抗心绞痛药物管理

心绞痛是缺血性心脏病的常见症状，是心肌急剧、短暂的缺血、缺氧所致的临床综合征，主要表现为胸骨后部及心前区阵发性绞痛或闷痛，常放射至左上肢。心绞痛持续发作若不及时救治，可导致心肌梗死，危及患者生命。

心绞痛通常分为三型：①劳力性心绞痛：也称典型性心绞痛，其特点是在机体活动增加或情绪激动等情况下发作，劳力性心绞痛约占心绞痛的 2/3；②自发性心绞痛：因冠状动脉自发性、短暂性痉挛，造成心肌供血不足而诱发；③混合性心绞痛：其特点是患者在体力活动和安静状态下均可发生，冠状动脉即有一定程度的器质性狭窄，又可伴发由劳累诱发的痉挛。

目前认为，心肌血氧供需失衡和血栓形成是导致心绞痛的重要病理生理机制。影响心肌供氧的因素包括冠状动脉阻力、灌注压、侧支循环和心室舒张时间，以冠状动脉阻力影响最为重要。影响心肌耗氧的因素包括心室壁张力、射血时间、心率和心肌收缩力。当心肌供氧不足或心肌耗氧增多时即可导致心绞痛发作。

抗心肌缺血药是一类能恢复心肌氧供需平衡的药物。其主要作用机制是降低心肌耗氧量、扩张冠状动脉、改善缺血区侧支循环的供血，此外，心肌能量代谢调节剂、抗血小板药和抗血栓药等，也有助于心绞痛的防治。

目前临床常用的抗心绞痛药有三类：硝酸酯类、β 受体拮抗药和钙通道阻滞药。

## 第一节  硝酸酯类药

硝酸酯类药物主要包括硝酸甘油、硝酸异山梨酯、单硝酸异山梨酯和戊四硝酸酯等，本节着重介绍代表性药物硝酸甘油。

硝酸甘油用于抗心绞痛的治疗至今已有百余年的历史，具有起效快、作用迅速、疗效可靠和价格低廉等优点，是目前临床用于心绞痛防治的最常用药物。其口服吸收缓慢，首过消除明显，生物利用度仅 8%。舌下含服易吸收，生物利用度达 80%，一般 1～2min 起效，3～5min 达高峰，维持 20～30min，$t_{1/2}$ 为 3min。硝酸甘油也可制成软膏或贴膜剂经皮肤吸收。主要经肝代谢，代谢产物经肾排泄。

## 一、药理作用

硝酸甘油进入血管内皮细胞和平滑肌细胞后释放出 $NO_2^-$，与胞内巯基（—SH）反应生成一氧化氮（NO）而发挥作用。NO 是内源性舒张血管活性物质，其能激活鸟苷酸环化酶，使 cGMP 生成增多，从而激活依赖于 cGMP 的蛋白激酶，促使肌球蛋白轻链去磷酸化，使血管平滑肌舒张。

1. 减少心肌耗氧量　硝酸甘油能舒张全身静脉和动脉，且对较大的静脉和动脉血管作用强，而对小动脉和毛细血管前括约肌的作用较弱。容量血管舒张可减少回心血量，降低前负荷；阻力血管舒张可降低外周阻力，减轻后负荷，心脏的前、后负荷降低均可导致室壁张力降低，从而降低心肌耗氧量。

2. 增加缺血区血流量并促进冠脉血流重新分配　由于心内膜下血管是由心外膜血管垂直穿过心肌而来，所以心内膜下的血流量易受心室壁张力和心室内压的影响，当心室壁张力和心室内压增高时，心内膜下的血流量明显减少，心绞痛发作时，室壁张力明显增高，心内膜下区域极易缺血，硝酸甘油通过舒张容量血管，减少回心血量，可降低心室舒张末期心腔内压，从而减轻室内压对心内膜下层血管的压迫，促使血流从心外膜更多地流入心内膜下层，增加心肌缺血区灌流量。硝酸甘油选择性舒张较大的心外膜血管和狭窄的冠状血管及其侧支血管，尤其是在冠状动脉痉挛时作用最为明显，对小动脉的舒张作用较弱，这样就迫使血流从输送血管经侧支血管较多地流入缺血区，增加缺血区供血量。

## 二、临床应用

1. 心绞痛　舌下含服能迅速缓解各型心绞痛的发作，效果确实可靠，常作为首选。

2. 急性心肌梗死　及早小剂量、短时间静脉注射硝酸甘油，能救治急性心肌梗死，降低心肌耗氧量，减轻缺血损伤，缩小梗死范围。

3. 心功能不全　降低心脏前、后负荷，治疗重度和难治性心功能不全。

## 三、不良反应

1. 血管舒张反应　主要是搏动性头痛、颜面潮红、颅内压升高、直立性低血压和晕厥等。血压过度降低可反射性引起交感神经兴奋，心率加快，心肌耗氧量增加，与 β 受体拮抗药合用可以防止。用药量过大降压超过 10% 时，可减少侧支循环，扩大梗死范围。

2. 高铁血红蛋白血症　常发生于用药量过大或频繁用药时。

3. 耐受性 连续用药 2～3 周可产生，但停药 1～2 周耐受性可消失。耐受性的产生可能与反复用药引起血管平滑肌内膜巯基耗竭有关。为避免耐受性的产生可采用小剂量、间歇给药法。

**四、用药管理与健康教育**

1. 硝酸甘油与降压药或血管扩张药合用可增强致直立性低血压作用；与乙酰胆碱、组胺及拟交感胺类药合用时，疗效可能减弱。

2. 硝酸酯类药物剂型较多，应注意正确的用药方法。例如，硝酸甘油药片应放于舌下含服，逐渐溶解，不可嚼碎或吞服；透皮贴剂作用时间较长，可贴在前胸、上腹部或上肢等干燥无毛发处，不宜按摩，以免药物吸收过快，并注意经常变换位置，以防局部刺激引起皮肤炎症反应；喷雾剂给药，应直接将药物喷在口腔内，并告诫患者屏息呼吸，不要把药物吸入肺内。硝酸甘油片剂易挥发或分解失效，有效期仅 6 个月，用药期间应注意保存和更换。

3. 用药期间，患者可出现头痛、头晕、面颈部潮红、心悸等不良反应，这是由于血管扩张作用诱发的反应，可事先告诉患者，以解除患者的顾虑。为防止出现低血压晕厥，可取坐位或半卧位用药。硝酸甘油舌下含服，如 5min 内心绞痛未能缓解，可再用一次，15min 仍不能缓解，提示可能有心肌梗死，应立即报告医生。

4. 治疗过程中，严密观察血压、心电图，以及心绞痛发作的频率、强度、持续的时间、疼痛的部位、诱发因素的变化，对疗效作出判断。

# 第二节 β 受体拮抗药

β 受体拮抗药如普萘洛尔、吲哚洛尔、噻吗洛尔及选择性 β1 受体阻断药美托洛尔、阿替洛尔和醋丁洛尔等均可用于心绞痛的治疗，它们的作用基本相同，现以普萘洛尔为代表介绍。

**一、药理作用**

1. 降低心肌耗氧量 普萘洛尔阻断心肌 β1 受体，使心率减慢，收缩力降低，从而降低心肌耗氧量。

2. 增加缺血区心肌供血 普萘洛尔阻断心肌 β1 受体，减慢心率，使舒张期延长，冠脉灌注时间也随之延长，有利于血液从心外膜流向心内膜缺血区；同时由于普萘洛尔降低了心肌耗氧量，可使非缺血区血管阻力增加，迫使血流由非缺血区流向血管已扩张的缺血区，增加缺血区供血。

3. 改善心肌代谢　改善心肌缺血区对葡萄糖的摄取，保护缺血区线粒体的结构和功能，维持缺血区 ATP 和能量供应，并能促进氧从血红蛋白上解离下来而增加全身组织供氧，从而改善心肌代谢。

### 二、临床应用

对劳力性心绞痛疗效确切，可增加患者运动耐量，尤其适用于对硝酸酯类不敏感或疗效差以及伴有快速型心律失常和高血压的患者；但变异型心绞痛患者不宜应用，因阻断 β 受体后可使 α 受体占优势，易致冠状动脉收缩，减少心肌供血。普萘洛尔有效剂量个体差异较大，宜从小剂量开始逐渐增量，久用停药应逐渐减量，否则会加剧心绞痛的发作，引起心肌梗死或猝死。长期用药可使血脂升高，故禁用于血脂异常者。

普萘洛尔和硝酸甘油联合用药可相互取长补短，普萘洛尔可取消硝酸甘油引起的反射性心率加快；硝酸甘油可缩小普萘洛尔所引起的心室容积扩大，两药对耗氧量的降低有协同作用。但因两药均可使血压降低，故合用时剂量不宜过大，以免血压下降过剧对心肌供血不利。

## 第三节　钙通道阻滞药

常用于抗心绞痛的钙通道阻滞药有硝苯地平、维拉帕米和地尔硫草等。

### 一、药理作用

1. 降低心肌耗氧量　通过阻滞钙通道，抑制 $Ca^{2+}$ 内流，使心肌收缩力降低，心率减慢，血管平滑肌松弛，外周阻力降低，减轻心脏负荷，降低心肌耗氧量。

2. 增加缺血区血流量　钙通道阻滞药通过扩张冠状动脉，能解除血管痉挛，增加侧支循环及缺血区血流量，改善供血供氧。其扩张冠脉强度顺序为：硝苯地平＞维拉帕米＞地尔硫草。

3. 保护缺血心肌　心肌缺血时可使 $Ca^{2+}$ 在细胞内聚集，导致细胞内钙超负荷，使线粒体肿胀而失去氧化磷酸化的功能。钙通道阻滞药阻滞 $Ca^{2+}$ 内流，保护线粒体的结构与功能，减轻缺血对心肌细胞的损害。

## 二、临床应用

对变异型心绞痛最为有效，也可用于稳定型和不稳定型心绞痛，硝苯地平与 β 受体拮抗药合用较为理想，与维拉帕米合用应注意对心脏的抑制作用。

## 三、不良反应

常见不良反应由血管扩张引起，可致反射性心率加快和心肌收缩力增强等，使心肌耗氧增加，而降低抗心绞痛作用，严重者可加重心绞痛的发作。维拉帕米和地尔硫草可抑制心肌收缩力、抑制窦房结和房室结传导等，禁用或慎用于伴有心衰、窦房结或房室结传导阻滞的心绞痛患者。

# 第九章 抗动脉粥样硬化药物管理

动脉粥样硬化是引起冠心病、脑卒中等心脑血管性疾病的主要病理学基础，与血脂代谢紊乱有重要关系。动脉粥样硬化的治疗涉及面较广，包括调血脂、抗氧化、保护血管内皮等，而调节血脂是目前抗动脉粥样硬化治疗最常用的方法。

血脂在血液中是以脂蛋白的形式存在的，以胆固醇酯（CE）和甘油三酯（TG）为核心，外包胆固醇（CH）和磷脂（PL）构成的球形颗粒，再与载脂蛋白（apo）结合成脂蛋白溶于血浆而进行转运和代谢。根据其密度和电泳迁移性不同，将血浆脂蛋白分为 5 类：①乳糜微粒（CM）；②极低密度脂蛋白（VLDL）；③低密度脂蛋白（LDL）；④中间密度脂蛋白（IDL）；⑤高密度脂蛋白（HDL）。凡血浆中 VLDL、LDL、IDL 及 apoB 的浓度高出正常时称为高脂蛋白血症，是导致动脉粥样硬化的重要诱因。目前认为，HDL、apoA 浓度如果低于正常时也是动脉粥样硬化的危险因素。高脂血症可分为六型。

治疗高脂蛋白血症，首先要调节饮食及生活习惯，食用低脂肪、低热量、低胆固醇类食物，戒烟酒并加强体育锻炼，如血脂仍不正常，再用药物治疗。凡能使 LDL、VLDL、TC、TG、apoB 降低，或使 HDL、apoA 升高的药物，都有抗动脉粥样硬化作用，这类药物统称为调血脂药（lipid regulating agent）。

## 第一节 降低胆固醇和低密度脂蛋白的药物

### 一、他汀类

3- 羟基 -3- 甲基戊二酰辅酶 A 还原酶抑制药有洛伐他汀、普伐他汀、辛伐他汀、氟伐他汀等，统称为他汀类，为新型的治疗高胆固醇血症的药物。

1. 药理作用　他汀类药物抑制肝细胞合成胆固醇的限速酶 HMG-COA 还原酶的活性，使肝内合成胆固醇减少，解除了胆固醇对肝脏 LDL 受体基因的抑制，使肝细胞表面合成 LDL 受体增加，通过受体介导的胞饮作用，更多的 LDL、IDL 被摄入肝脏，从而使血浆中的 LDL、IDL 降低。肝内胆固醇减少，也使 VLDL 减少，血浆 VLDL 也降低。降低 LDL- 胆固醇作用以洛伐他汀最强，普伐他汀最弱。他汀类药物对甘油三酯的作用较弱，可轻度升高 HDL。

2. 临床应用　适用于高胆固醇血症、为主的高脂血症、主要用于高胆固醇血症、Ⅱa 型高脂血症，对病情较严重者可与胆汁酸结合树脂合用。

3. 不良反应　一般较轻，少数患者有胃肠反应、皮疹、头痛、肌肉触痛，可有血清转氨酶、碱性磷酸酶和肌酸磷酸激酶升高。

4. 用药管理与健康教育　与贝特类和烟酸合用可增加肌病的风险，与香豆素类合用可能使凝血酶原时间延长，应注意检测凝血酶原时间，及时调整抗凝血药的剂量。降血脂药物必须长期用药，应督促患者坚持服药并定期检查血脂。

**二、胆汁酸结合树脂类**

此类药物为碱性阴离子交换树脂，不溶于水，不易被消化酶破坏。常用药物有考来烯胺和考来替泊。

1. 药理作用

（1）促进胆固醇向胆酸转化：本类药物口服不易被吸收，在肠腔内与胆汁酸形成络合物随粪排出，故能阻断胆汁酸的肝肠循环，使胆汁酸重吸收入肝减少而排出增多。由于肝中胆酸减少，使胆固醇向胆酸转化的限速酶 7-α 羟化酶更多地处于激活状态，促使肝胆固醇向胆汁酸转化加强。

（2）减少胆固醇自肠内吸收：胆酸是肠道吸收胆固醇所必需的物质，肠内胆酸减少，也影响食物中的胆固醇自肠道吸收。

以上作用使肝内胆固醇水平下降，肝产生代偿性改变：①肝细胞表面 LDL 受体数量增多，促使肝从血浆中摄取 LDL 增多，导致血浆 LDL-胆固醇和总胆固醇浓度下降。② HMG-CoA 还原酶活性增强，使肝胆固醇合成增多，因此，本类药物与HMG-CoA 还原酶抑制剂合用，降脂作用增强。

2. 临床应用　适用于高胆固醇血症为主的高脂血症，主要用于Ⅱa 型高脂蛋白血症的治疗。

3. 不良反应　常致恶心、腹胀、消化不良、便秘。长期应用可引起脂溶性维生素缺乏和高氯性酸血症。因可妨碍的吸收，故应避免同时服用。

4. 用药管理与健康教育　本类药物可影响噻嗪类、香豆素类、强心苷类药物的吸收，应在服用本类药物 1h 前或 4h 后服用其他药物。本类药物可干扰脂溶性维生素（维生素 A、E、K），以及叶酸、铁、锌等物质的吸收，长期用药使用应注意补充。与饮料混合服用可减轻其异味引起的刺激。用药期间应多进食富含纤维素的食物，以防止和减轻便秘。

# 第二节　降低三酰甘油和极低密度脂蛋白的药物

## 一、苯氧酸类药

苯氧酸衍生物又称贝特类，最早应用的是氯贝丁酯，降脂作用明显，但不良反应多而严重，新的苯氧酸类药效强且毒性低，有吉非贝齐、环丙贝特、非诺贝特等。

1. 药理作用　抑制乙酰辅酶 A 羧化酶，减少脂肪酸进入肝脏合成三酰甘油和 VLDL；并增强脂蛋白酯酶（lipoprotein lipase，LPL）活性，促进 CM 和 VLDL 的分解，从而使血浆三酰甘油和 VLDL 的水平下降；另外，本类药物还能升高 HDL 的浓度，加速血中胆固醇的消除；并具有抗血栓、抗炎等通过非调脂途径的抗动脉粥样硬化作用。

2. 临床应用　适用于高甘油三酯血症为主的高脂血症及 HDL 下降的轻度高胆固醇血症。也用于消退黄色瘤。

3. 不良反应　较轻。如轻度腹泻、腹痛、恶心等胃肠反应。偶有皮疹、脱发、视物模糊、血象及肝功能异常等。

## 二、烟酸及衍生物

此类药物常用的有烟酸和阿昔莫司。

（一）烟酸

烟酸即维生素 $B_3$，属水溶性维生素类，是一广谱调血脂药。

1. 药理作用　烟酸为脂肪组织细胞内酯酶系统的强抑制剂，其主要作用机制为：①通过抑制脂肪酸的分解，减少游离脂肪酸向肝内转移，降低 VLDL 的产生和分泌，进而降低血浆内 IDL 和 LDL 水平；②通过脂蛋白酯酶途径增加 VLDL 的清除率，引起甘油三酯降低；③抑制肝脂肪酶活性，减少 HDL 的分解并有利于生成；④减少血液内纤维蛋白原，影响动脉硬化和血栓形成过程。

2. 临床应用　适用于 Ⅱ、Ⅲ、Ⅳ、Ⅴ 型高脂蛋白血症，也可用于心肌梗死的治疗。

3. 不良反应　治疗剂量的烟酸可产生显著的副作用。多数患者可发生皮肤潮红、瘙痒、血管性头痛和低血压等血管扩张反应。这种作用由前列腺素引起，可用阿司匹林缓解。胃肠刺激症状如恶心、呕吐、腹泻也较常见。大剂量可引起血糖升高、尿酸增加及肝功能异常等。

（二）阿昔莫司

阿昔莫司为烟酸的衍生物，作用与烟酸类似，但更强、更持久。不良反应也与烟酸相似。

# 第三节 抗氧化药——普罗布考

1. 药理作用

（1）降低胆固醇：能降低 LDL- 胆固醇，并改变 HDL 亚组分的分布。HDL 的改变，有利于胆固醇自外周向肝的逆转运，促进黄色瘤消退，但对 VLDL、TG 影响较少。

（2）抗氧化：由于具有高脂溶性，可结合到脂蛋白中，抑制细胞对 LDL 的氧化修饰，抑制巨噬细胞对脂质的吞噬，从而阻止动脉粥样硬化病变形成并使之消退；也可明显缩小皮肤及肌腱的黄色瘤。

2. 临床应用　适用于 LDL 升高的高胆固醇血症。

3. 不良反应　仅少数患者有恶心、腹泻、腹胀、腹痛等胃肠反应。偶见嗜酸性粒细胞增多、感觉异常、血管神经性水肿；个别患者心电图 Q-T 间期延长，不宜用于有心肌损害的患者。

# 第十章　抗心律失常药物管理

心脏有节律地收缩、舒张是保障正常泵血功能的关键，这有赖于心肌细胞电生理活动的正常，即有赖于兴奋的起搏和传导的正常。心脏冲动形成和传导异常称为心律失常，临床可分为缓慢型和快速型两大类，前者包括窦性心动过缓、房室传导阻滞等，常用阿托品和异丙肾上腺素等药物治疗；后者主要包括窦性心动过速、室上性心律失常（如房性期前收缩、室上性心动过速、心房扑动、心房颤动等）、室性心律失常（如室性期前收缩、室性心动过速、心室颤动等）。

## 第一节　心律失常的电生理学基础

### 一、心肌细胞电生理特性

心肌细胞均具有兴奋性和传导性，按动作电位特征可分为两类：一类是快反应细胞，其中又分为非自律性细胞和自律性细胞，前者是指心脏的工作细胞，即心房肌和心室肌细胞；后者是指心脏的传导细胞，包括节间束、房室束及其分支，以及浦肯野纤维细胞。另一类是慢反应细胞，包括窦房结和房室结的起搏细胞，均为自律性细胞。慢反应细胞和快反应自律性细胞的动作电位及其离子转运的机制。

1. 自律性　是指自律性细胞在无外来刺激的情况下，能自动发生节律性兴奋的特性。自律性的高低主要取决于 4 相自发除极的速度，这与快反应细胞的 $Na^+$ 内流和慢反应细胞的 $Ca^{2+}$ 内流有关。抑制 $Na^+$、$Ca^{2+}$ 内流的药物可降低心肌细胞的自律性。

2. 传导性　是指心肌细胞能够传导兴奋的特性。0 相除极的速率和幅度越大，兴奋的传导速度就越快。快反应细胞和慢反应细胞 0 相除极分别由 $Na^+$、$Ca^{2+}$ 内流介导，抑制 $Na^+$、$Ca^{2+}$ 内流的药物可减慢兴奋的传导。

3. 有效不应期（effective refractory period，ERP）　在心肌细胞的 $K^+$ 外流的复极过程中，当膜电位恢复到约 –60mV、钠通道复活后，细胞才能对刺激产生可扩布的动作电位。从去极化开始到这以前的时段即为 ERP。ERP 的长短主要取决于 $K^+$ 外流的快慢和钠通道的复活。药物可通过影响 $K^+$ 外流而显著延长 ERP。

## 二、心律失常的电生理学机制

1. 冲动形成异常　　在心肌缺血、低血钾或受到机械牵张等病理条件下，心肌细胞静息膜电位减小，并可伴有 4 相去极化斜率增加，导致心肌细胞的自律性升高而出现异常节律。另外，心肌细胞还可因为在复极过程中 $Ca^{2+}$ 的内流过多，或因为细胞内 $Ca^{2+}$ 过多而诱发胞外 $Na+$ 内流，引起心肌细胞膜的去极化（又称后除极）而触发异常节律。

2. 冲动传导障碍　　包括单纯性传导阻滞和折返激动。在心肌缺血等情况下，心肌细胞静息膜电位变小，动作电位 0 相去极化速率降低，使冲动的传导受到影响，可出现单向或双向传导阻滞。在单向传导阻滞时，可因为传导环形通道的存在而引起折返激动。折返激动是引起心律失常的重要机制之一，可诱发期前兴奋、心动过速以及心房、心室的扑动或颤动。

# 第二节　抗心律失常药的基本作用和分类

## 一、抗心律失常药的基本作用

1. 降低自律性　　钠通道或钙通道阻滞药、b 受体拮抗药等抗心律失常药物可通过降低动作电位 4 相斜率而降低心肌自律性，抑制心肌异常节律的发生。

2. 减少后除极　　钠通道或钙通道阻滞药抑制异常 $Na^+$、$Ca^{2+}$ 内流所触发的后除极。

3. 消除折返　　①改变传导：药物通过减慢或加快传导而消除折返，例如，奎尼丁可减慢传导，使单向传导阻滞变为双向传导阻滞而消除折返；苯妥英钠加快传导而使单向传导阻滞消除，终止折返；②延长 ERP：药物通过延长 ERP 而增加异常兴奋落在 ERP 内的概率，并使心肌细胞 ERP 的长短趋向一致，从而减少折返激动的发生。

## 二、抗心律失常药物的分类

根据抗心律失常药物的电生理作用及其机制可分为四大类。

## 一、I 类——钠通道阻滞药

（一）I A 类药奎尼丁

1. 药理作用　　奎尼丁可中度阻滞 $Na^+$ 内流，对 $K^+$ 外流也有阻滞作用。主要表现为：①作用于心房、心室和浦肯野纤维，降低动作电位 0 相去极化的速率，减慢冲动的传导，使单向阻滞变为双向阻滞而取消折返；②抑制浦肯野纤维的 4 相自发性除极，降低其自律性；③延长心肌细胞的 ERP。高浓度的奎尼丁还可阻滞钙通道，使 $Ca^{2+}$ 内流减少而抑制心肌的收缩力。此外，本药还具有明显的阻断 M 受体和阻断 α 受体的作用。

2. 临床应用　为广谱抗心律失常药，由于毒性较大，目前主要用于心房颤动、心房扑动的复律，以及复律后窦性心律的维持，是重要的转复心律药物。

3. 不良反应

（1）胃肠反应：如恶心、呕吐、腹泻等。

（2）"金鸡纳反应"：表现胃肠反应及头痛、头晕、耳鸣、视力模糊等。

（3）心血管反应：奎尼丁可抑制心脏、阻断 M 受体和 α 受体，对心血管系统产生明显影响，如扩张血管、血压下降、心率加快等。浓度过高时，可明显抑制心脏，造成心肌收缩力下降，出现心动过缓、房室传导阻滞等，严重者可发生奎尼丁晕厥或猝死。

（4）过敏反应：可表现为发热、皮疹、哮喘、血小板减少、粒细胞下降等。

4. 用药管理与健康教育

（1）Ⅱ～Ⅲ度房室传导阻滞、病窦综合征、强心苷中毒、心源性休克、奎尼丁过敏、严重肝肾功能不全的患者禁用。

（2）药物相互作用　与地高辛合用，可降低后者的肾清除率增加其血药浓度；与双香豆素、华法林合用，可因竞争血浆蛋白而增强后者的抗凝血作用；与普萘洛尔、维拉帕米、西咪替丁合用可使血药浓度升高；与肝药酶诱导剂苯巴比妥等合用可使血药浓度下降。

（3）口服先从小剂量开始，如无过敏反应或其他明显不良反应，可逐渐增加剂量至全效量。本药易引起胃肠反应，可在餐中或餐后服药。

（4）药物治疗期间，应进行心电图和血压监护。若患者出现低血压、QRS 波明显增宽、心动过缓和室性心动过速，提示奎尼丁过量和心脏毒性，应停止用药。

（二）ⅠB 类药——利多卡因

利多卡因是ⅠB 类药物的代表药，也是常用的局部麻醉药。本品口服生物利用度低，一般静脉注射给药。

1. 药理作用　利多卡因主要作用于浦肯野纤维，轻度抑制 $Na^+$ 内流，促进 $K^+$ 外流。主要表现为：①抑制 $Na^+$ 内流，使 4 相除极速率下降，自律性降低；②对缺血性心肌，通过钠通道阻滞作用使传导减慢，导致单向阻滞变为双向阻滞而消除折返；③促进 $K^+$ 外流，加快动作电位复极过程，其中以缩短 APD 更显著，从而相对延长 ERP。

2. 临床应用　主要用于各种室性心律失常的治疗，如室性期前收缩、室性心动过速、心室颤动等，常作为首选药，特别适用于危急病例。对房性心律失常无效。

3. 不良反应　静脉注射过快或剂量过大时，可出现头昏、嗜睡、感觉异常等神经系统症状。本药是目前抗心律失常药物中心脏毒性最小的一种，但剂量过大时仍可出现心率减慢、房室传导阻滞、血压下降等心血管系统抑制的表现。

4. 用药管理与健康教育

（1）严重房室传导阻滞、窦房结功能障碍者禁用。休克、心力衰竭、肝肾功能不全的患者慎用。

（2）一般应采用 5% 葡萄糖溶液稀释，配成 1mg/ml 静脉滴注，药液内不宜加入其他药物。

（3）药物治疗期间，注意监测心电图和血压变化。若出现 P-R 间期延长或 QRS 波增宽，或出现新的心律失常、原有心律失常加重等异常情况应及时停药。若出现皮疹、水肿等表现，提示发生过敏反应，也应立即停药。

（三）I C 类药——普罗帕酮

1. 药理作用和临床应用　普罗帕酮能明显阻滞 $Na^+$ 内流，还有轻度阻滞 $Ca^{2+}$ 内流及 β 受体阻断作用。主要作用于房室束及浦肯野纤维，明显减慢传导速度，延长 ERP，降低心肌自律性。本品具有广谱抗心律失常作用，对室上性和室性心律失常均有效。但由于致心律失常发生率较高，临床主要用于顽固性心律失常和其他抗心律失常药物无效时使用。

2. 不良反应　常见有消化道反应，如恶心、呕吐、味觉改变等，以及房室传导阻滞、低血压、诱发心衰等心血管系统不良反应。

## 二、II 类——β 受体拮抗药

常用于抗心律失常的 β 受体拮抗药有普萘洛尔（propranolol）、美托洛尔（metoprolol）、阿替洛尔（atenolol）、艾司洛尔（esmolol）、比索洛尔（bisoprolol）等。这些药物通过阻断 β 受体，能对抗交感神经过度兴奋或儿茶酚胺释放过多引起的心律失常，能降低窦房结、心房和浦肯野纤维的自律性，减慢房室结传导，延长房室结 ERP，减少儿茶酚胺诱发的异常节律。对交感神经兴奋（如甲状腺功能亢进、嗜铬细胞瘤、麻醉等）所致窦性心动过速有显著疗效，为首选药。另外，可用于室上性心律失常，如心房颤动、心房扑动和阵发性室上性心动过速，也可用于由于运动或情绪激动引起的室性心律失常。

## 三、III 类——延长 APD 药：胺碘酮

1. 药理作用　胺碘酮对心脏 $K^+$、$Na^+$、$Ca^{2+}$ 离子通道均有抑制作用，并对 α、β 受体具有一定阻断作用。主要表现为：①阻滞 4 相 $Na^+$、$Ca^{2+}$ 内流和阻断 β 受体，可

降低窦房结、浦肯野纤维的自律性；②阻滞 0 相 $Na^+$、$Ca^{2+}$ 内流，减慢房室结和浦肯野纤维的传导速度；③阻滞 3 相 $K^+$ 外流，延长心房肌、心室肌和浦肯野纤维的 APD 和 ERP，由于 ERP 的绝对延长而取消折返。

2. 临床应用　胺碘酮为广谱抗心律失常药，对各种室上性和室性心律失常均有效。对心房扑动、心房颤动、室上性心动过速、室性期前收缩、室性心动过速和预激综合征均具有较好疗效。

3. 不良反应　不良反应与剂量、用药时间长短有关。神经系统反应有头痛、失眠、感觉异常等。心血管反应常见窦性心动过缓、房室传导阻滞、Q-T 间期延长、低血压等。长期应用可出现胃肠反应、肝功能异常、角膜褐色微粒沉着等。个别患者可出现肺间质纤维化。由于含碘高，长期服用本药，可以影响甲状腺功能。

4. 用药管理与健康教育

（1）Ⅱ～Ⅲ度房室传导阻滞、病窦综合征、碘过敏、甲状腺功能异常的患者禁用。

（2）本品体内消除较缓慢，易在体内蓄积过量，应注意控制用药的剂量和观察有无毒副反应的症状。

（3）用药期间，注意监测心电图和血压等变化，尤其应注意观察 Q-T 间期有无明显延长。

### 四、Ⅳ类——钙通道阻滞药：维拉帕米

1. 药理作用　选择性阻滞钙通道，抑制 $Ca^{2+}$ 内流，从而降低慢反应细胞（窦房结、房室结）的自律性，减慢房室结的传导，并延长房室结的 ERP，有利于折返激动的消除。

2. 临床应用　主要用于治疗室上性心律失常。对阵发性室上性心动过速作为首选药；对心房扑动、心房颤动虽无终止作用，但可减少诱发的室性心动过速；对急性心肌梗死、心肌缺血、强心苷中毒等触发的异常节律如室性早搏、室性心动过速等亦有效。

3. 不良反应　口服较安全，一般可出现腹胀、便秘、头痛等。静脉给药过快可引起血压下降、心动过缓、传导阻滞、诱发心力衰竭等。

4. 用药管理与健康教育

（1）低血压、重度房室传导阻滞、严重心力衰竭、心源性休克患者禁用。老年人，尤其是心肾功能不良者慎用。

（2）禁止与 β 受体拮抗药、奎尼丁、普鲁卡因胺等抑制心脏的药物合用，否则可加强负性肌力、负性频率和负性传导作用，甚至引起心脏停搏。与地高辛合用时，可使后者的清除率降低，易致地高辛中毒。

（3）用药期间，特别是与产生心血管反应的药物合用时要注意监测心电图和血压。

# 第十一章　抗慢性心功能不全药物管理

慢性心功能不全又称充血性心力衰竭（congestive heart failure，CHF），指心排血量绝对或相对减少，从而不能满足全身组织器官代谢的需要。此时，心肌收缩和舒张功能出现障碍，出现组织血液灌注不足，静脉系统淤血等症状。目前，药物治疗是 CHF 的主要治疗手段，但其预后仍较差。

根据药物的作用机制，可将抗慢性心功能不全药分为正性肌力作用药、减轻心脏负荷药、RAAS 抑制药和其他药物等。

## 第一节　正性肌力作用药

### 一、强心苷类

强心苷是一类能选择性作用于心脏，以增强心肌收缩力为主要效应的药物。强心苷均由苷元和糖两部分结合而成，增强心肌收缩力的作用依赖于苷元，糖能增加苷元的水溶性，延长作用时间。临床应用的强心苷有洋地黄毒苷、地高辛、毛花苷C、毒毛花苷 K，其中地高辛最为常用。根据强心苷显效的速度可将其分为慢效、中效和速效三类。

（一）药理作用

1. 正性肌力作用（加强心肌收缩力）　治疗量的强心苷能选择性作用于心脏，直接加强心肌收缩力，增加心排血量，且对衰竭心脏的作用显著，同时具有如下特点：

（1）缩短心收缩期，相对延长舒张期：强心苷加快心肌纤维的缩短速度，使心脏收缩更为敏捷有力，舒张期相对延长，这有利于静脉系统淤积的血液充分回流，也使心脏得到充分休息以及冠脉供血增加，从而提高心排血量。

（2）增加衰竭心脏的心排出量：强心苷对正常人和 CHF 患者均能增加心肌收缩力。由于强心苷具有收缩血管、增加外周阻力的作用，故对正常人来说并不增加心排血量。而对 CHF 患者，由于强心苷增强心肌收缩力使心排血量增加，对主动脉弓和颈动脉窦压力感受器刺激加强，反射性使交感神经活性下降，迷走神经功能增强，此作用超过了对血管的收缩作用，致使外周血管扩张，阻力下降，心排出量得以增加。

（3）降低衰竭心脏的耗氧量：心肌耗氧量的多少取决于心室壁张力、心率和心肌收缩力，其中心室壁张力是最重要的因素。强心苷增强心肌收缩力，可使心肌耗氧量增加，但因其强心作用可致心室内残余血量减少，心室壁张力降低，加之能减慢因心衰而加快的心率，从而使心肌总耗氧量减少。

正性肌力作用机制：强心苷能增加心肌兴奋时细胞内 $Ca^{2+}$ 量。$Ca^{2+}$ 是心肌兴奋-收缩偶联的关键物质。心肌收缩由 $Ca^{2+}$ 发动，胞浆内 $Ca^{2+}$ 增多，收缩力就加强。强心苷能抑制心肌细胞膜上 $Na^+$-$K^+$-ATP 酶，使细胞内 $Na^+$ 的泵出减少，导致细胞内 $Na^+$ 含量增加，从而使 $Na^+$-$Ca^{2+}$ 交换增加，促进细胞 $Ca^{2+}$ 内流，使胞浆内 $Ca^{2+}$ 增多，收缩力增强。

2. 负性频率作用（减慢心率） 强心苷对正常人的心率影响小，可显著减慢 CHF 患者的心率。CHF 时心肌收缩无力，心排血量减少，经颈动脉窦和主动脉弓压力感受器反射性调节，使交感神经活性增强而加快心率。强心苷可加强心肌收缩力，使心排血量增加，对颈动脉窦和主动脉弓压力感受器刺激增加，反射性兴奋迷走神经而减慢心率。

3. 对心肌电生理特性的影响 比较复杂，治疗量时主要产生以下作用：

（1）负性传导作用（减慢房室传导）：强心苷由于反射性兴奋迷走神经，减慢房室结的 $Ca^{2+}$ 内流，从而降低房室结除极的速度和幅度，使房室传导减慢。

（2）降低窦房结的自律性：强心苷可兴奋迷走神经，加速 $K^+$ 外流，使最大舒张电位增大，远离阈电位，从而降低窦房结的自律性。

（3）缩短心房有效不应期：强心苷兴奋迷走神经而加速 $K^+$ 外流，加快心房复极速度，从而缩短心房有效不应期。

（4）提高浦肯野纤维的自律性，缩短其有效不应期：心室几无副交感神经支配，浦肯野纤维对强心苷特别敏感，故易发生 $Na^+$-$K^+$-ATP 酶抑制而致细胞内 $K^+$ 降低，使最大舒张电位减小和自动除极速率增大，从而提高浦肯野纤维的自律性，缩短有效不应期。

4. 对心电图的影响 治疗量强心苷使 T 波低平或倒置呈鱼钩状；因窦性频率减慢，P-P 间期延长；因房室结传导减慢，P-R 间期延长；因有效不应期缩短，Q-T 间期缩短。

5. 其他作用

（1）利尿作用：主要是心功能改善后，增加了肾血流量和肾小球的滤过功能；同时，强心苷还可通过直接抑制肾小管 $Na^+$-$K^+$-ATP 酶发挥利尿作用。

（2）抑制 RAAS 作用：治疗量强心苷由于反射性兴奋迷走神经，减弱交感神经活性，抑制 RAAS 功能，从而降低 CHF 患者血浆中肾素水平，减少 Ang Ⅱ 及醛固酮的分泌，产生保护心脏的作用。

（二）临床应用

1. 慢性心功能不全　强心苷对 CHF 的疗效因病因不同存在很大差异。对心房纤颤伴心室率快的心力衰竭疗效较佳；对心脏负荷过重、心排血量降低形成的低心排血量型 CHF 疗效较好（如心脏瓣膜病、先天性心脏病、高血压、动脉硬化等）；对伴有心肌能量产生障碍的甲亢、严重贫血、维生素 $B_1$ 缺乏等所致的高输出量型 CHF 疗效较差；对肺源性心脏病、活动性心肌炎或严重心肌损伤所致 CHF 疗效也差，因这时常伴有心肌缺氧，且容易发生中毒；对严重的机械性障碍（如二尖瓣狭窄，缩窄性心包炎）所致 CHF 疗效差或无效。

2. 某些心律失常

（1）心房颤动：心房颤动时心房率达 $350 \sim 600$ 次 /min，过多冲动可下传至心室，引起心室率过快，造成心脏排血功能降低而致循环障碍。强心苷通过负性传导作用，可有效减慢心室率，增加心排血量，从而改善循环障碍，是治疗心房颤动的首选药。但服药后大多数患者的心房颤动并不能终止。

（2）心房扑动：心房率约为 $250 \sim 300$ 次 /min，是一种快速而规则的心房异位节律，更易传入心室。强心苷可不均一地缩短心房不应期，使心房扑动转变为心房颤动。在心房颤动时，强心苷更易增加房室结隐匿性传导而减慢心室率，所以，强心苷是治疗心房扑动最常用的药物。对部分病例在转变为心房纤颤后停用强心苷可恢复窦性节律，因为停用强心苷后，强心苷缩短心房不应期的作用消失，即心房有效不应期延长，这样折返冲动落在不应期上而终止，从而窦性节律得以恢复。

（3）阵发性室上性心动过速：强心苷通过兴奋迷走神经，降低心房兴奋性而达到治疗目的。

（三）不良反应

强心苷安全范围小，一般治疗量已接近中毒量的 60%，加之强心苷的个体差异很大，药物体内过程也各不相同，容易发生各种不良反应。

1. 胃肠道反应　较常见，常为中毒先兆，表现为厌食、恶心、呕吐、腹泻等，但 CHF 本身也有胃肠道症状，要注意区别强心苷中毒所致胃肠道反应与强心苷用量不足、未能控制心力衰竭所致胃肠淤血症状的差异。还应注意患者剧烈呕吐、腹泻可导致失钾而加重强心苷中毒，应考虑补钾、停药等措施。

2. 中枢神经反应和视觉障碍　较少见，包括眩晕、头痛、失眠、疲倦和意识障碍，也可出现复视、黄视症、绿视症等，视觉障碍是重要的中毒先兆，是停药指征之一。

3. 心脏毒性　最严重，是中毒致死的原因，发生率约 50%，主要表现为各种心律失常：①快速型心律失常，最常见。主要表现为室性期前收缩、二联律、三联律和房性、房室结性、室性心动过速，甚至危及生命的心室颤动，其中室性期前收缩发生率最高，约占心脏毒性发生率的 1/3；②房室传导阻滞；③窦性心动过缓：因强心苷降低窦房结的自律性而引起，若心率低于 60 次 /min，为停药指征。

（四）用药管理与健康教育

1. 房室传导阻滞、室性心律失常、病窦综合征、预激综合征、梗阻性心肌病、主动脉瘤、严重肺部疾病患者禁用。

2. 药物相互作用　治疗 CHF 时往往联合用药，应注意药物间的相互作用：①与排钾利尿药如呋塞米、氢氯噻嗪等合用易致中毒。螺内酯可延长地高辛等的半衰期，合用时也需注意；②与抗心律失常药、钙盐或拟肾上腺素药合用，因作用相加易致心律失常；③与 β 受体拮抗药同用可致严重心动过缓，但单用强心苷不能控制的快速型室上性心律失常仍可应用；④与钙通道阻滞药（如地尔硫䓬、维拉帕米）或胺碘酮合用，可降低肾及全身对地高辛等的清除率而提高其血药浓度；红霉素通过改变胃肠道菌群增加其吸收；卡托普利也可使其血药浓度提高，易致强心苷中毒。

3. 中毒的防治

（1）中毒的预防：①剂量个体化，且对同一个体的最佳剂量也需随病情的发展而随时调整；②避免中毒诱因，如低血钾、低血镁、高血钙、心肌缺氧等；③警惕中毒先兆，如恶心、呕吐、视觉障碍、心律异常（如心室率突然由慢增至 120 次 /min 以上或者低于 60 次 /min）等，一旦出现立即停药；④有条件可监测强心苷血浆浓度，更有助于及早、及时发现强心苷中毒。

（2）中毒的治疗：①快速型心律失常：可用钾盐静脉滴注，轻者可口服；对并发传导阻滞的中毒患者不能补钾，以免出现心脏停搏；对室性心动过速可首选苯妥英钠、次选利多卡因治疗；②慢速型心律失常（如心动过缓或房室传导阻滞）：宜用阿托品解救；③对危及生命的严重地高辛中毒患者，可用地高辛抗体 Fab 片段静脉注射，使其迅速结合并中和地高辛，解救效果迅速可靠。

4. 给药方法　①传统给药法，分为两步，即先在短期内给予发挥最大强心作用的剂量，称全效量（洋地黄化量），以后再每日给予一定的维持量。全效量又有缓给法和速给法两种，前者适于轻度慢性病例，可在 3 ～ 4 天内给予全效量，后者适于危急病例，可在 24h 内给足全效量。传统给药方法虽然显效快，但易中毒，故现已少用；②逐日维持量给药法，对病情不急的患者，主张逐日按维持剂量给药，经

4～5个半衰期达稳态血药浓度而发挥治疗作用。此法给药虽然最大效应出现较慢，但毒性反应发生率明显降低，为目前临床推荐的常用给药法。

### 二、非苷类正性肌力药

本类药物短期内使用可获得一定疗效，但长期应用毒性反应多，不作常规治疗药物。

1. β受体激动药　主要有多巴酚丁胺（dobutamine）。通过激动心脏β1受体，产生正性肌力作用。主要用于强心苷反应不佳或禁忌者。

2. 磷酸二酯酶抑制药　主要有米力农（milrinone）、维司力农（vesnarinone）、依诺昔酮（enoximone）、匹莫苯（pimobendan）。通过抑制磷酸二酯酶，增加细胞内cAMP的含量，产生加强心肌收缩力、扩张外周血管作用。主要用于心力衰竭时做短时间的支持疗法，尤其是对强心苷、利尿药及血管扩张药疗效不佳的患者。

## 第二节　减轻心脏负荷药

### 一、利尿药

利尿药是CHF治疗中最常用的药物。用药初期，它通过促进$Na^+$和水的排泄，减少血容量，降低心脏前后负荷，消除或缓解肺水肿和外周组织水肿；长期使用后，通过排$Na^+$减少血管壁中的$Ca^{2+}$，降低血管张力，降低心脏后负荷。利尿药对CHF伴有水肿和淤血者尤为适用。

对轻、中度CHF，单用噻嗪类利尿药效果良好，常选用氢氯噻嗪；对重度或急性发作、急性肺水肿及全身浮肿患者，宜静脉注射呋塞米。但这些利尿药可致低钾血症，易引起CHF患者快速型心律失常，特别是与强心苷合用时更易发生。因此应注意补钾或与保钾利尿药如螺内酯等合用。

利尿药在治疗CHF时宜使用小剂量，因大剂量利尿药可减少有效循环血量，进而减少心排血量，反而加重心衰。目前认为，利尿药小剂量给予，并宜合用小剂量强心苷、β受体拮抗药和ACEI。

### 二、血管扩张药

某些血管扩张药可改善心衰症状，其治疗CHF的机制是：①扩张静脉，减少静脉回心血量、降低心脏前负荷，进而降低左室舒张末压、肺楔压，缓解肺淤血症状；

②扩张小动脉，降低外周阻力，减轻心脏后负荷，增加心排血量，增加动脉供血，缓解组织缺血症状，也弥补或抵消因小动脉舒张而可能发生的血压下降与冠状动脉供血不足的不利影响。

硝酸甘油和硝酸异山梨酯，主要扩张静脉，降低前负荷，用药后明显减轻呼吸急促和呼吸困难。也能选择性地扩张冠状血管，对缺血性心肌病可增加冠脉血流，缓解心衰症状。但应用时易产生耐受性。

硝普钠，能扩张小动脉和小静脉，降低心脏前后负荷。见效快，静脉给药后 $2 \sim 5min$ 即显效。适合用于急性肺水肿、急性心肌梗死及高血压危象等危重病例。

肼屈嗪，主要扩张小动脉，降低后负荷，增加心排血量。主张用于肾功能不全或 ACEI 不能耐受者。

哌唑嗪，为选择性 α1 受体拮抗药，能扩张静脉和动脉，降低心脏前后负荷，使心排血量增加，同时减轻淤血症状。对缺血性心脏病的 CHF 效果较好。

## 第三节　肾素 - 血管紧张素系统抑制药

### 一、血管紧张素 I 转化酶抑制药

常用药物有卡托普利、依那普利、贝那普利、西拉普利等。本类药物通过抑制血管紧张素 I 转化酶，使组织中血管紧张素 II 含量减少，同时抑制缓激肽降解，产生血管扩张、降低心脏前后负荷的作用。本类药物对各阶段心力衰竭患者均有有益作用，既能消除或缓解 CHF 症状，提高运动耐力，改进生活质量，还能防止和逆转心肌肥厚，延缓早期 CHF 患者病情的进一步进展，减低病死率。因此，现已与利尿药一起作为治疗 CHF 的一线药物广泛用于临床。

### 二、血管紧张素 II 受体阻断药

临床常用的有氯沙坦、缬沙坦及厄贝沙坦。此类药物直接阻断血管紧张素 II 与其受体结合，拮抗血管紧张素 II 的收缩血管、促平滑肌增生及促细胞有丝分裂等作用，预防并逆转心血管重构。但缺少抑制缓激肽降解的作用，其治疗心力衰竭的临床对照研究经验尚不及 ACEI。当心力衰竭患者因 ACEI 引起的干咳不能耐受时可改用本类药。

# 第四节　其 他 药 物

## 一、β受体拮抗药

β受体拮抗药治疗 CHF 由禁忌到提倡使用，是近年来 CHF 治疗的重要进展之一。CHF 时，交感神经系统和 RAAS 被激活，这在 CHF 早期可起到一定的代偿作用，但长期又使心肌后负荷及耗氧量增加，促进心肌肥厚，诱发心律失常甚至猝死。本类药物可阻断心肌 β1 受体，拮抗交感神经对心脏的作用；通过阻断 β 受体，抑制肾素分泌，阻断 RAAS。在各种 β 受体拮抗药中，可使用卡维地洛、美托洛尔和比索洛尔，临床上常与其他抗 CHF 药如强心苷、利尿药及 ACEI 合用，作为基础治疗措施，其中卡维地洛治疗效果较好。

## 二、钙通道阻滞药

钙通道阻滞药可扩张血管，降低心脏的前后负荷；可扩张冠脉，对抗心肌缺血；可缓解钙超载，改善心脏的舒张功能。氨氯地平和非洛地平对血管选择性高，对心肌抑制作用弱，对神经系统异常具有抑制作用。临床主要用于舒张期功能障碍的心力衰竭，而不作为心力衰竭的常规用药。

# 第十二章　用于血液和造血系统的药物管理

## 第一节　抗血栓药

血栓栓塞性疾病是严重威胁人类健康和生命的常见病、多发病。在血栓形成过程中起着关键作用的因素主要有血液凝固系统、血小板和纤溶系统。抗血栓的药物可由此分为抗凝血药、抗血小板药和溶栓药三大类。

### 一、抗凝血药

血液的凝固过程可概括地分为前后两个阶段。前一阶段为内、外源性凝血阶段，后一阶段为凝血的公共通路。目前，临床上所使用的抗凝血药物主要是通过灭活凝血因子和抑制凝血因子的生成，而达到防治血栓栓塞性疾病的目的。

（一）体内、外抗凝血药肝素

肝素是一种硫酸化酸性黏多糖，因最初得自肝脏而得名，有普通肝素和低分子量肝素两类。普通肝素平均分子量约 12kD，低分子量肝素平均分子量约 5kD。低分子量肝素具有个体差异小、出血反应少、作用时间长等优点，在临床的应用有替代普通肝素的趋势。

1. 药理作用　肝素在体内、体外均有强大抗凝作用。肝素的抗凝作用有赖于抗凝血酶Ⅲ的存在。抗凝血酶Ⅲ是机体最主要的抑制血液凝固的因素，能与活化的凝血酶（因子Ⅱa）、因子Ⅻa、Ⅺa、Ⅸa、Ⅹa 缓慢结合，并使之灭活。肝素与抗凝血酶Ⅲ结合可增强其活性，大大加快灭活凝血因子的作用而产生抗凝效应。

2. 临床应用　肝素是最主要的抗血栓药物之一。因口服不被吸收，一般采用静脉给药，其作用强而快速。

（1）血栓栓塞性疾病　如静脉血栓、肺栓塞、心肌梗死、脑梗死、以及静脉术后血栓形成的防治。

（2）弥散性血管内凝血的早期　可以抑制凝血反应的进行，避免由于纤维蛋白原和其他凝血因子的过度消耗而引起继发性出血。

（3）心血管手术、血液透析、心导管检查等体内外抗凝。

3. 不良反应

（1）主要不良反应是自发性出血，发生率约为 10%。表现为各种黏膜出血、胃肠道、泌尿道、关节腔积血和伤口出血等。如出现严重出血，可缓慢静脉注射硫酸鱼精蛋白进行解救。鱼精蛋白是强碱性蛋白质，带正电荷，可与肝素结合成稳定的复合物而使肝素失活。

（2）在用药的 2～14 天，部分患者可出现血小板减少。

（3）其他：长期使用肝素可引起骨质疏松、脱发，孕妇应用可致早产及死胎，肝素作为动物来源的高分子化合物可诱发过敏反应，如哮喘、荨麻疹、结膜炎和发热等。

4. 用药管理与健康教育

（1）对肝素过敏、有出血倾向、严重高血压、肝肾功能不全、溃疡病、活动性肺结核、孕妇、先兆流产、外伤及术后等均应禁止使用。

（2）肝素为酸性药物，不宜与碱性药配伍使用，如抗组胺药、奎尼丁、吩噻嗪类、氨基糖苷类抗生素、多黏菌素等。肝素与其他抗血栓药物合用有增加出血的危险，应注意减量。

（3）在肝素注射的过程中，应注意避免针头外带有药液和药液外漏，注射完毕迅速拔针，用干棉球按住针眼 5min 以上，注射部位禁止热敷。肌内注射易引起出血，形成血肿，必须避免。

（4）注意观察大小便的颜色、有无牙龈出血、皮肤出血点、瘀斑等现象。对有胃肠道出血史、肝肾功能不全、高血压、高龄、脑卒中史等的高危人群尤其应注意。一旦发现出血现象应立即停药并及时报告。

（5）用药期间，应定时检查凝血功能和血小板计数等指标，注意患者血栓栓塞的症状和体征的变化，对药物的疗效进行动态的观察，防止不良反应的发生。

（二）体内抗凝血药华法林

1. 药理作用　华法林是维生素 K 拮抗剂，可以抑制维生素 K 参与的凝血因子 Ⅱ、Ⅶ、Ⅸ、Ⅹ 的在肝脏的合成。对血液中已有的凝血因子 Ⅱ、Ⅶ、Ⅸ、Ⅹ 并无对抗作用，因此，不能作为体外抗凝药使用，体内抗凝也须有活性的凝血因子消耗后才能起效，起效后作用维持时间亦较长。

2. 临床应用　口服用于血栓栓塞性疾病的防治。起效慢，维持时间长。为防止急性栓塞的发生，可采用先用肝素，后用香豆素类维持治疗的序贯疗法。

3. 不良反应　本类药物的剂量不易控制，应用过量易致自发性出血。华法林能通过胎盘屏障，可引起出血性疾病，影响胎儿发育。

4. 用药管理与健康教育

（1）应注意可与华法林产生相互作用的药物。

1）增强其抗凝作用的药物主要有 4 类：①竞争血浆结合蛋白，使华法林血药浓度增高的药物，如水合氯醛、羟基保泰松、甲苯磺丁脲、奎尼丁等；②肝药酶抑制剂，减少华法林的代谢，如水杨酸盐、丙咪嗪、甲硝唑、西咪替丁等；③广谱抗生素，抑制肠道菌群，使体内维生素 K 含量下降而增强其作用；④抗血小板药物，与华法林合用有协同作用。

2）减弱华法林抗凝作用的药物主要为肝药酶诱导剂，如巴比妥类、苯妥英钠、卡马西平、利福平等。

（2）华法林有致畸胎的危险，并能进入乳汁，因此，华法林用药期间不宜怀孕和哺乳。

（3）应告诚患者按医嘱有规律服药，不可未经医生同意增减药物的剂量，或使用其他药物。如出现过量出血可用维生素 K 对抗。

（4）定时检查凝血功能，并观察患者血栓栓塞的症状和体征的变化。

（三）体外抗凝血药——枸橼酸钠

与钙络合成难解离的络合物，产生抗凝作用，降低全血 $Ca^{2+}$ 浓度用药量很大，血液中 $Ca^{2+}$ 降低过大时会引起低钙抽搐、心功能不全、血压骤降，故不用于体内抗凝，仅用于体外抗凝。主要用于贮存和输血时的抗凝，是血库保养液的主要成分之一，每 100ml 全血中加入 2.5% 枸橼酸钠 10ml，可使血液不凝固。

## 二、抗血小板药

1. 阿司匹林　阿司匹林可使血小板环氧化酶不可逆乙酰化而灭活，从而阻断了血小板激活剂 TXA2 的合成。由于血小板不能合成补充环氧化酶，因此，小剂量阿司匹林即可有效地抑制血小板聚集。阿司匹林是重要的血栓栓塞性疾病的防治药物，常用于心绞痛、心肌梗死、脑梗死的预防和治疗。

2. 双嘧达莫　又名潘生丁。双嘧达莫通过主要增加血小板内 cAMP 含量而抑制血小板活化。单独使用作用较弱，常与华法林合用防治血栓栓塞性疾病，以及人工心脏瓣膜置换术后血栓形成的预防。

3. 噻氯匹定　噻氯匹定可阻断血小板与纤维蛋白原的结合而抑制血小板的聚集。临床应用与阿司匹林类似，可用于各种血栓性疾病的防治。

## 三、促纤维蛋白溶解药

链激酶、尿激酶：链激酶是溶血性链球菌产生一种蛋白酶，尿激酶从人尿中提取获得。

1. 药理作用　链激酶、尿激酶均可使纤溶酶原转变为纤溶酶。纤溶酶可迅速水解血栓中纤维蛋白以及血浆中的纤维蛋白原，产生溶栓、抗凝的效应。

2. 临床应用　主要用于治疗急性血栓栓塞性疾病，如急性心肌梗死、急性肺栓塞和深部静脉血栓的早期治疗。对新形成的血栓效果较好，对陈旧性的血栓没有溶栓效果。

3. 不良反应　常见为出血，严重出血可注射氨甲苯酸对抗。禁用于出血性疾病、新近创伤、消化道溃疡及严重高血压等患者。链激酶是异源性蛋白质，可引起皮疹、药热等过敏反应。

# 第二节　促 凝 血 药

## 一、促进凝血因子生成药维生素 K

维生素 K 有 $K_1$、$K_2$、$K_3$ 和 $K_4$ 四种。机体摄取的维生素 K 主要来自于植物（$K_1$）和肠道细菌的合成（$K_2$），这两类维生素 K 均为脂溶性，需要胆汁协助吸收。$K_3$ 和 $K_4$ 为合成的水溶性维生素 K，口服可直接吸收，无须胆汁的协助。

1. 药理作用　维生素 K 作为羧化酶的辅酶，参与凝血因子 $\text{II}$、$\text{VII}$、$\text{IX}$、$\text{X}$ 的前体蛋白在肝脏的生物转化。当维生素 K 缺乏时，这些凝血因子的前体蛋白不能转变为有活性的凝血因子，造成血浆中凝血因子缺乏，而导致凝血功能的障碍。

2. 临床应用　用于维生素 K 缺乏引起的出血。如梗阻性黄疸、胆瘘、慢性腹泻等维生素 K 摄取不足时，因使用抗菌药、或新生儿、早产儿，肠道缺乏合成维生素 K 的细菌引起出血时，以及使用香豆素类等影响凝血因子合成的药物引起的出血。

3. 不良反应　维生素 K 毒性低。口服维生素 $K_4$ 可引起恶心、呕吐等胃肠反应。皮下注射和肌内注射可发生局部疼痛。维生素 $K_3$、$K_4$ 可引起新生儿、早产儿或葡糖 -6- 磷酸脱氢酶缺乏的患者出现溶血性贫血、高胆红素血症及黄疸，应禁用。

## 二、抗纤维蛋白溶解药

氨甲苯酸（aminomethylbenzoic acid）、氨甲环酸（tranexamic acid）等抗纤维蛋白溶解药能阻止纤溶解酶原（纤溶酶原）转变为纤溶酶，从而抑制纤维蛋白的溶解，产生止血作用。主要用于纤维蛋白溶解亢进所致的出血，如前列腺、甲状腺、尿道、肺、肝等富含纤溶酶原激活物的组织脏器损伤出血或外科手术的出血，也可对抗尿激酶、链激酶等对纤溶酶原的激活。对非纤溶亢进引起的出血无止血效果。氨甲环酸的作用较强，疗效优于氨甲苯酸。本类药物不良反应少，但过量可引起血栓。

## 三、促进血小板生成药

酚磺乙胺（etamsylate）又名止血敏，能增加血小板的数量并增强血小板的聚集和黏附功能，缩短凝血时间，还能增强毛细血管的抵抗力降低其通透性。临床主要用于预防手术前后的出血及血小板减少引起的出血。

### 四、作用于血管的促凝血药

神经垂体激素（pituitrin）是神经垂体分泌的激素，主要包括缩宫素和加压素。口服易被破坏，应注射给药。其中加压素能收缩小动脉、小静脉及毛细血管，对肺和肠系膜血管尤为明显。

临床用于肺咯血、肝硬化食管静脉曲张破裂出血和产后大出血。也用于尿崩症的治疗。

偶见过敏反应，表现为静脉注射过快时面色苍白、心悸、胸闷、恶心、腹痛等。还可以使血压升高和诱发心绞痛。高血压、冠心病、动脉硬化、心功能不全、胎位不正者禁用。

## 第三节　血容量扩充药

大量失血或大面积烧伤等可使血容量降低，并导致休克。补充血容量是治疗低血容量性休克的基本措施。除全血和血浆外，也可应用人工合成的血容量扩充药，常用右旋糖酐。

右旋糖酐（dextran）是葡萄糖的高分子聚合物。根据分子量的不同，临床所用的主要有右旋糖酐70（中分子量）、右旋糖酐40（低分子量）、右旋糖酐10（小分子量）。

1. 药理作用

（1）右旋糖酐进入血液后不易从血管渗出，能提高血浆胶体渗透压，扩充血容量，维持血压。右旋糖酐的分子量越大，从肾脏排出就越慢，其作用维持时间就越长。

（2）低分子量和小分子量右旋糖酐抑制血小板、红细胞聚集，降低血液黏滞性的作用较好，对凝血因子有一定的抑制作用，可防止血栓形成和改善微循环。

（3）低分子量和小分子量右旋糖酐易从肾脏排出而产生渗透性利尿作用。

2. 临床应用　主要用于失血、烧伤等引起的低血容量性休克。低分子或小分子右旋糖酐改善微循环作用较好，还可用于中毒性、外伤性休克等，对血栓栓塞性疾病，如心肌梗死、脑血栓形成、血管闭塞性脉管炎、弥散性血管内凝血等也适用。

3. 不良反应　少数患者可出现过敏反应，如发热、荨麻疹等。严重的可出现过敏性休克。剂量过大可引起凝血障碍和出血。肾功能障碍出现少尿、心功能不全、血小板下降时禁用。

# 参 考 文 献

[1] 张晓梅，张颖，吴红瑾，等.对冠心病患者实施疾病管理的实践与效果 [J].护理管理杂志，2010，10（7）：511-512.

[2] 叶冰冰.心衰疾病管理在中医心内科的应用效果 [J].中医药管理杂志，2019，27（2）：141-142.

[3] 孙丽莎，徐英，游桂英.护理慢病管理门诊在心内科患者中的应用效果 [J].中华现代护理杂志，2017，23（22）：2832-2835.

[4] 徐玉琴，倪晨峰，吕霞.心内科疾病管理中的中西医结合特色与优势 [J].中医药管理杂志，2021，29（7）：164-165.

[5] 吴柏平.临床药师参与慢性心功能不全治疗和疾病管理的效果分析 [J].北方药学，2019，16（12）：166-167.

[6] 李洁.护理干预对老年高血压患者治疗效果的影响 [J].临床医药文献电子杂志，2020，7（30）：111.

[7] 荆萃.心理护理对心血管疾病患者心理健康状况及满意度的影响 [J].河南医学研究，2019，28（6）：1123-1124.

[8] 张婷婷.CRRT 治疗在肾内科疾病并发心衰患者中的应用及护理 [J].安徽卫生职业技术学院学报，2018，17（4）：95-97.

[9] 毛祚燕.老年综合评估护理在老年冠心病患者中的应用效果 [J].中国当代医药，2015，22（34）：186-188.

[10] 胡璇.浅析循证护理在心血管病介入治疗术后并发症中的应用 [J].世界最新医学信息文摘，2015，15（59）：225+140.

[11] 袁艮梅.心理疏导在心内科护理中的应用分析 [J].临床合理用药杂志，2014，7（12）：147-148.

[12] 徐晓红.心内科患者临床护理研究 [J].实用心脑肺血管病杂志，2014，22（1）：146-147.

[13] 李鲜花.新形势下对心血管病介入治疗患者的健康教育护理 [J].大家健康（学术版），2011，5（17）：37-38.

[14] 郭红丽.合并不同内科疾病的卒中后抑郁临床观察及其对神经功能康复的影响 [J].双足与保健，2017，26（22）：69+71.

[15] 成丽 .PFNA 治疗高龄股骨粗隆间骨折合并内科疾病患者的早期康复护理 [J]. 齐鲁护理杂志，2015，21（22）：93-95.

[16] 许绵绵，戴若竹 . 应用中文版 36 条简明健康状况调查表评估冠心病患者接受康复干预后生活质量的变化 [J]. 中国临床康复，2005（32）：50-51.

[17] 侯霖 . 合并不同内科疾病的卒中后抑郁临床观察及其对神经功能康复的影响 [D]. 山东大学，2005.

[18] 明石谦，王新 . 内科疾病康复医疗 [J]. 日本医学介绍，1986（8）：355-357.

[19] 蒋志伟 . 心血管医疗设施规划与建筑策划方法研究 [D]. 东南大学，2020.

40检